领悟医学职业素养

Understanding medical profess[ionalism]

方法·技巧·案例

著者

温迪·莱文森 (Wendy Levinson)

加拿大多伦多大学医学院主任

施弗拉·金斯伯格 (Shiphra Ginsburg)

加拿大多伦多大学医学院教授，威尔逊教育研究中心科学家，西奈山医院医师

弗雷德里克·哈佛提 (Frederic w. Hafferty)

美国梅奥诊所医学院医学教育教授，医学院职业素养副院长

凯瑟琳·卢西 (Catherine r. Lucey)

美国加利福尼亚大学旧金山分校医学院教授，学系副主任

审阅

张抒扬　王云峰　张　勤　李立明

主译

潘　慧　罗林枝　赵　峻　管远志

中国协和医科大学出版社

图书在版编目（CIP）数据

领悟医学职业素养／（加）温迪·莱文森，施弗拉·金斯伯格，弗雷德里克·哈佛提，凯瑟琳·卢西著；潘慧，罗林枝，赵峻，管远志译．—北京：中国协和医科大学出版社，2016.7

ISBN 978-7-5679-0608-2

Ⅰ.①领…　Ⅱ.①温…②潘…　Ⅲ.①医药卫生人员—职业道德　Ⅳ.①R192

中国版本图书馆 CIP 数据核字（2016）第 154344 号

著作权合同登记：图字 01-2016-1848 号

领悟医学职业素养

著　　者：温迪·莱文森　施弗拉·金斯伯格　弗雷德里克·哈佛提　凯瑟琳·卢西
译　　者：潘慧　罗林枝　赵峻　管远志
责任编辑：戴申倩

出版发行：中国协和医科大学出版社
（北京东单三条九号　邮编 100039　电话 65260378）
网　　址：www.pumcp.com
经　　销：新华书店北京发行所
印　　刷：北京兰星球彩色印刷有限公司

开　　本：700mm×1000mm　1/16 开
印　　张：19.5
字　　数：260 千字
版　　本：2016 年 9 月第 1 版　　2016 年 9 月第 1 次印刷
印　　数：1—3000
定　　价：98.00 元

ISBN 978-7-5679-0608-2

Levinson, Wendy, et al.

Understanding Medical Professionalism 1st Edition

978-0071807432

翻译团队（按拼音首字母排序）

奥登·苏日塔　车　璐　陈　程　陈佳蕙　陈　璐　陈　适

辅　容　付瀚辉　高小惠　高晓星　管远志　金媛媛　李佳宁

李　琦　梁　帅　梁微微　刘慧婷　刘庆瑞　刘笑玎　卢　萌

罗林枝　马　超　马春雨　潘　慧　钱君岩　秦　晶　邱宸阳

饶　翀　尚　晨　施　文　宋　晓　王晨雨　王聪灵　王季诺

王林杰　王诗尧　王书畅　徐　源　许　可　阳洪波　杨　萍

杨莹莹　杨莹韵　杨营营　尤含笑　原铭贞　翟天姝　张明光

张念荣　张荣华　张　雪　赵　峻　赵一婷　周姝含　周　翔

周　欣　朱惠娟　祝　榕

北京协和医学院，北京协和医院

序　一

在我担任芝加哥大学医学院副院长负责本科生及研究生教育的十年间，及之前担任住院医师项目负责人的十余年职业生涯中，一直在潜心研究发端于90年代的这代思潮以及当代医学职业素养问题。在我担任不同职务期间，我曾经对学生们表示过同情，他们认为被人说教灌输职业素养问题有损自身人格，我也与住院医师们讨论过既要处理值班期间的种种琐事，还要确保悉心照料患者是有难度的，我也和教师们就如何在整个职业生涯中提升职业素养问题进行过热烈的讨论。

职业素养教育工作的难度之大，足以令人望而却步。如何才能传授和分享核心价值观呢？影响和创造临床学习环境需要持之以恒方有望开花结果。本书作者深知从医之难，将有关问题精心再编排整理，重点讨论实际案例、具体行为及处理技巧，讨论范围涵盖至社会和体制范畴。我们如何对医疗卫生制度和教育方式进行人性化设计，才能帮助医务人员为患者提供最好的医疗服务？

迄今为止，关于职业素养的讨论无不假设：具有专业素质是医生永恒不变的基本性格特点。如果一名医学生、住院医师或教师的行为表现不够专业，他们就会为本专业所不齿。保持专业人士的形象是业内每个人都必须肩负的沉重责任，而且我们作为教育工作者，一直在要求初入医界的新生们肩负起这个责任。本书让我们得以放下这一道德优越感所造成的沉重负担。

如第三章所贴切描述的那样，医生并非超人。职业素养并非万应灵药，而是一种必须在我们整个职业生涯中学习、掌握的技巧和能力。实际上，职业素养就是学习为人之道既学习如何处理高难度的伦理问题、学习当患者坚持要求做不必要的检验项目时，如何对他们说“不”；又学习如何增强底蕴的策略以便应对职业挑战。实践出真知，本书中随处可见实用工具。沟通能力培训、教师以身作则、使用检查表和以患者为中心的医疗评量表等都会有所裨益。作者们直言不讳地指出，所有医生每天都在尽力地表现出自己的职业素养。工作中偶尔出现的懈怠并非其性格缺陷，正是他们学习的机会。无论学生、住院医师或是经验丰富的医生，都会在不同程度上遇到此类问题。

书中传递了一个明确的信息：让患者始终保持对我们的信任殊非易事。我们都需要得到指点。本书用一些具有挑战性的例子、图示以及表格，列出我们日常与患者沟通最好的方式方法。今日职业素养意味着团队合作和领导团队实现医疗工作。医生们无法也不应该如独行侠般自行治疗患者。职业素养不仅仅是医生行为的问题，而是团队行为的问题，是关乎医疗系统的问题。“职业素养”不仅适用于医生，而是承认医疗系统中每一个成员都对给患者提供更好的治疗承担相同的责任，这并非意味医生推卸对患者的责任。这个定义对于为患者提供救治的护士、护工、行政管理人员又意味着什么呢？意味着当我们无法为患者提供所需帮助时，可以求助于护士和其他医护人员。总的来说，这个新的定义意味着以一种主动和开放的心态接纳反馈和从反馈中学习，诚心诚意地接纳我们的合作伙伴。

《领悟医学职业素养》一书在医疗体制的背景下讨论医生职业素养问题。如果我们认可职业素养是一种可以掌握的能力，我们就承认了重点宣教和系统解决方案的可能性。医生如何影响整个体系，如何成为变革的推动者呢？很简单，置身其中。参与的形式可能包括参与认证过程、质控小组或是患者安全委员会等。每日每时，我身边的医学生和住院医师们都在体现自己的全面素养，正对医院的运作模式进行改革。我们的医学生和住院医师们所代表的医疗一线人员的观点，可作为认识医疗体系的滤镜。他们的观点、他们的敬业精神和激情会对患者产生深刻的影响。本书中实例，让我们能够重温当初首次作为医学生身披白大衣时的激情与追求卓越的信念。

《领悟医学职业素养》一书让当前关于医学职业素养的讨论更上一层楼。鉴于数十年来人们关于将专业行为懈怠与性格缺陷相关的顾虑，本书帮助我们放弃患得患失的不安与迷茫，勇于承认我们即便具备高度职业素养也依然会不时犯错，帮助我们振奋精神，努力学习如何在今天这样复杂的环境中表现出高度的职业素养。创建一个拥有相互尊重、重视学习和富有同情心氛围的医疗团队、机构和制度的时机业已成熟，藉此可为患者提供更好的医疗照顾。这就是本书的目的所在。坐言起行，时不我待！

奥利・汉弗莱 (Holly J. Humphrey)

美国伊利诺伊州芝加哥

序　二

我 22 岁那年，在太平洋西北部参加夏令营时，胳膊不幸骨折。当时还是学生，既没医保又身无分文，求助当地镇上数个急诊室，他们都表示爱莫能助。后来终于找到了一个愿意帮助我的内科医生，他并非骨科医生，很可能只是一名实习医生。我们俩一起查阅书中关于骨折相关的章节，试图复位。当工作人员问及费用问题时，他回答，就用“H”——人道帮助（humanitarian）来结算吧。

对于我来说，这个医学职业素养的例子是具有决定意义的，它指引我走进医学殿堂。那位内科医生既独立机敏又志存高远，树立了我心中的典范。这是我成为一名内科医生的主要原因，也是我漫长的医学生涯中最能代表医学素养的一个例子。

“医师职业素养”一词通常用于描述隐藏在医生行为背后的动力——超越个人利益的医生做有益于患者和团队之事的特质，职业素养的基本核心是医生真心实意为患者着想。

除了以上所述，我们所有从事医学实践的人都曾遇见过作为医生的另一面：有些医生诋毁同事，品行不端甚至缺少医学实践必备能力。这些违背原则、或者说是缺乏职业素养的行为正蚕食着我们为患者和社区奉献之承诺。作为一名医学专业人士我们是否已经尽全力改过自身不足了呢？我们是否已经尽心教导医生达到《希波克拉底誓言》的理想了呢？我们是否已经充分总结了那些不可容忍的行为了呢？

职业素养在 20 世纪的定义，基本上是由其行业协会所定义，自然受限于其行业本身，大部分外行人对此知之甚少，甚至有人将该定义误解为医生抵御批评和指责的挡箭牌，他们担心职业素养就等同于“信任我们即可”。这些担忧在某些方面的确是有据可循的，那些被解读为“不符合职业素养的行为”我们或多或少地了解一些，那些不甚完美的同行们所犯的错误着实令人震惊，却也于事无补。这些不足即是行外人怀疑“职业素养”的根源。

为了使职业素养的核心责任受到更多关注，2001 年由美国内科学基金、美国内科医师协会基金和欧洲内科医学联盟等三方组织试图将该术语规范化。为了树立职业素养的积极形象，他们共同撰写了《新千年医师职业精神——医师宪章》（Medical Professionalism in the New Millennium: A Physician Charter）。在内科医师们的倡导下，《医师宪章》风靡于全球每个医学专业和医学组织。

“宪章”在十几年后的今天仍葆青春，不断衍生出丰富的文献，从而显示职业素养的现代概念的意义。“宪章”对当代医学实践的影响是有助于 21 世纪的患者和医生建立明晰的社会关系。关于医疗保健新的现实期望包括：增加医疗行为中错误及漏洞的透明度，将患者的体验作为评价医疗质量的关键标准，将患者的声音作为每一个处方的必要标准。这些职业素养的新定义并不会改变“忠于患者健康”这一基本原则，但新定义将其重塑拓展：完全理解患者的价值观，有责任为患者提供更多可持续发展的信息。

从某些方面而言，《医师宪章》是本书的思想来源，但本书的概念比《医师宪章》更胜一筹。

越来越多的人认识到，机构和组织能够创造提升职业素养的环境，或者说他们能约束行业行为。对于想要以最低成本来增强医疗质量、加强团队协作、提供高水平医疗的组织来说，增强职业素养就是良策。在美国“明智之选”（Choosing Wisely®）运动中，我们业已见证，医学领域的专家号召重视那些看似无用的考试和步骤，因为在将来的行医途中我们会受益匪浅。他们对患者及医疗体系的承诺胜过了他们的私欲。促成该项重大举措的正是他们的职业素养。

在日渐强调团队协作价值的今天，医疗组织能否将他们的政策、文化用来推动和支持工作人员的职业素养就显得至关重要。本书率先明确了此责任与机构领导者的联系，同时在各章节都包含了重要的实践心得。

在过去的数年间，职业素养方面的奖学金呈指数级增长。但是对于学生、住院医师、研究生或是其他任何忙于工作的人，都很难去整合相关的文献或理解其内涵。此外，迄今为止，医疗体系的领导者们尚未意识到医师的领导力、职业素养及医疗质量提高之间的关系。

莱文森和她的同事为本书的问世作出巨大努力，不管是对医疗行业、医疗系统领导者，还是对患者及社会都是贡献。在建立哲学社会奖学金的同时，了解医疗行为及动力的根本证据，了解其可行性及能动性，关注最重要的影响因素，从而提供最高质量的医疗服务。

克里斯蒂娜·卡塞尔（Christine Cassel）
美国国家质量论坛主席、首席执行官
美国内科委员会及基金会前任主席、首席执行官

前　言

作为医学生、住院医师及执业医师，我们都努力表现得很专业。我们致力于治疗患者并在各方面精益求精。自从我们背诵着《希波克拉底誓言》从医学院毕业后，一直遵循当代医师宪章，并不断探索着医学职业素养的核心是什么。然而，尽管心愿如此亦有宪章约束，我们中的许多人依然认为职业素养只是一些抽象的概念，一个遥不可及的理论目标，或是一组脱离临床实践的原则，而不是一系列在我们日常临床工作、学习及教学中应用的核心技能。

本书将证明医学职业素养是我们日常工作的一部分，而且只有当我们具有一定技能时才能出色地将其完成。它不仅仅是一个理论概念或是一组好高骛远的临床原则。本书关注学生、住院医师和执业医师的医学职业素养问题，亦关注专业医疗机构，因此，管理人员和医疗体系领导也在我们的受众目标之列。我们将本书设计得非常实用，以便帮助读者开发和加深自己的专业技能。章节包括的临床场景均根据我们个人的教学及临床工作经验设计而成，练习部分鼓励读者积极参与。这不是一本关于理论的书（尽管包括一些理论背景），而是一本引导读者反思自己在日常工作中职业素养问题的书。

本书有几个关键前提：

首先，我们用在日常工作中可见的一系列的行为来定义职业素养。通过这些可被教与学的特定技能定义职业素养，增加了其实践性及相关性。

第二，职业素养挑战出现在我们每日的临床工作中。通常医生认为的违反职业素养的情况，如与患者发生性关系这种恶性事件，是大多数读者永远不会遇到的。这些亦不是我们每天所面对的职业素养挑战。我们关注的是时常发生在临床工作及教学中的违反职业素养的行为，包括：实习生需要遵守工作时限的同时又需要多与患者沟通交流；发现或参与隐瞒患者医疗过失的行为；医护之间互相不尊重。这些都是常见的挑战医学职业素养的案例。我们需随时应对它们，并用高超的职业技能处理好。

第三，展现职业素养的责任是医生、医疗团队、医疗机构、医疗专业组织共同承担的。多数医生认为，“专业”是他们的责任亦是沉重的负担。我们的新理解是，医学职业素养是系统工程。在这个系统中，所有人都需努力提高并强化自身医学职业素养。因此，所有实习生、医生、医疗团队其他成员、医疗管理者、专业组织领导人等都起着至关重要的作用。

第四，医学职业素养的技能需终生持续发展，就像我们不断学习新的诊治方法一样，不断提升我们的职业素养。我们缺乏的是学习职业素养的机会，就像见到一种罕见疾病就是一次深化我们对诊疗的知识和技能的机会一样。职业素养亦是一种需要日积月累的能力。我们都需要深化“职业素养应对能力”，做到泰山崩于前而面不改色。

本书提供了职业素养具体行为及系统论观念。第 1 章开始，即提出了这个核心框架。这一章提出了我们的观点，即医学职业素养的四项核心价值：以患者为中心、诚信负责、追求卓越及公平公正分配有限资源。为了达到以上几点，医生、团队成员、医疗管理者和领导者需要学习相应的具体行为。本书 4 ～ 7 章将就职业素养的四项核心价值及相关具体行为分别进行论述。

对于执业医师、医学生、住院医师和教师来说，教育和评估相关章节是息息相关的，且实践性极强。这些章节包含了许多学习和评估的工具。“练习”则是为帮助读者测试其处理职业素养方面问题的能力并发掘新方法。

我们很高兴与读者，包括医学生、各专业住院医师、教师、执业医师、医疗管理者及医疗领导人分享本书。各位同仁都寻求在个性化治疗、医疗质量、学习环境及医疗体系中拥有最优秀职业素养的方法。我们希望本书能为其提供最行之有效的方法。我们真挚期望读者能对本书职业素养实例精选以及练习满意。

全体作者

目 录

第三章
现代医学职业素养运动简史 …… 35

第四章
推动以患者为中心的医疗 …… 53

第五章

第六章

第七章

第十章

第十一章

第一章

职业素养实践途径

学习目标

1. “职业素养”行为的概念。
2. 明晰医生、团队、医疗体系及外部环境对于职业素养所承担的支持作用。
3. 解读医生提高职业素养对各系统的作用。

作为第二年住院医师的杰克逊医生，正在一所具有教学资质的医院轮转。当他正在为80岁的患有充血性心衰的肖女士开血管紧张素转换酶抑制剂（ACEI）的时候，总住院医突然走来让他给患有哮喘的弗雷泽女士，加用支气管扩张剂。当杰克逊医生下医嘱时，他误给肖女士加用了沙丁胺醇。当时护士发现了这种并不符合肖女士病情的药物，却并没有质疑医嘱。第二天，护士看见杰克逊医生查房时，就询问了为什么医生为肖女士加用了沙丁胺醇。当他们意识到用药失误时，他们都很犹豫是否要将此事告知患者，因为错用该药并未对肖女士造成任何影响。如果他们把这件事告诉她，他们要如何处理，又应该由谁来做？如何预防此类事件再次发生？杰克逊医生回忆起他听过的一个讲座曾提到过医院有一个部门是专门帮助医生指出用药过失的。

上文提到的事情时常发生，并且也反映了每个人在庞大的医疗体系中所扮演的不同角色。向患者承认错误是对整个医疗团队负责。因此，杰克逊医生和护士将商讨如何将此事告知肖女士，同时相关专家也将帮助当事者面对这极具挑战性的“坦白”。质控部门将分析此事发生的原因，并探讨如何避免类似错误的再次发生。医院方面则为达到联合委员会（Joint Commission）及美国国家安全执业质量论坛（National Quality Forum Safe Practices）重视承认错误的标准要求而努力。

类似的医疗过失挑战着我们的职业素养。没人愿意在医疗工作中犯错，然而，尽管我们尽了最大的努力去避免，却依然无法阻止发生。坦诚过失是一项艰巨的任务，然而无论是医生、护士、住院医师、医学生或是医院领导，这都是他们职业素养的一项必修课。从医生个体到整个医疗体系，每个部分都可以通过提高医患沟通的透明度来彰显职业素养。展示职业素养需要团队努力。

本章中，我们会介绍理论结合实践以完善职业素养的途径。以下是我们的基本原则：

1. 可通过具体行为彰显职业素养；
2. 具体行为涉及四个方面：

- 临床医生与患者 / 家属之间的互动
- 医疗团队互动
- 实践场所（如医院、门诊、医疗系统）
- 专业机构及外界环境对医疗体系的影响

我们发现以此途径来阐释职业素养可增加其实用性，尤其是对于那些寻求提高医疗质量的医生、护士或是医院管理者（Lesser et al. 2010）。我们用来自于执业医师、医学生、住院医师、护士、医师助理等各个专业的医疗工作者的不同例子来阐明我们的观点。

1. 为何关注行为？

当查房时讨论“职业素养”这一话题时，我们经常发现其他人几乎不感兴趣，甚至有些恼火。当我们的同事认为职业素养是一些抽象的概念，一个遥不可及的理论目标，或是一组脱离临床实践的原则，这种反应就显得理应如此了。他们可能认为，他们已用正确的态度对待患者，而且这种态度足以让他们处理各种变化的情况。他们可能会想，“这次教学查房对我们的日常工作有任何帮助吗？”

将职业素养理解为一套日常可见的行为，可增强其实践性及相关性。我们可以观察和学习这些具体行为（Lucey & Souba，2010），并可以不断练习及提高。实习生都怀着展现其职业素养的想法进入医学院（Leach，2004），然而由于缺乏经验，面对临床医生的提问，他们没有办法一直保持其专业性。在实践中表现职业素养，需要临危不乱，明辨轻重缓急，并做出正确的判断。仅仅知道对错或有一个内心方向感是不够的。只有经过夜以继日的苦练才能真正展现职业素养。职业素养并非一种静态的或无定型的概念。相反，它可以定义为具体的行为，是一种从医生个体辐射到整个医疗体系的交互影响的医学实践方式。

2. 识别职业素养行为

为了阐明一系列关键的行为，我们通过美国内科委员会基金会（American Board of Internal Medicine Foundation，ABIM Foundation）、美国内科医师协会（American College of Physicians ）及欧洲内科医学联盟（European Federation of Internal Medicine）提出的《医师宪章》（Physician Charter）来重新审视医学职业素养。自 2002 年制定《医师宪章》至今，它已被全球广泛接受，且获得全世界 300 多家医疗机构的支持。《医师宪章》基于三项基本原则和十项承诺为职业素养定义（表 1-1）（ ABIM Foundation，2002）。

大部分医生认可《医师宪章》的核心承诺。例如，在 2007 年调查中，96% 的医生同意将患者的福祉置于医生的经济利益之上，98% 的医生同意减少由于种族或性别所产生的医疗差距（Campbell et al．2007）。正因为大部分医生均认可这些原则及承诺，这便成为设立整套职业素养示范行为的好起点。为了实现从医师宪章到具体行为的过渡，我们将十项承诺划分为四种核心价值（图 1-1）。

表 1-1 医学宪章
三项基本原则：
• 患者利益放在首位原则
• 病患自主原则
• 社会公平原则
十项承诺：
• 提高业务能力的责任
• 对患者诚实的责任
• 为患者保密的责任
• 同患者保持适当关系的责任
• 提高医疗质量的责任
• 促进享有医疗的责任
• 对有限的资源进行公平分配的责任
• 对科学知识负有责任
• 通过解决利益冲突而维护信任的责任
• 对职责负有责任

引自 ABIM Foundation. American Board of Internal Medicine Foundation; ACP-ASIM Foundation. American College of Physicians-American Society of Internal Medicine; European Federation of Internal Medicine. Medical Professionalism in the New Millennium: A Physician Charter. Ann Intern Med. 2002. 2. 5; 136(3): 243-246.

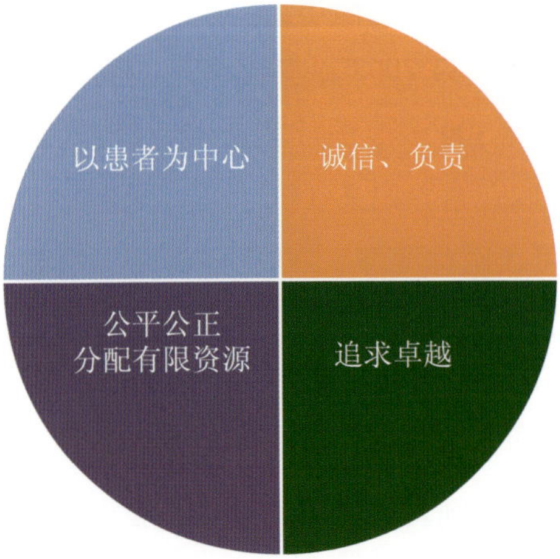

图 1-1 医学职业素养的四个核心价值

表 1-2　医师宪章职业素质承诺与核心价值关系

		核心价值			
		以患者为中心	诚信负责	公平公正分配有限资源	追求卓越
医师宪章承诺	提高业务能力的责任	*		*	
	对患者诚实的责任		*		
	为患者保密的责任		*		
	和患者保持适当关系的责任		*		
	提高医疗质量的责任		*	*	
	促进享有医疗的责任				*
	对有限的资源进行公平分配的责任				*
	对科学知识负有责任			*	
	通过解决利益冲突而维护信任的责任		*		
	对职责负有责任		*		

* 阐明《宪章》中的核心价值与承诺的内在联系

表 1-2 将 10 个承诺划分成四种核心价值。我们的目标是阐明医务人员可以每天通过这些行为彰显职业素养价值。

3. 医学职业素养系统观念

在一次以职业素养为主题的教学会议上，一名麻醉科住院医师讲述了一个他们不知如何处理的情况。他说，在手术中，一位高年资的外科医生习以为常地在大家面前训斥他们，说他们是无能的、丢人的。他不是唯一被骂的医生，但他们对此都只是表示尴尬和气恼。大家都觉得大肆宣扬这件事是不合适，但是他们又想制止这种行为。

许多医生认为拥有职业素养是他们个人背负的重责。这些麻醉住院医师都觉得沉默应对此事让他们很沮丧，但也怕因此被孤立。除了在讽刺或者开玩笑时提起，平时他们并不谈及此事，也不知道如何和那名外科医师本人、团队或者院领导反映此事。他们没有分析问题及解决问题从而展现职业素养的能力。我们理解他们的沉默和迷茫。然而，他们可以学习一些必要的知识和技能来分析和处理这一棘手的局面。

这个例子说明另外一个重要的问题：医生一般认为“职业素养”意味着独立解决困难或用他们的时间、精力去改正根植于工作中的难题。麻醉住院医师们可能感觉他们不得不私下接近那名外科医生并要求他改变自己的行为。这对于大多数住院医师来说，接近他本身就需要很大的勇气，而且这种方法也不太可能成功。他们可能认为一个好医生可以通过适当的方法解决这类问题，就像他们可以对症用药一样。医生们误以为职业素养是自己和各种奇葩单打独斗成为“职业超人”。

职业素养系统观念提出了另一个期望，即手术室工作人员应从个人英雄主义向具有团队协作观念的过渡。用系统观念来分析此事，职业素养价值岌岌可危，是尊重外科医生还是尊重目睹此事的其他人。麻醉科住院医师可通过某些方式改变这一情况的方式说出其不满，彰显其职业素养。他们需要掌握反映这种情况的技巧，以及向谁反映的选择能力，如麻醉住院医师项目负责人、外科项目负责人，外科医师当事人或者外科主任。他们需要有很强的沟通能力，去反馈这一艰难而又敏感的话题。

然而，不仅仅只有麻醉住院医师有权要求被尊重，那些被他训斥过的其他外科住院医师、手术室护士、麻醉医师助手也应如此。医疗团队可通过一起讨论并共同决定如何处理此事以彰显其职业素养。以往所有手术室人员（护士、住院医师、主治医师）都敢怒而不敢言。

此外，医院有责任创造遇到难题有人分享及帮助的工作环境。医院相关部门工作人员可以直接约谈那位外科医生，告知其行为的不当及对他人造成的恶劣影响。医院同时可为他反省提供帮助（详见第十一章，做错事时：自我调节的挑战）。美国外科医师学会（American College of Surgeons）及美国外科委员会（American Board of Surgery）一起，设立了一系列专业行为准则、提供评估外科行为是否恰当的辅助工具。这些组织积极地从各方面培养外科医生的职业素养。

医生个体、团队成员、医院领导及专业组织者均可阐述职业素养和被尊重的价值。职业素养确实是一个团队共同的努力结果。

在下表中，我们列举了一些医生与患者及其家属沟通的技巧，以及团队协作的方式（表 1-3）。表 1-4 按照以患者为中心、诚信负责、公平公正分配有限资源、追求卓越来分类，列举了一些我们在实践场所（医院、医疗系统），职业机构及一些外部机构的行为。表中所列出的行为只是凤毛麟角。

例如，什么行为表现以患者为中心（包括医生、团队、医疗系统及专业组织）？以患者为中心的核心就是想患者所想、感患者所感，适当的时候用到移情。当患者感到不安时，一名医务工作者（医生、护士、心理治疗师等）需要移情。（关于此点在第四章：培养以患者为中心中，将具体讲述相应沟通技巧。）在医疗系统中，每个人都必须相互配合从而满足患者的需求。患者们不安时所需的支持和移情既发生在工作时间内，也发生在医生的休息时间。医疗团队可以营造一种关心与尊重的氛围从而使大家均获益。医院通过训练员工沟通技巧，实现以患者为中心的价值体系。训练内容可包括表达移情、面对噩耗、处理患者情绪激动。院领导也可以表彰一批在日常工作互动中彰显尊重与互助的榜样。最后，职业机构亦可传播以患者为中心的理念。如认证委员会等专业机构，可以将沟通技巧标准作为考核实习医师和主治医师能力的一部分，并按一定顺序评估他们的能力给予相应证书。换言之所有的医务工作者，均可通过培养以患者为中心的理念，从而彰显职业素养。

本书后面的章节会具体讨论职业素养相关行为与四个核心价值之间的关系。

表 1-3　构筑职业素养概念——行医过程中与患者及家属、同事的沟通

	医师行为举例	
价值	与患者及家属的交流	与同事及其他医务工作者的交流
以患者为中心	有效沟通彰显移情、同情，积极工作构筑和谐关系	与医疗团队其他人团结合作，为患者提供最好的帮助
	促进患者自主性，尊重患者的行为和决定	尊重团队中的其他人
	确保患者随时可以找到医护人员	
	当有利益冲突时，为患者着想	

续表

医师行为举例		
价值	与患者及家属的交流	与同事及其他医务工作者的交流
正直和责任感	保证患者舒适	上报损害群体利益的害群之马
	和患者保持恰当的关系	参与同行互查及全面评估
	及时告知医疗过失；纠正错误，对患者负责	明晰合作医疗及持续医疗的转换标准及流程
	积极控制利益冲突，公开任何可能影响医生诊疗意见的关系（如外科中心部门主管）	
追求卓越	应用国家承认的有循证依据的指南，个体化治疗，总体遵循指南	参与合作支援，提高医疗系统协作
	致力于终生学习及职业发展	深化及参与地方教育会议以提升医疗质量
	应用系统协作提升医疗质量	
公平公正分配有限资源	不伤害；不提供无意义诊疗	建立资源应用及合理医疗反馈调查机制
	致力于提高急救质量；尊重无医保及穷苦底层人民的不同需求及行为	与医务人员或非医务人员一起工作不断提高诊疗效率，确保最大程度地发挥每个人的长处
	尊重患者文化，不触碰敏感信息	积极合作医疗，避免不必要检查，合理利用资源

引自 Lesser CS, Lucey CR, Egener B, Braddock CH 3rd, Linas W. A behavioral and systems view of professionalism. JAMA. 2010 Der 22; 304(24): 2732-2737.

表 1-4 构筑职业素养概念——在实践场所及医师主张和专业组织中的彰显组织行为

组织行为举例		
价值	实践场所（如医院、医疗系统、诊所，等）	医生主张和专业组织
以患者为中心	提高沟通能力及文化底蕴的持续发展，从而培养与患者、家属及团队其他人员高效互动能力	支持临床医生与患者建立密切联系，致力于共同决策，为患者提供及时医疗的付款政策
	实现共同决策，鼓励患者积极参与医疗决策	积极提高患者参与度及团队协作精神
	建立患者及陪护管控相关机制	
	构建政策及实践，及时为患者提供意见	
	培育创新型医疗环境以促进诊疗	

续表

组织行为举例		
价值	实践场所（如医院、医疗系统、诊所，等）	医生主张和专业组织
诚信负责	为同事及医院提供公开医疗过失支援，上报害群之马	发展和鼓励开展培育“职业文化底蕴”计划
	根据利益冲突及维持患者信任采取严格政策	参与职业标准的发展，对不达标者建立补救机制
	通过补偿或公示，提供医疗服务反馈，保持团队责任感	公开有价值信息的责任
	减少没有循证医学证据的医疗服务	鼓励报告分析医疗事故系统，阻止再发生，促进发展
		改善利益冲突解决途径
		建立健全改善利益冲突方式，为患者谋福祉
追求卓越	为提升机构整体水平，加大对系统层级支持的投入，如电子医疗档案、挂号系统	临床实践中深化及鼓励应用高质量临床指南
	建立明确前进方向，不断监督和提升行为标准	设立长期目标，支持可明显而快速提升系统医疗水平行为
		提高科学知识
公平公正分配有限资源	鼓励合理利用资源来为某一患者群体提供诊疗，如提供系统层面成本和结果相关的消息支出与结果	主张发展和采取一些手段，提高成本效率及合理利用医疗资源
	关注医疗中的不平等，建立支持文化底蕴培养及持续质量提升的机制	促进公共健康发展，以集体利益为重，个人利益为轻
		主张改变支付政策，关注总费用，而不在细枝末节上斤斤计较
		支持设备上的更新换代，降低不必要的资源浪费

引自 Lesser CS, Lucey CR, Egener B, Braddock CH 3rd, Linas W. A behavioral and systems view of professionalism. JAMA. 2010 Der 22; 304(24): 2732-2737.

4. 环境的转换

克雷默医生在一家小诊所做医生。她已经在这工作了十年了，并与自己的患者建立了良好的关系。不过，最近她却萌生了辞职的想法。她感到诊所里的工作环境变化太大：要求在短时间看更多患者，为了提高“产出”需流水作业式的医疗；病历的书写有越来越多的要求，对于不同医保还要采取不同的对待方式。诊所新进了一套她明知很有用的电子记录系统，但和以前用的系统有很大不同，这使她每次给患者开处方时，都感到心力交瘁。

医生及其他医务工作者的工作环境对他们的工作影响很大。医生与患者在团队协作中相互交流，而整个团队则在医院中工作着。克雷默医生的事例说明，诊所的医生为了提高工作“产出”而以一种“有压力”的方式工作，但医疗团队中的很多成员都觉得这样做压缩了患者与医生交流的时间。一般团队不讨论这些压力对于他们工作的影响，及如何改善工作环境。更为严重的是，诊所的经营者还没有意识到新的刺激收入的政策对于员工幸福感及离职可能性的影响。须知，环境会改变工作氛围和企业文化。

练习 1-1

1. 在四项核心价值中选择你认为在自身工作中最重要的一项。
2. 描述一下你在日常工作的各个环节中如何实现这项核心价值。
   - 医患互动
   - 团队协作
   - 医疗体系（医院、健康保健系统、诊所）
   - 专业组织
3. 你在完善各个环节时都有必需的数据吗？如果没有，你可以收集哪些方面的数据（考虑患者调研、团队评价等）？
4. 你有没有引以为豪的行为？你如何和其他人分享其成功之道？
5. 你有没有需要改进的行为？你打算如何提高及衡量其影响？

医疗机构的环境对医疗行为有着深刻的影响；同样的，医疗环境也是由医疗行为所塑造的。最重要的是医生不仅仅需要提高自身的素养（知识、沟通技巧等），也需改善他们的工作环境。如果医疗环境就像上述例子提到的诊所的变化一样，结果会降低医务人员的医疗水平，医生及其他工作人员有责任讨论并尝试改善这个问题，只是无声的表示抗议是不够的。解决这个问题，需要权衡医院就诊量的需求及确保患者就诊时间需求。现实总是不尽人意，但即便如此，医生也有责任改善各个可及范围从而优化工作环境——如从自己工作的小环境（如他们自己的诊所）到整个就医体系的大环境（图 1-2）。

图 1-2 表明职业素养在医患互动与外界环境之间的巢状闭环关系，包括支付系统、医疗体系管理及社会经济对医疗的影响。此外，箭头表示外界环境影响医患及团队的互动，同时，医生通过推动和强迫环境改变从而展现其职业素养。医生有责任塑造一个适于培育职业素养的环境。格伦（Gruen）及其团队（2004）称其为“公民的职业素养”。

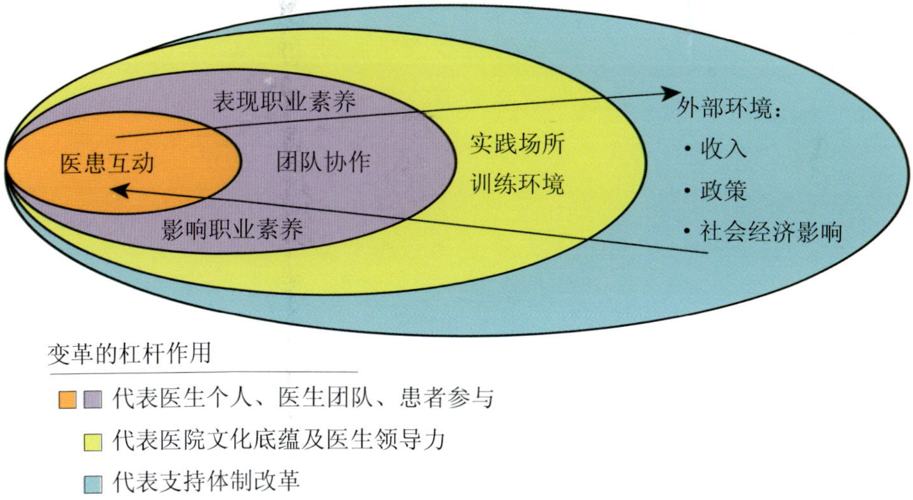

图 1-2 职业素养的系统观念

引自 Lesser CS, Lucey CR, Egener B, Braddock CH 3rd, Linas W. A behavioral and systems view of professionalism. JAMA. 2010 Der 22; 304(24): 2732-2737.

5．医生是否可以影响医疗体系？

你可能好奇医护人员怎么能影响医疗体系。为什么期待忙碌的医生去承担这份责任？这样的要求是不是有些过分？这些疑惑都是情有可原的。以下三点至关重要。

1．医生需要意识到医疗体系是可以被改善，且要提高这种意识。没有一成不变和不需进取的企业文化。

2．小小的行为亦能取得大作用（四两拨千斤）。

3．由团队协作胜于单打独斗。

下面是一个医学院的例子（另见12章医疗机构的职业素养）

一名在社区妇女保健院轮转的3年级医学生，为一群低收入人群提供服务。她听说许多患者都没有做乳腺X线检查的计划，同时敏锐地发现：这一人群没有医保，很难承担在当地医院做这项检查的费用。在和同学讨论后，决定做一份关于居民基础健康医疗情况的调查。同学们给社区的许多乳腺检查中心打了电话，并声称自己是没有医保的患者，想要做乳腺检查。她们调查发现，即使患者可以支付昂贵的费用，5公里以内预约这项检查也几乎是不可能的，其中包括学校的附属医院。根据调研结果，他们联系了医院领导，希望可以建立健全相应机制，使这部分患者得到相应的医疗。知晓调研结果后，管理人员表示为这部分人群提供服务有其说服力及商机。

医学生意识到问题，然后收集相关数据，上报给管理者，这就是一个医生通过自己的努力影响和提升了职业素养的核心价值——公平公正地分配有限资源。她们团队协作而不仅仅只由一个学生承担这个任务，这也大大增加了其可行性和成功率。

练习 1-2

1. 思考一个在你工作环境中（或曾经工作的环境中）影响患者获得优质医疗服务的事件。
2. 医疗团队或医疗体系中不同人是否有不同的利益目标？
3. 解决此问题可以收集哪些数据（考虑调查数据、已有可用数据等）？
4. 你和同学有没有可以改善不足，促进医疗的可行的办法？如何衡量其影响？

6. 结语

我们发现实践上述行为及系统化地看待这个问题，对于实现职业素养起着至关重要的作用。尽管先前的道德规范提供了一个重要的理论框架，但将其形象化为具体的临床工作实践却很难。通过具体行为及系统途径构建职业素养概念，可使其定义更佳，立即察觉过失。除此之外，医生们也认识到了达到更高层次的职业素养是需要多系统协作才能取得成果，而非孤军奋战。这使我们在更加开放却缺乏判断标准的现代，有了更大的空间去探索并解决问题。

学习要点

1. 职业素养体现在我们日常工作中的各种可见的行为中。
2. 这些行为可被医疗系统中的不同角色所阐释，如医患交流、健康保健团队、院领导、专业机构、外部机构或基金。
3. 工作环境及外部医疗环境影响医生职业素养的体现。
4. 医生能且必须意识到影响高质量医疗服务的环境障碍（小环境或外界环境），并与团队共同提高。
5. 医生及其团队有责任创造培育职业素养的环境。

参考文献

1. ABIM Foundation. American Board of Internal Medicine; ACP-ASIM Foundation. American College of Physicians-American Society of Internal Medicine; European Federation of Internal Medicine. Medical professionalism in the new millennium: a physician charter. *Ann Intern Med.* 2002 Feb 5;136(3):243–246.
2. Campbell EG, Regan S, Gruen RL, Ferris TG, Rao SR, Cleary PD, Blumenthal D. Professionalism in medicine: results of a national survey of physicians. *Ann Intern Med.* 2007 Dec 4;147(11):795–802.
3. Gruen RL, Pearson SD, Brennan TA. Physician-citizens—public roles and professional obligations. *JAMA*. 2004 Jan 7;291(1):94–98.
4. Leach DC. Professionalism: the formation of physicians. *Am J Bioeth*. 2004 spring; 4(2): 11–12.
5. Lesser CS, Lucey CR, Egener B, Braddock CH 3rd, Linas SL, Levinson W. A behavioral and systems view of professionalism. *JAMA*. 2010 Dec 22;304(24):2732–2737.
6. Lucey C, Souba W. Perspective: the problem with the problem of professionalism. *Acad Med*. 2010 Jun;85(6):1018–1024.

第二章 如何灵活应对来自医学职业素养的挑战

学习目标

1. 将职业素养认作是性格特征是一种误区。
2. 将职业素养的优势作为多面处事能力。
3. 解释个人幸福感与职业应变能力之间的关系。
4. 在紧张的工作环境中维持职业素养所需的能力。

琼踢掉鞋子后窝在了沙发里。今天真是糟糕的一天。只在临床轮转了一周，她就认为自己以后无法成为一名好医生。不论是问病史、查体，还是接二连三被提问，这些专业性问题都很困扰她。这周的每一天，她都能看见医护之间互相争执、互相讽刺、扬长而去，或是和其他人抱怨说这不是他们的错。更糟的是，今天查房时她对一个拒绝回答她问题并抱怨的患者真是忍无可忍了，转完病房后她又返回来想和他理论；鉴于患者的孙女也在病房内，她就没有发火。她去医学院学习是为了成为一名充满爱心和同情心的医生，并认为职业素养是一件很容易的事情，只要跟随金标准，你就会做得很好。她认为前两年的专业教育就是让她成为患者所需求的医生，但没想到如此之难。仅有职业素养是不够的，那么好医生会怎么做呢？

拥有良好的职业素养是所有医生所追求的目标。当我们步入医学殿堂，我们期望自己能够处事不惊、富有同情心、无私、学以致用，为患者提供最佳的治疗方案，这样我们会感到高兴和满足。

在当今的医疗环境中，能够秉持良好职业素养的人越来越少。全国关于非法行医行为的报道（比如公然犯罪、滥用职权、利益冲突）在网上比比皆是。每一件敏感事件都会让公众反应强烈：为什么允许这些没有基本职业道德的人行医？为什么不处置那些被报道的游手好闲的医生？针对这一问题，在国家层面，医师协会收到有关医生犯错的举报后，除了撤销医师执照或公示名字以外，没有其他惩罚措施。在医院方面，他们对于这些行为不端的医生也很头痛，就像琼所见到的那些不专业且无用的例子，对同事、患者、实习生无礼，不遵循规定的操作，均可导致人才的流失、低迷的工作斗志和较差的安全文化（Hickson et al，2007）。在个人层面，由于在课堂中所学的职业素养与他们在医疗环境所见所闻脱钩，导致医学生们渐渐变得愤世嫉俗和失去同情心（Hafferty & Franks，1994；Testerman et al，1996）（见第八章：隐性课程和职业素养）。当住院医师和实习医生在日常工作中不能有效工作时，他们会感到筋疲力尽（Shanafelt et al，2002；Billings et al，2011；Zwack & Schweitzer，2013）。

1. 职业素养是性格特征吗?

传统理念认为拥有良好职业素养应成为每一名称职医生应有的性格特点，这就引出了一个问题：职业素养是性格特征吗？这一理念告诉作为教育者的我们要筛选一些具备良好职业素养的人，监督他们的日常行为；如果他们的表现不符合或不具有专业素养就辞退他们。这种筛选方案常导致那些看到实习医生或是同事处事不符合专业要求的时候，医生们不能及时指出他们所犯的错误（Burack et al，1999）。很多医生由于性格使然不知如何解决某一个难题（而非他们能力不足），而他们也常常担忧自己的某些行为有朝一日也不符合职业性素养标准或是指出别人所作所为后被批评。因此，当看到他人不专业的行为时，医生他们常常缄默不语。

2. 职业素养是一种能力

一系列新设想正悄然形成，即应用一些有用的范例去帮助医疗执业者将他们对医学职业素养的承诺传递给患者（Lucey & Souba，2010）（表 2-1）。

医学实践压力很大亦很复杂，在日常工作中来自职业素养的挑战随处可见。医生必须致力于信奉职业素养的价值观。除了将职业素养看作一种固有特征以外，我们认为它更是一种真实的能力；为职业发展所必须的知识、态度及技能。视职业素养为一种能力，这就意味着我们应将那些在工作中偶尔所犯的非专业错误看做是表现失误而非性格缺陷，应采用教育方式而非严格的管束他们。医疗体系中的教育者及专业人士应该共建和维持一个职业素养协会，培养我们的医学生、实习生及我们的同事应变能力，这样即使在高度复杂的环境中，我们对于职业素养也会有坚定的信念（Leach，2004）。这就意味着不仅要确定其自身专业性（主观能动性），同是也有表现出职业素养的自信。那些能够坚守职业素养的正面楷模可以辅助及支持每一位医生专业化处理问题的能力。如果学生们接受过多负面效应或者工作环境压力大，表现预期良好职业素养行为的可能性会大打折扣（Regehr，2006；Hafferty & Franks 1994）。图 2-1 显示这些关系的多变性。

表 2-1　关于用职业素养去指导解决未来问题的新设想

职业素养方面	原假设	新假设
职业素养是种能力	从步入医学院时即认为职业素养是一种基于性格特征的主观能力	职业素养是一种多维度的能力，包括知识、态度、判断力及技能等
个人职业素养	有医疗疏忽的医生是不专业的。在学业正式完成时，职业素养能力走向两种方向并定型	拥有好的职业素养的医生也会有医疗疏忽。从初学者到专家，医学职业素养均在不断发展，并持续一生
职业素养挑战	职业素养挑战不常发生，并不可预测	职业素养挑战经常发生且可预测
应对医疗过失	对待过失的态度基本上是以惩罚、公示及取消职业资格为主	对待过失的态度基本上是以教育为主，用积极的态度从根源分析过失原因。惩罚那些屡教不改之人

续表

职业素养方面	原假设	新假设
医疗团队的角色	医疗机构只是医疗过失发生的场所	医疗机构的组建和运行会增加医疗过失发生的可能性。改变医疗环境可以使医生努力表现出其职业素养价值
管理人员的责任	教育机构对于他们选择及培训的学生担有确保他们拥有职业素养的责任	临床医生协会、教育及医疗体系领导必须承担支持、巩固、引导医生终其一生拥有职业素养

引自 Lucy C, Souba W. Perspective : the problem with the problem of professionalism. Acad Med. 2010 Jun: 85(6): 1018–1024.

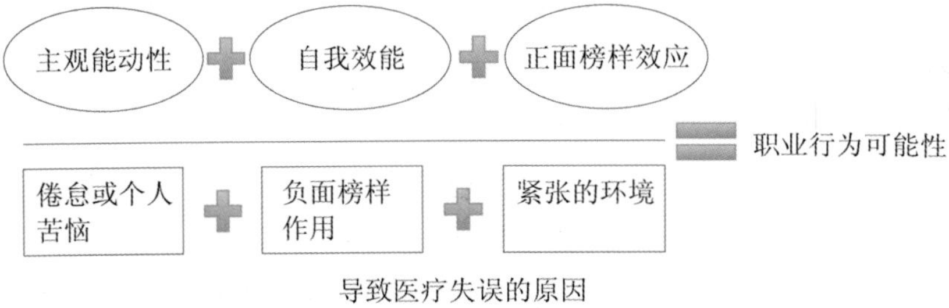

图 2-1 多种影响职业行为的因素

3．导致职业素养缺失的原因

赫尔南德斯医生是一名合作项目负责人，他刚刚听到一名 ICU 护士抱怨住院医师米勒医生。事情是这样的，当护士半夜提醒米勒医生忘记为一名 24 岁的细菌性脑膜炎患者开抗生素时，米勒医生对她大喊大叫，还晃着脑袋问她想干什么。赫尔南德斯医生叹气道："他已经 26 岁了，怎么还不知道如何待人接物？我要怎么教他？到底他是怎么进的医学院？"

赫尔南德斯医生所见到的职业素养缺失在现有医疗环境中是很常见的，所以我们也可以理解他的无力感。然而，近期有一项关于职业素养缺失的研究也许能将这种过失转变为对需要在复杂又紧张的医疗环境中保持良好职业素养的住院医师的学习机会。

在我们看来，很少有医生是天性缺失职业素养。其实，对于一名住院医师，如果缺乏扎实的基础知识、判断力及临床技能，是很难通过那些来自职业素养的挑战，并会常常犯错误。

在这个简短的实例中，你可以想象作为一名住院医师值班时需要同时看管许多患者。在重症监护室一直与护士及其他医生共同诊治一名身体很差的患者，他很想竭尽全力去挽救那个年轻的生命。那天可能他累了，可能没有吃饭，或是这里还有其他病重的患者需要照看，或是有与他年纪相近的患者使他有一种共鸣。他担心需要为这个错误负责，事实上在他值班期间发生这种事也会对他的声誉有不好的影响。在处理上述情况时，他的态度虽然是不符合职业素养的，但是可以理解的。

分析此案例的目的不是为此行为辩解或找借口。如果赫尔南德斯医生仅仅将此事归咎于工作忙碌，不去劝告或干涉他，他将错失从这次事件中学习的机会。这样不被纠正的错误行为可能会一直重复。而只要简单地提醒一下他不应对护士乱发脾气，否则从长远来看他以后也不会成为一名出色的医生。作为住院医师其实需要有人提醒他们为什么有些行为是不符合职业素养的，在未来面对相同的问题时他们又如何能表现地更加专业化，其实不论是整个医疗机构还是个人都需要保持良好的职业素养。

在发生此事以后，米勒医生对他当天与护士的争执很是内疚。他知道他不应该因为个人情绪对护士发火，但他还是控制不住自己的情绪。刚刚赫尔南德斯医生给他打电话了，说想和他谈谈此事。米勒医生很担心因为他对这件事错误的处理方式会使他以前良好的声誉毁于一旦。

米勒医生的感受是很正常的。当我们的行为不符合职业素养时没有人会觉得开心，通常我们希望这段小插曲赶快被人遗忘。同米勒医生一样，我们也害怕和同事或上级讨论此事。但是如果能有这样一个培训体系，即使这种培训有时会很难，也能让我们在反馈及被教育过程中学到更多。如果赫尔南德斯医生能指出米勒医生所犯的错误并给予他鼓励及支持，这对他来说是一次重要的学习经历，不论是对这件事还是未来当他遇到相同情况时他都能灵活应对。

定义

职业素养挑战： 住院医师或职业医师遇到难题时是如何保持良好的职业素养。

职业素养缺失： 由于来自判断、能力或是态度的错误，导致住院医师或职业医师的行为不符合职业素养所要求。

4. 需要与职业素养挑战的冲突

坚守职业素养有时可能会与人类本性相悖。亚伯拉罕·马斯洛（Abraham Maslow）需要层次理论中指出人类需要得到以下满足：来自对食物和遮蔽的生理需求、对人身安全性和稳定性的安全需求、对来自家人和朋友的归属感需求，以及在得到自我实现之前取得成就和认同的尊重需求（Bryan，2005）（图 2-2）。

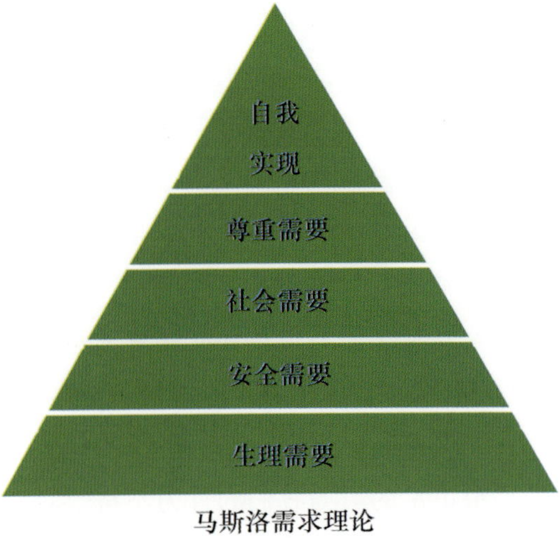

图 2-2 马斯洛需求层次理论（Hierarchy of needs theory，Maslow's）

引自 Maslow AH. A theory of human motivation. Psychological Review. 1943; 50(4): 370-396. This material as a whole is now in the pubic dowain. American psyshological Association.

姑且不论对人类本能行为的认知，我们期望医学生、住院医师、执业医师及其他医务工作者即使有很多未能满足的需求也能做到自我实现。无论感到疲劳还是饥饿（未满足的生理需要）、孤单（未满足的归属需求）、不自信（未满足的尊重需求），米勒医生均应冷静、合理地对待此事。认知心理学研究发现，当人们无法满足基本需求时，他们会有过激或逃避性反应。在临床工作中，过激反应表现为大喊大叫、恐吓、嘲笑甚至暴力行为，逃避反应包括忽视问题、拒绝回复呼叫及其他消极的攻击性行为。

实习医生或是执业医师一定都有过没有办法以最佳状态处理问题的经历。我们可以提前设想这些情景，在它们发生之前就想好应对措施，这样就可以使医生们在面对挑战时保持专业性。

5. 价值、冲突及来自职业素养的挑战

作为一名第三年的医学生亚奇拉此时正泪流满面。故事是这样的，为了在外科大查房时汇报病例，她已经认真准备了一周。为了能在查房前看她的患者，她早早地就赶来上班。尼达女士是她的一个患者，今天患者的状态很差，所以她叫了其他的住院医师来帮忙。当她想把患者交托给同事时，同事说:“患者的情况都这样了，你不能就这样离开了，那是很不专业的！”所以她就留下来帮助将尼达女士转往 ICU。但是，当她到达大查房现场时，大查房病例汇报已经先行开始了。主治医师把她叫到一边，指责她没能准时参会，这种行为是不符合职业素养要求并且是不负责的。面对这种情况，她应该怎么做？

练习 2-1

设想一个最近你和患者、同事或医务人员之间沟通不顺利的情景。

1. 你的同事或者工作人员是怎样反应的？
2. 事后你是否反复思考过？如果有，有何收获？如果没有，为什么？
3. 在处理这件事的时候你的身体状况和情绪怎么样？是否状态良好的时候，你能更好处理好这些问题？

4. 如果是你，如何使身体和情绪状态调至最佳状态？
5. 如果你觉得你今天的身体和情绪不佳，它们可能会影响你的处事方式，你会怎么做？
6. 如果一个同事因为饥饿、愤怒、孤独或是劳累而状态不佳，他在处理事情时可能不够理性，你会怎么做？

金斯伯格等人（Ginsburg，2000）表示职业素养缺失取决于实习医师或职业医师在处事时对不同价值观的选择。经验研究表明，复杂情况下，当两种职业价值观冲突时，不同的医生对于同一件事会有不同的看法，就像前面提及的例子一样，没有绝对的对与错（Cinsburgx et al，2004）。亚奇拉医生要想在处理此事上表现出职业素养，不仅仅要有相关的知识储备，更要有区分孰轻孰重的判断力和面对挑战的能力。

这种因为照看一个患者而延误另一个患者治疗的困境经常发生，下面举的例子就是一个常见的关于职业素养的挑战。

作为一名心内科住院医师蒋医生此时的心情感觉五味杂陈。他没想到杜雷特女士仅仅是一个简单的高血压复诊竟然用时那么久。当问到她是不是有什么困扰时，她哭着说因为照顾病重的母亲给她带来了很大的压力。整个对话持续了三十分钟，在给了她一些建议后，她终于平静下来了，决定找她的姐姐帮忙，并感谢蒋医生的倾听和关心。结束对话后，蒋医生匆忙赶去下一个诊室，发现本来预约时间是下午2∶15的患者已经等了很久了。患者感到很生气，并表示以后再也不来找这个不专业的医生看病了。蒋医生对于让第二个患者等这么久感到很抱歉，但是他对于能帮到杜雷特女士感到很欣慰。那么有没有什么办法，能使你在所有人眼中都表现得很专业呢？

亚奇拉医生和蒋医生的例子在我们的日常工作中经常发生。随机应变的能力教育可以帮助我们的学生及医生预测、认识并准备好处理常见和可预想到来自临床中职业素养的挑战。为高效解决临床中来自职业素养的问题，住院医师和实习医师需要掌握一系列的技能（图 2-3 中总结）。

要想熟练掌握这些步骤，首先要有一定的知识储备及奉献精神，之后需要洞察力（分析形势，认清患者和自身之价值的冲突）、判断力（鉴别和分析工作方式）、技能（实践行动）。亚奇拉医生虽然可能意识到了照顾患者与及时参加大查房之间的冲突，但是她可能并未完全意识到这种冲突对她本人的影响。除此之外，她需要有解决这种情况的判断力。她可以让其他住院医师给正在大查房的医生打电话，把这边的情况如实汇报给上级医生。或者，她可以让那名住院医师将她所记的笔记给正在查房的医生送去。再者，她也可以向那位住院医解释这件事情，让他帮忙照顾患者 10 分钟，这样她就能汇报完病例。如果能按照以上所提的反应和分析方式去处理事情，可能会使亚奇拉医生和她的同事在处理此事上有一个更好的结果。

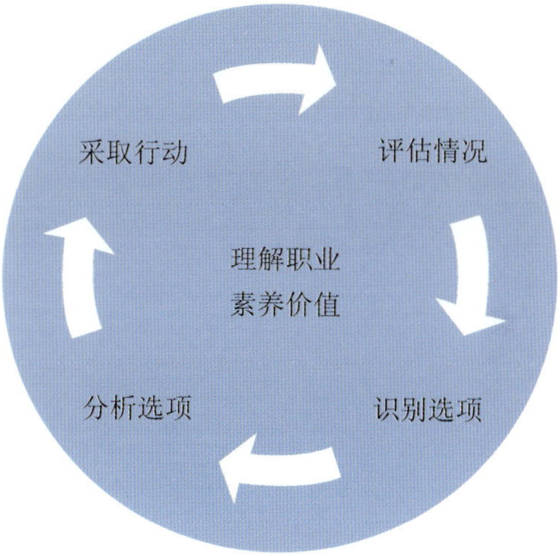

图 2-3　处理职业素养挑战需要知识、判断力及技能

练习 2-2

设想一下蒋医生的例子，他知道已经没有时间了，而且还有患者在等，但是他没有办法打断杜雷特女士。

1. 如果你是他的主治医师，你要怎么通过这件事教会他如何两全其美？
2. 为了能够帮助他处理此事及考虑其他处理办法，你会问他什么问题？

6. 职业素养是一种复杂的能力

与其他复杂能力相比，从新手到专家，职业素养能力呈渐进模式递增。德雷福斯（Dreyfus），一名飞机工程师，意识到新手与专家之间有很大的不同（Dreyfus & Dreyfus，1980）。新手们虽然基础知识相对扎实但缺乏实践经验，一般能严格按照规定来执行，但当遇到与规定相冲突的问题时就束手束脚了。随着经验和反馈的增多，他们慢慢学会了如何在工作中做到随机应变。作为一名有能力的医生，在遇到问题时会负责任地思考，并对何时何地去执行这些规定做出决策。而作为一名专家，则会根据复杂的判断及隐藏的原则去考虑全局。他们明白不仅要为自己的行为负责，也要对别人的行为负责。

职业素养的能力发展论可以解释为什么医学生知晓职业素养却又觉得其抽象（新手水平），尚无法在复杂的临床环境中实践职业素养的价值（有能力的或是熟练水平）。当来自职业素养的挑战涉及多人参与时、或在患者之间有不同价值观存在冲突时、或医生处理问题不在最佳状态时，会变得更加复杂。事实上许多职业素养的过失是当医学生或实习生在成长过程中遇到复杂情况时不知如何处理时发生的。图 2-4 总结了从新手到专家的职业素养发展曲线。

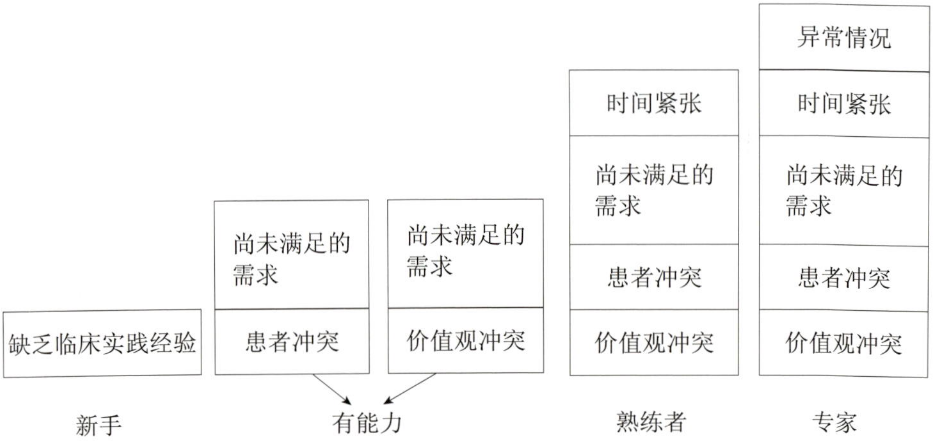

图 2-4 处理来自职业素养挑战的能力曲线呈递增改变，越复杂的情况越需要更强的能力

7. 面对来自职业素养挑战的应变能力：个人能力

为了在任何领域中均能按职业素养所要求表现优秀，这就要求医学生、住院医师、执业医师保持个人幸福感以及灵活的应变能力。有作者曾经分析过那些无论在医院工作有多大的压力均能灵活应对的医生的习惯及态度（Epstein & Krasner，2013；Ewack & Schweiber，2013）。致力于个人幸福感的医生常会构筑一个情感储备库以备不时之需（图 2-5）。例如，庆祝自己或小或大的成绩，确保在工作环境之外拥有良好的人际关系，均会提升个人幸福感（个人应变力）。相反的，不愿意运动、过度工作均会使个人储备减少。简言之，我们可以参加各种可以增加或者降低我们幸福感或情感储备的活动。

加强个人应变能力	降低个人应变能力
• 保持对职业的兴趣	• 对于职业不切实际地期待
• 庆祝或大或小的成功	• 对常规而又简单的工作厌倦
• 限制工作时间	• 不能有效地控制好时间
• 承认个人知识有限	• 减少休闲及其他活动时间
• 致力于不断进步	• 将工作置于个人及职业关系之上
• 构建良好的支持团队	• 不求进取
• 确保经常与同事联系	• 不愿意锻炼身体
• 征服工作环境	• 不反思工作
• 不断反思	

图 2-5　个人幸福感及应变能力相关特点及活动

然而，为了灵活应对来自职业素养的挑战，除了个人幸福感，更要求医生在其他方面亦拥有高超能力从而高效的面对挑战。认知心理学提出情商理论，被专家们用以提高医务人员的专业应变能力（Epstein & Krasner，2013）。表 2-2 列有教学策略。

表 2-2 增长职业素养的技能

种类	能力	面对职业素养挑战时被激发的能力
自知力	认清可能影响最佳表现的个人情绪、触发点及移情	你现在的情绪怎么样？
		这个人是否让我想起了我以前所经历的事？
	知道自己技术及知识上的缺陷	我有解决这个问题的能力和知识吗？
自制力	控制激动的情绪	我要如何能控制住我的情绪？
		我是否需要先离开片刻？
	遇到复杂任务时请求帮助	谁能帮助我？
社会意识	分析来自职业素养挑战的情境	哪种价值观现在岌岌可危？
		哪里可能有不同的价值观冲突？
	意识到考虑每个人的需要及状态的重要性	谁需要我优先帮助？ 除了患者，还有谁在挣扎并需要帮助？ 其他人会怎么想，怎么看？
社会规范	习惯于做两手准备	除了我第一直觉，还有什么处理此事的方法？
	以积极的态度理解他人的行为	为什么一个通情达理的人对于我所做之事会不认同我的做法？
		为什么他们所做之事违反职业素养？
	应用处理危机时的沟通技巧来稳定情绪	我该如何在这个环境中控制好自己的情绪？
		我要如何确定每个人都感觉到被尊重以及被理解？
	应用谈判技巧为事件发展提供新的选择	我如何创造一个双赢局面？
	允许教导他人，以避免或阻止不专业行为	如果他们知道自己在被监督，他们会开心吗？ 应如何在帮助他们的同时，与他们搞好关系？

自知力需要能够意识到在紧张的工作环境中，由于个人偏见或是情绪爆发会影响正常工作。同样需要实习及执业医师明白在面对困境时，他们本身专业技术及知识的不足。这就意味着医生要提前预知即将产生的不良情绪，

如易怒、气愤、分歧或是生气。通过深思、留心，参加巴林特小组是医生提高自知力的一个好办法（Epstein，1999；Zwack & Schweizer，2013）。我们可以通过一些简单的方法来建立和应用自知力，比如在处理难题时可先做一个深呼吸或快走使得头脑清醒，或者在手术时停下来思考下一步如何做（Moulton & Epstein，2011；Borrell-Carrio & Epstein，2004）。

自知力之外还需自制力。**自制力**是一种能够控制不良情绪并知道什么时候最适合向别人寻求帮助的能力。在紧张的工作环境下，在自知力和自制力的影响下，也许此时你在生气，你会暂时推迟与其他医生的交谈，以免不好的情绪影响工作。或者，当实习生为了提前计划而顾不上吃饭时可能会感到烦躁，所以总会提前在包里备好食物。有时候，当医生感到崩溃时会找人替一会儿，这样可以通过呼吸一下新鲜空气来放松心情。导师们通过榜样的作用可以帮助低年资同事思考和减少不良情绪。

作为第四年医学生的马特，因心里有事焦虑不安。今天查房时，他的主治医生兰德洲医生将全组医生聚在一起讨论现年50岁刚刚确诊为Ⅳ期肺癌的华盛顿先生的病情。每次马特去病房看他时，他都极度愤怒、甚至大喊大叫，抱怨和威胁马特。马特尴尬地承认他已经在尽可能地想办法避免与华盛顿先生相处，因为他随时可能控制不了自己，做出不恰当的行为。马特本以为兰德洲医生将他们召在一起是为了讨论是应用化疗还是安慰治疗。然而，兰德洲医生却问道："除了我之外还有没有人觉得在面对华盛顿先生时很难控制好自己的情绪？"。紧接着，兰德洲医生表示，当患者将自己所遭受的不幸以讽刺的方式表达出来时，总是让人很难对他产生同情和表现出良好的职业素养。同事们听到后都放松了些。这个问题一旦说破之后，大家纷纷想出了许多帮助华盛顿先生的想法，心情好多了。马特决定以后如果他觉得他要和患者发生争执了，他会来寻求他人帮忙，就像兰德洲医生所做的一样。

职业素养的疏失所涉及的往往不仅是一个人。真正的职业应变能力是有应能够理解及掌握职业素养挑战的社会层面。职业素养的**社会意识**是指理解及分析职业挑战存在的可能原因。当我们遇到难题时，良好的职业应变能力会让我们想到不同的应急方案，来处理好其他医务人员的情绪及需求，而非只是出于本能反应。职业素养的应变能力亦需要一些时间来分析为什么其他人（医生、护士、学生或家属）的行为会导致问题的发生。**社会规范**是社会意识行为的一部分。具备灵活应变能力的医生在遇到困境时是不会临阵退缩的。他们会应用处理危机时的沟通技巧，包括移情、倾听、协商、解决冲突，来逐步缓解患者及同事的情绪。这样就成功处理了与他人共有的问题。他们会寻找方法来减轻他人的压力并帮助他们迎接挑战。拥有强大的社会规范技能的医生，在与同事保持友好关系的同时也可以帮助他们提高职业素养能力。

低年资住院医师温斯坦医生，对于今天所学到的事感到很开心。她今天与一位刚接管病房的高年资亨特医生一起搭班。温斯坦医生看着亨特医生整夜所做的事情都很惊奇。但是有一件事真的震撼到了她。亨特医生一直忙于抢救一个患者，但是总是因为需要调整瓦尔登女士的止痛药而被另一层楼的护士呼叫。温斯坦医生已经回复了很多次亨特医生正在忙，一会就上去，但护士感到越来越沮丧，因为那位患者一直在呼叫她。当亨特医生的呼叫机第五次响起时，即使是温斯坦医生都感觉到很焦躁。亨特医生却镇定地和护士说:“我明白你对于瓦尔登女士的担忧，也很感谢你一直呼叫我，我会上去和你一起讨论如何解决她的疼痛，你能给我15分钟时间让我把当下的事情解决完吗？”亨特医生回头对温斯坦医生说:“在临床工作中，如果有人不停地呼叫你，就意味着如果你不去处理就会有什么事情发生，就像不稳定性心绞痛！最好承认并感谢他们的提醒，之后一起解决问题。这样他们会感觉到自己的意见被听取和被尊重，为解决问题出了一份力，而不是推卸问题，好好想一想吧。”

练习 2-3

1. 回想一次你的学生（或同事）看起来快要发怒的经历。
2. 你有和他们说你的想法吗？如果有，你说了什么？如果没说，那么如果你有机会，会对他们说什么？
3. 你觉得什么导致他或她的应变力下降？
4. 如果想要帮助他人提高应变能力，你认为哪点最能奏效？
5. 你如何帮助你的同事或是学生强化他们的应变能力？
6. 你们的医院是否有资源来帮助你处理这种难题？如果不能，你认为什么样的资源会对你有帮助？

8．面对职业素养挑战的应变能力：团队协作能力

医院文化常在病房或是医疗团队中得到体现，它既可以削弱也可以增加员工职业素养的应变能力。李普（Leape）及其团队（2012）分析了很多无礼的行为会对个人职业素养造成影响并减少对患者的关心（表 2-3）。缺乏灵活职业应变能力的团队，常常因为一些负面情绪比如愤怒、恐惧、不宽容，会表现出很多不符合职业素养的行为：对待患者、学生及其他医务工作者会呼来唤去、滥用职权或者无礼。缺乏团队协作应变能力可能会导致更多的弊端出现。比如不和谐的团队，在患者面前可能表现得很专业，但是背地里可能会说许多其他人的坏话。无论在明在暗，临床工作中很多不符合职业素养的行为常与我们在学校书本中所学的职业素养价值相悖。学习了这些后，有些同学对职业素养价值真的在临床工作中存在感到疑惑，他们发现有些不专业的行为也竟被管理者当做模范来教导。如果主治医师没有及时去纠正这些不专业行为时，它们带来的负面影响会越来越大（详见第八章“隐性课程和职业素养”）。

相反地，如果一个团队能够齐心协力可以增加团队整体应变能力。当我们共同面对挑战时，去帮助那些工作量大的同事减轻负荷，让团队中的每一个人都能得到充足的休息并填饱肚子，这样可以使每个人保持精力去灵活应变对挑战。当发现团队中某个人可能会犯职业过失时，团队中其他队员要及

时给予帮助防止出错。比如帮一位在外散步放松的同事处理一个呼叫，就能使问题得到及时处理，使其免于惩罚。作为一支凝聚力的团队，当他们遇到不符合职业素养要求的行为时会勇敢指出并及时纠正，而不是忽视它。具有良好职业素养的人会虚心接受他人的指正。要求一个团队能够做到及时指出别人的不足会很难，所以我们鼓励团队中的每一员都能积极地参与到这个行动中来，这样可以提升团队整体的职业素养能力。

表 2-3　非专业行为

非专业行为	举例
破坏性行为 *	大喊大叫、说脏话、暴力行为或威胁行为
侮辱或刻薄他人	嘲讽、恐吓、贬低、剥削、巧言善辩、持续总是对他人持有成见，无视他人意见
消极攻击行为	不主动参与解决问题，批评他人的决策、总觉得别人做得不够好，没实践之前总会无理要求有完美证据
消极不尊重	拖延症、总是错过呼叫、工作不能及时完成、不能按时完成任务，工作状态不佳
对患者不屑一顾	无视患者要求、轻视患者、简化患者病史，不考虑患者所关注之事

* 破坏性的：任何影响医疗团队工作或医院正常运行的行为

引自 Leape LL, Shore MF, Dienstag JL, Mayer RJ, Edgman-Levitan S, Meyer GS, Healy GB. Perspective: a culture of respect, part 1: the nature and causes of disrespectful behavior by physicians. Acad Med. 2012 Jul; 87(7): 845–852.

沙马医生很艰难地隐忍下来。刚刚的一番谈话让他想起：当自己还是一名新上任的主治医师时，查房时常常会忽略那些不愉快或无礼的评论。所以这次谈话结束后他承诺以后如果再听到专家们做出一些不符合职业素养的评论时，他会勇敢地去干涉。比如今天，总住院医师在查房时嘲笑有位患者胖。沙马医生说：“我知道因为患者比较胖，所以对她的治疗相比之下比较困难，但是我们要记得她此时正忍受着疾病的煎熬，她需要医生和她一起来战胜病魔，就像我们生病时希望被照顾一样。现在让我来想想如何提高患者的血糖。”总住院医师看着沙马，对他说：“你是对的，我不应该那样说，谢谢你的提醒。”

我们自己的改进对团队文化可以起到很有效的反馈。我们所处的环境中是否有本章所提及的支持和培养职业素养的讨论？高效的团队通过建立良好的人际交流关系从而对此问题进行探索及解决。我们希望作为一个团队能够共同努力打造一个平台，可以鼓励大家公开自由地讨论错误，创造一个和谐共处的环境促进职业素养发展。

9．结语

职业素养不仅仅是按章办事、懂礼行事，或是以一个好公民身份做事。它更意味着让自己处于最佳状态来面对比我们想象中更复杂的环境，其中充满了磨难、激动与争执。应变能力的发展需要扎实的基础知识、积极的态度以及可以教学、实践、示范和改进临床技能。我们可以召集那些致力于培养良好职业素养的同伴来共同协作以增强职业素养能力。

附加练习

1. 你知道的常见职业素养过失的前三种是什么？如果你要准备一份讲课去帮助学生和住院医处理难题，你会准备什么？
2. 回忆你所见的男医生或女医生对患者、家属或同事发脾气的一次经历。在处理问题之前，他们的情绪或者身体状况如何？回顾一下，他们能做些什么从而避免冲突的发生？其他人能帮到什么？你认为他们发脾气以后感觉如何？
3. 回忆一次当满足患者需求与满足爱人需求之间发生冲突时。你是如何处理的？有什么办法可以两全其美？
4. 你是否曾经不得不指出他人职业素养的缺失？你对于他所面对的困难有多少了解？为避免再发，你会给他什么建议？
5. 明天开始做三件事以避免他人犯错，你会做什么？

学习要点

1. 处理复杂情形和展现职业素养，取决于包括知识、态度及技能在内的多种能力。
2. 从实习生到住院医师及执业医师，在整个职业生涯中都需要不断地反思、分析以及在面对挑战时表现出其专业性。
3. 职业素养过失在日常工作中很常见，应把它看做是一次学习的机会，而不仅仅是惩罚。
4. 职业应变能力及处理复杂难题的能力，可以在工作或个人环境中得到提高及锻炼。
5. 团队可以创造一种学习氛围，来帮助和培养成员应对来自职业素养挑战能力。

参考文献

1. Billings ME, Lazarus ME, Wenrich M, Curtis JR, Engelberg RA. The effect of the hidden curriculum on resident burnout and cynicism. *J Grad Med Educ.* 2011 Dec;3(4):503–510.
2. Borrell-Carrió F, Epstein RM. Preventing errors in clinical practice: a call for self-awareness. *Ann Fam Med.* 2004 Jul-Aug;2(4):310–316.
3. Bryan CS. Medical professionalism and Maslow's needs hierarchy. *Pharos Alpha Omega Alpha Honor Med Soc.* 2005 spring;68(2):4–10.
4. Burack JH, Irby DM, Carline JD, Root RK, Larson EB. Teaching compassion and respect. Attending physicians' responses to problematic behaviors. *J Gen Intern Med.* 1999 Jan;14(1):49–55.
5. Dreyfus SE, Dreyfus HL. *A five-stage model of the mental activities involved in directed skill acquisition.* February, 1980. Available at: http://www.stormingmedia.us/15/1554/A155480.html
6. Epstein RM. Mindful practice. *JAMA.* 1999 Sep 1;282(9):833–839.
7. Epstein RM, Krasner MS. Physician resilience: what it means, why it matters, and how to promote it. *Acad Med.* 2013 Mar;88(3):301–303.

8. Ginsburg S, Regehr G, Hatala R, McNaughton N, Frohna A, Hodges B, Lingard L, Stern D. Context, conflict, and resolution: a new conceptual framework for evaluating professionalism. *Acad Med.* 2000 Oct;75(10 Suppl):S6–S11.
9. Ginsburg S, Regehr G, Lingard L. Basing the evaluation of professionalism on observable behaviors: a cautionary tale. *Acad Med.* 2004 Oct;79(10 Suppl):S1–S4.
10. Hafferty FW, Franks R. The hidden curriculum, ethics teaching, and the structure of medical education. *Acad Med.* 1994 Nov;69(11):861–871.
11. Hickson GB, Pichert JW, Webb LE, Gabbe SG. A complementary approach to promoting professionalism: identifying, measuring, and addressing unprofessional behaviors. *Acad Med.* 2007 Nov;82(11):1040–1048.
12. Leach DC. Professionalism: the formation of physicians. *Am J Bioeth.* 2004 spring;4(2):11–12.
13. Leape LL, Shore MF, Dienstag JL, Mayer RJ, Edgman-Levitan S, Meyer GS, Healy GB. Perspective: a culture of respect, part 1: the nature and causes of disrespectful behavior by physicians. *Acad Med.* 2012 Jul;87(7):845–852.
14. Lucey C, Souba W. Perspective: the problem with the problem of professionalism. *Acad Med.* 2010 Jun;85(6):1018–1024.
15. Moulton CA, Epstein RM. Self-monitoring in surgical practice: slowing down when you should. In: Fry H, Kneebone R, eds. *Surgical Education: Theorising an Emerging Domain.* Dordrecht, The Netherlands: Springer;2011:169–182.
16. Regehr G. The persistent myth of stability. On the chronic underestimation of the role of context in behavior. *J Gen Intern Med.* 2006 May;21(5):544–545.
17. Shanafelt TD, Bradley KA, Wipf JE, Back AL. Burnout and self-reported patient care in an internal medicine residency program. *Ann Intern Med.* 2002 Mar 5;136(5):358–367.
18. Testerman JK, Morton KR, Loo LK, Worthley JS, Lamberton HH. The natural history of cynicism in physicians. *Acad Med.* 1996 Oct;71(10 Suppl):S43–S45.
19. Zwack J, Schweitzer J. If every fifth physician is affected by burnout, what about the other four? Resilience strategies of experienced physicians. *Acad Med.* 2013 Mar;88(3):382–389.

第三章 现代医学职业素养运动简史

学习目标

1. 理解医学职业素养的历史沿革。
2. 回顾在医学教育和临床实践领域中，将职业素养制度化的关键点。
3. 根据职业素养，构建利益、值班时间和社会媒体冲突等现代问题的框架。
4. 联系职业素养的概念和隐形课程的概念。

本章讲述了现代医学职业素养运动的历史沿革，并对其中的部分加以简要讨论，旨在为读者提供一些历史背景。医学职业素养可追溯到17世纪，但是直至近年才受到医学著作和医学教育的广泛关注。以史为鉴可以知兴替。熟悉现代医学职业素养运动的历史，不仅会让我们反思当今所面临的挑战而且会让我们思考未来将何去何从。

1. 溯源

史料表明，在过去的几百年，大众和医学本身都将医学归为一种专业。1666年的伦敦大瘟疫期间，一位名为威廉•巴瑟斯特（William Boghurst）的药剂师提出如下主张：

从事某一种专业或者承担公职的每一个人，必须接受它的各个方面，无论是好还是坏、愉悦还是痛苦、获益还是不便，都不能挑挑拣拣；就像牧师必须宣教，军人必须战斗，医生必须照顾患者。（Huber & Wynia，2004）

1803 年，托马斯·帕茨瓦尔（Thomas Percival）发表了一本名为《医学伦理学》的专著，他将医学列为一种“专业”，认为医学实践的特点是“公共信任”。他将医学伦理（medical ethics）重新更正为集体而非医生个人责任，从本质上创造了医学职业素养的概念（Wynia & Kurlande，2007）。虽然在 21 世纪的大部分时间里，术语“职业”不是常见的词语，但是医学职业与中世纪欧洲行会结构、技术工人的概念及学徒制培训的历史关系被很好地记录了下来。

职业技能并不总是被公众支持。大量迹象表明，在 18 世纪、19 世纪时期，公众对那些倾向于追求自身利益的行业和职业群体持有深刻的不信任感。作家对职业的评价较为一致，就算是风格迥异的作家亚当·史密斯和萧伯纳，都有着类似的观点：“对公众的阴谋”（Smith，1991）或是对“普通信徒的阴谋”（Shaw，1946），另外，萧伯纳将矛头特定地指向了医学，他认为医学具有“隐藏其自身短处的阴谋”的特点。随着时间的推移，就像保罗·斯塔尔（Paul Starr）在其《美国医学的社会转型》（1984）一书中所写的那样，当医学尝试重建其形象并稳固其所要求的职业力量和权利时，把它作为一个整体组织来看待变得具有战略性和前瞻性。直到 20 世纪 50 年代，经过努力成功地将术语“医学”和“职业”相关联。由于职业培训和学位的要求，医生被视为专业人才，医生的职业情况和职业地位便成为一体。

今天我们生活在更加挑剔的时代，医学职业地位的合法性已经变得更具有挑战性。在本章我们简要追溯现代医学职业素养运动的历史，从其在社会学领域的概念起源，到现代关注的问题，如利益冲突、值班时间和社会媒体。职业素养运动其本身正处于它的青春期早期，我们所看到的发生在当前职业素养局面上的种种不和谐，也恰恰提示了该运动的早期状态。同样真实的是，医学想在未来作为一种职业并不能得到保证。如果现在的挑战不能被恰当解决，把医学作为一个整体组织来看待很有可能面临职业力量和权利的显著缩减。

2. 医学职业和职业素养

不管我们是讨论历史起源还是现代用语，区分职业和职业素养是非常重要的。职业是一种社会化结构，是一种组织工作的方式。每一种职业都被技术人员掌控，它们拥有自己的知识体系、组织形式、发展道路、教育方法和思想观念，因此它们对如何工作及工作成果如何评价形成了一套属于自己的逻辑体系（Freidson，2001）。然而，了解工作是如何组织和执行的，并不等同于了解推动工作的潜在精神——这就是职业素养如何发挥独特的道德规范职业的功能。职业素养描述了医生们共同遵守的核心价值（如无私、责任感等）。

从历史角度，人们重视职业的问题要早于职业素养。在20世纪早期，社会科学家开始审视许多职业人群（潜在的）职业特征，包括会计师、人寿保险员和“管理人员”（也叫作人事经理）（Bloomfield，1915），医学仅仅是受社会监督的众多职业之一。亚伯拉罕·弗莱克斯纳，早期对北美医学院的深刻研究（the Flexner Report）促成了医学培训的革命化改变。1915年，他发表了针对职业地位的深刻主张（Flexner，1915）。在文章中，他应用了6条标准来分析一系列职业人群的职业地位，包括银行、工程、医学、护理、药剂、管理和社会工作。他总结，医学还未认识到其专业潜力，因为医学无私的特质正被医学的商业倾向悄然削减——这个结论无疑受了弗莱克斯纳早期研究的影响，他认为医学院的专有性和营利性是可耻的。

> 如果以真正的职业精神来评判，所有的职业可能都要受到指控。从伦理学上说，就像在目前已经被指控为唯利是图或者自私的行业，法律和医学并不比商业好到哪儿去。
>
> 亚伯拉罕·弗莱克斯纳（Abraham Flexner） 1915

接下来的十年里，作者们继续关注医学的“内在冲突”（即维护公众利益与提高职业及个人利益)(Parsons，1939)。1970年，艾略特·弗莱德森(Eliot Freidson)开始审视医学作为一种职业，是如何以同时具有利他主义和维护自身利益的方式来运行。

> "……职业自治的重要缺陷……[是]……它发展并维持了一种自我欺骗的观点——职业具有知识的客观性和可靠性，其中的职业成员拥有美德。而且，它鼓励职业将其自身看作是知识和美德的唯一拥有者，对其他职业的技术和道德能力持有怀疑，而且要以最大的傲慢和最少的自卑来面对客户……它的自治已经导致了孤立以及对工作错误的自大……[和]……他们认为自己有着专业人士内在的高贵品质、知识以及工作，但这只不过是孤芳自赏罢了。"
>
> 艾略特·弗莱德森(Eliot Freidson)1970

弗莱德森(Freidson)的分析在社会学范畴内建立一个针对医学职业性质更加广泛的辩论，无论医学是正在丧失还是维持着它的职业力量和权利(Hafferty，1988)。像弗莱德森(Freidson)一样，关于医学，斯塔尔(Starr)采纳了一个重要观点，他记录了医学既自利又自欺的潜在可能——这完美记录在《美国医学社会转型》令人回味的开头一句——"理性的梦想是不将权利考虑在内的"(Starr，1984)。斯塔尔也看到，起初医学在摆脱商业控制的努力是成功的，但随着时间推移，面对商业势力的无孔不入，这种努力的成果便缩水了。

> 除非经济情况和美国政治有根本性转变，20世纪最后几十年将有可能成为这样一个时代：商业在医学保健和医学机构的伦理和政治方面已经有了深远影响。随着其在健康服务领域影响日益增多，很多医生、私立医院和医学院所能拥有的医学资源和自治性被缩减。
>
> 保罗·斯塔尔(Paul Starr)1984

社会学家特别是弗莱德森(Freidson)和斯塔尔(Starr)获得了医学读者的关注，并突出了医学作为一种职业所面临的挑战，即该将哪方利益放在首位——是公众还是医生。公众可能早已开始质疑是否能信任这种职业了。

对职业素养（相对于职业）的关注则有类似的、但更现代化的历史。一篇早期题为《教育的文化和职业素养》的文章，是由著名教育学家和哲学家约翰·杜威（John Dewey）所作（1923）。然而在20世纪关于职业素养的文章非常稀少，关于医学职业素养的就更少了。除了护理、医院管理和药学各一篇，直到20世纪90年代早期，在医学领域内真正（至少被引用20篇）涉及职业素养的文献才开始成形。这些文章的前三篇是：发表于《新英格兰医学杂志》（The England Journd of Medicine）上的《黄页职业素养，黄页上医生的广告》（Reade，1987）、发表于《美国医学协会杂志》（JAMA）上的《千禧年倒计时：平衡医学职业素养和业务：医学摇摆木马》（Lundberg，1990）、和同样发表于《JAMA》上的《利益冲突：医生对医学设备的拥有权》（Clarke et al，1992）。

尽管有这3个典范，关于医学职业素养的文章在20世纪90年代仍然很稀缺。图3-1，[摘自科学数据网（Web of Science）]，追踪了自20世纪70年代早期发表的关于职业素养的文章。该图显示，使用“职业素养”一词的文献非常稀少，直至20世纪90年代末、21世纪初才出现。

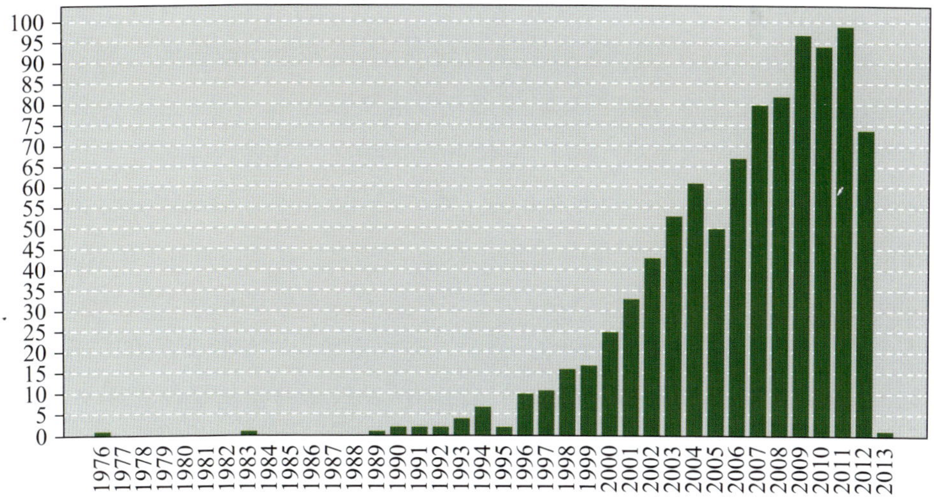

图3-1　每年发表的医学和职业素养的文章（汤姆森路透科学网）

从历史视角看，医学职业素养的文献增多提示了如下要点。首先，集中发表文献的视图，帮助我们鉴定医学职业素养运动兴起的时间是20世纪与21世纪之交。换句话说，这项运动最多不超过25年。事实上曾有其他的术语用来描述沟通困难、学生愤世嫉俗的态度和伦理问题，但是这些词并未归到“职业素养”的羽翼之下。

第二，随着时间推移，在“职业素养”这面大旗下出现的话题及问题已发生了转换，相对来说，这3篇文献聚焦于广告、商业与医学的关系和利益冲突。其他的“职业素养问题”，比如值班时间和社会媒体，直到2000年还未出现。

第三，职业素养的问题折射出政治和经济环境（Hafferty & Mckinlay，1993）。自从“商业”元素开始对医学构成强大影响时，在美国医学领域的刊物上看到以商业和利益冲突为关键词的文章并不会让人感到惊讶。“双边代理”（dual agency）的概念，即同时为公众利益及职业利益工作，在英国、加拿大或德国的医疗保健环境中并未得到共鸣，这是因为在这些国家的医学领域里，“商业”元素并不明显。

3．职业素养运动：百花齐放的开幕

现代医学职业素养运动直到20世纪90年代末才逐渐发展起来。一些期刊的社论开始将商业威胁与职业素养价值联系起来。有关医学－商业复合体及营利性医疗兴起的文章（Relman，1980）的出现，标志着“庞大的商业”将成为职业素养理想的对立面。然后是一片呼声：首先需要定义职业素养。综合世界范围内的观察结果，医学界缺乏一个公认的定义（Swick，2000）。其次，需要将职业素养原则教给受训者。最好的解决途径都是由年轻一代提供（Swick et al，1999）。最后，需要衡量和评估职业素养，评估方法也是传授内容的一部分，否则任何将“新”理念传授给受训者的努力都将化为乌有（Lynch，Surdyk & Eiser，2004）。接下来就是付出一系列努力使医学职业素养制度化，即创立职业规范、纲领、课程和技能（Hafferty & Levinson，2008）。

职业素养运动的发展并非呈线性。虽然明确职业素养的定义须在传授课程和评估之前，但是评估工作本身会隐含地对职业素养作出意义，反过来，基于评估工作所建立规范、纲领和技能有助于生成新的职业素养定义。正因为这些原因，将职业素养形容为脉冲式或者波浪式更准确些——职业素养在相互依赖、持续发展的动态中以其他形式循环或更新，每一种形式都有属于它的时刻。表 3-1 列出了早期和现代的动态情况。

表 3-1 职业素养的脉冲式进程

- 提出定义职业素养
- 提出衡量和评估职业素养
- 提出教授职业素养（特别是大学医学生的教育）
- 制度化措施（职业素养规范、技能和纲领、课程的发展）
- 从个人及其动机转换到职业背景、结构和工作过程
- 一个新兴的观点：认为职业素养和拥有社会角色、社会结构和环境的复杂自适应系统一样，具有互相作用、互相依赖和互相适应的特性

引自 Hafferty FW, Levinson D. Moving beyond nostalgia and motives: towards a complexity science view of medical professionalism. Perspect Biol Med. 2008 Autumn; 51(4): 599-615.

医学院和其他组织开始实施和使用他们自己的定义、评估工具和制度化措施，这些创举引发了一系列“闪光点”，冲突随之出现（比如，是协助和响应同事工作上的请求还是满足患者的需求），职业素养和组织特权产生碰撞（比如，是需要标准化医生工作实践还是需要给予医生自主决定权），或是职业素养和众多的环境因素相碰撞（比如，医疗执业和医疗费用的支付）。

当“新的职业素养理想”被表述于这些定义、评估工具和制度化措施中，便与根深蒂固的临床和教育工作中的组织和规范产生了冲突，而“闪光点”基本上反映地便是出现在这种背景下的紧张关系。因此，学生在课堂听到的是一套职业素养信息，在病房或临床情境中看到的却是另外一种示范。与此相似的是，虽然医学院可能向学生正式地介绍过他们在这些新职业素养课程中提出的利益冲突的政策，但学生却清楚地看到，教师上演着与政策“矛盾”的行为。甚至连展现在学生面前的评价职业素养的尝试，反映的都是权力政治，而不是职业素养核心原则的实施。学院经常反对为评估他们的职业素养而做努力，但坚持学生的评估对学校教育使命是至关重要的。关于学生们在社交网站（比如 Facebook）可以和不可以上传的内容的规定，也招

致了学生们的愤怒。学生们开始抱怨新职业素养的教育、规则及为论证职业素养可行性而提出的“赴汤蹈火”的要求。针对职业素养的讥讽言辞开始出现，学生们开始质疑教师们所提出的不具任何争议的那些问题。

简而言之，“理想”和“现实”间产生裂隙，是现代医学职业素养运动意料之外的结果——这个裂隙在理想化为现实之前并不存在。而且，这些裂隙正被贴上“职业素养的问题”的标签。举个例子来说，毕业后医学教育评审委员会（Accreditation Council for Graduate Medical Education，ACGME）对住院医师工作小时数的调整，已经根据医学文献构建起框架了，不仅仅是一个“没有足够的时间来正确地教导住院医师”的问题，而且确是一个“职业素养”问题——明确指出新住院医师的工作伦理，和隐藏在交接护理患者过程中的质量以及安全问题（Coverdill et al，2010）。与此相似，培训生和医生在微信、微博等其他社交网站上传的内容也已经被列为“重要的职业素养问题”（MacDonald，Sohn & Ellis，2010）。关于医生对待职业和伦理标准的态度的研究，比如对患者的坦诚、医生的缺陷和自我转诊，在医生宣言上清晰地表达了，结果发现态度和行为常常不一致。比如，93% 的医生说所有的医学错误都应被报告，而 46% 的认识到有医学错误的医生却从未报告过（Campbell et al，2007）。简而言之，现代医学职业素养运动的发展，帮助我们揭开、创造和标识出理想的职业素养和实践中的职业素养的冲突。相应地，医学领导们认识到需要解决在这些“闪光点”中被识别出的职业素养问题，这进一步提升在学术和临床范围内职业素养的能见度，因此在教育和临床背景中加速创造出更好的界定、更准确和可靠的评估工具、更有效的课程和更坚定的制度。在这些有趣和交叉的方法中，“闪光点”启动了职业素养波动的新的相互作用，新的闪光点也相应产生。闪光点的关键例子被列在表 3-2 中。

表 3-2 职业素养闪光点
• 利益冲突 • 值班时间 • 学生反抗 • 社会媒体 • 团队工作和专业团队间教育 • 医生表现评估 • 自我调节

当相互作用力量的涌浪汇集成溪流，职业素养的概念也开始转变。职业素养是个人特质曾经几乎独有的论点，因此职业素养与个人实践者和培训生的动力和动机相关联。而如今这种观点在慢慢地开始被再构建为组织问题，各种各样形式的组织结构可能易化或阻碍培训生和临床医生职业素养的表现，这吸引了大家的关注，像类似“组织职业素养”这样的术语，开始以这种方式逐渐出现在文献中（Evetts，2010；Egener et al，2012）。

组织职业素养指的是一个组织发展并维持其文化及相关制度的能力。相关制度主要是指，统一个人及组织对能力标准及伦理原则的执行方式，借以确保公众对个人或组织所执行的工作有信任感。

作为一个整体，首创定义、评估、制度化的浪涌以及闪光点，继续推动并形成现代医学职业素养运动的演变。随之而来的是观察那些已经展现这些波动和闪光点交集呈现的职业素养问题。

4. “定义难题”

现代医学职业素养运动中有趣的一方面是，很多医生认为医学仍然缺乏单一的职业素养定义——即一个核心或一致同意的职业素养观念。虽然医学缺少一个字面上的单一定义，但是医学并未陷入定义混乱。因此，虽然存在多种定义，从这些定义中找到一致性仍是可行的。

然而在过去的十年，曾出现一个广泛接受并已经成为最常用的一个定义。“千禧年医学职业素养：“医生纲领”是我们在这本书用到的定义（第一章，实现“职业素养”的实用方法）。这个纲领很快变为了很多医学组织的实际定义，特别是在医疗培训、医学专业委员会和医学会。

5. 两个重要的制度化创举

尽管医学现代职业素养运动的历史较短，我们仍然为把职业素养植入到医学教育及临床实践常规中而作出一系列值得关注、意义重大的努力。创造了定义，发展了评估工具，撰写了文章和书籍，组织了研讨会，首次创办了基金会，形成了规范、纲领、技能和课程。虽然我们缺乏对这些问题的深入思考，但是这段叙述提及两个具体的例子也是很重要的。

（1）美国医学院协会（The Association of American Medical College，AAMC）的医学院目标项目（Medical School Objectives Project，MSOP）；

（2）医学继续教育评审委员会（The Accreditation Council of Graduate Medical Education，ACGME）的六个核心能力。

AAMC 的 MSOP

1998 年，AAMC 发表了医学教育系列第一篇的报告。首篇报告中 AAMC 认为应该将职业素养作为本科医学教育的四个重要学习目标。虽然每个目标都带有一群明确的潜台词，AAMC 其核心内容是："医生必须……利他、博学、精湛和尽职"，医学院必须确保学生将这些目标内化为学生自己的言行并达到学院满意的标准（ the Association of Medical Colleges，1998）。这些目标列在表 3-3。

表 3-3 MSOP 目标
医生必须…… • 利他 • 博学 • 精湛 • 尽职

引自 the Association of American Medical Colleges. Retrieved from https: //www. aamc. org/initiatives/msop/.

第一个（利他）和第四个（尽职）目标随着时间的推移被认为是 MSOP 的职业素养目标。然而再一次反映出，这份报告发表在现代医学职业素养运动早期，对职业素养只有一个直接的提及——在利他主义的重要部分里要求学生"了解在医疗实践中各种财政和组织安排的固有利益冲突会给医学职业素养带来影响。"我们再一次看到了利益冲突（COI）问题（作为一个闪光点）在这个职业素养早期框架中占有突出位置。

ACGME 的六个核心能力

1999 年，ACGME 提出六个核心能力，开创了一个新的教育时代，加拿大医学会（Canadian Medical Association，CanMEDS）的框架描述了相似的能力。在采纳一个能力框架时，ACGME 将住院医师教育的焦点从之前的专注于结构和过程（教什么，如何以及何时教授）转变到强调执行和结果（住院医实习真正能做什么）。这六个能力中的其中一个就是“职业素养”（第 11 章将更深入地讨论 ACGME 框架评估职业素养）。在赋予这些能力特性时，ACGME 还为住院医实习计划提供指导，例如怎样定义和评估这些能力。关于职业素养，ACGME 提出一个定义（表 3-4）。

纵观这些文件，第一个（MSOP）的目标对象是本科医学教育，第二个（ACGME 能力）是研究生医学教育，而“医生宣言”指向的早期目标对象是临床实践。美国医学教育的特点与其他国家如英国相对比，这些报告和它们所代表的教育领域相互之间是独立运作的。因此，即使一些医学院已经采纳了一个基于能力的课程框架（来自 ACGME 标准），或者借用职业素养纲领的定义，医学院的认证要求也不能强制各学校采纳这些医疗教育领域的框架或工具。相反，医学院、住院医实习计划、临床医生的鉴定（通过颁发许可证、专业证明和保持证书），在很大程度上它们相互之间是独立运作的。

表 3-4　ACGME 职业素养的具体定义
住院医必须做出承诺，即履行职责和遵守道德准则，包含以下内容： • 怜悯、正直、尊重他人； • 对患者的需求负责而不是对自己的利益负责； • 尊重患者的隐私和自主权； • 对患者、社会和职业负责； • 感受和响应不同的患者群体，包括但并不仅限于不同的性别、年龄、文化、种族、宗教、残疾和性取向。

引自 Accreditation Council for Graduate Medical Education (ACGME). Program Director Guide to the Common Program Requirements, September 2012.

6. 医学生质疑

现代医学职业素养运动的进展并不十分顺利，一个特别的表现就是，医学生对医学院正在实现各种制度化的实践，产生越来越多的不安和质疑（Skiles，2005）。这些紧张和质疑的理由形形色色：

（1）学生越来越意识到，课堂上里所教的职业素养与临床或病房中所示范的职业素养并不相同，因此呈现的是“双重标准”（见第八章，隐性课程和职业素养）（Brainard & Brislen，2007）；

（2）学院最初的倾向是支持对学生实施“职业素养规则”，但同时却又拒绝对他们自己施行相似的规则——这让学生再一次感觉到，控制职业素养伦理的是官方的力量；

（3）职业素养的倾向是去接受一个“怀旧版”职业素养；

（4）医学院校的教育与医学行业所制定的规章制度的冲突一直存在。

正如早先指出的那样，现代医学职业素养运动最不稳定的职业素养问题之一就是：医学院校的教育与医学行业所制定的规章制度的冲突一直存在。这个问题仍然具有争论性和差异性，批评的一方要求“禁止”，另外一些人则坚决主张“控制”“利益冲突（conflict of interest，COIs）”。医生纲领中包含“控制”利益冲突这个术语。第二个关键点是，很多 COI 改革的推动者为学生而非学院一个最好的例子就是美国医学生协会（American Medical Student Association，AMSA）的医药免费活动（http://www.pharmfree.org），特别是他们的医药免费积分卡（http://www.amsascorecard.org）。美国医学院与 COI 政策，以机构内部、相对简单的排名开始，后与皮尤基金会和它的处方计划相合作，目前已经发展为一个不断更新的、交互可搜索的、基于网络的报告系统，从多个维度追踪医学院 COI 政策。虽然学院否认这个创举已经影响了他们的政策，但医药免费计划（Pharmfree Campaign）的整个过程已经在医学院产生了令人瞩目的影响。当这个排名第一次发表时，大部分医学院等级为“D”或“F”。随着更多学院开始完善政策或大幅度更新政策，大部分医学院现在的评分为 B 或更高（Krupa，2011）。

虽然政策有所提升，学生和学院之间的紧张仍持续发酵，因为学生们质疑教授“长篇大论”职业素养，或者发现新的职业素养创举的目标是学生自己而不是学院。下面就是一个真实的案例，近期发生在哈佛医学院（Harvard Medical School）的案例阐述了有争论的“职业素养问题”是如何形成的（Cooney，2009a，2009b）。由于学院的财政与企业的状况息息相关，学生们在媒体上传达了他们的关心，引来行政机构的愤怒。作为回应，行政机构做出了一个规定，要求学生们只有经过学校允许才可与媒体接触。当这个规定公布后立即引起了学生们的强烈反应，哈佛立即撤消了它的规定，但是学生和行政机构之间的关系遭到了破坏，而修复起来并不是那么简单的。

7. 一个隐性的职业素养课程的崛起［亦参见第八章，隐性课程和职业素养］

由于复杂的原因，写出定义、创造评估工具和发展课程规范以及纲领，远比改变医生的实践行为要简单得多。因此，意味深长的是现代医学职业素养运动的一个早期结果就是隐性课程的出现，它只包含了一篇将医学教育隐性课程与医学职业素养相联系的文献。职业素养运动的初期，学生在教室中被正式教授的（至少关于职业素养的）与他们在病房和临床所看到的内容几乎相同。直到现代医学职业素养运动的出现，医学本应成为一个职业，或者至少表现为专业，但结果却是形成了隐性知识多于显性知识的医学院课程。学生们发现，他们自己不得不与教授和机构批准的职业素养定义（或正式规范及纲领）的考试内容做斗争。在 ACGME 新制定的标准下，住院医师们正期望证明他们的职业素养能力并评估他们的表现。虽然如此，在许多方面，所有这些能力、内容和评估，在某种程度上存在于培训生在临床实践中所看到的“真实世界”之外。培训生发现他们自己陷入了明确的规则与实际执行“规则”的矛盾之中。因此，他们开始质疑现代职业素养标准（Finn，Garner，& Sawdon，2010）。

> 我知道他站在了“X”医院外科的绝对巅峰。每个人知道他的名字，不仅仅在这里而是在全国范围内。即便如此，他所宣扬的职业素养和关心患者不会再有人做了。可能每个周末他仍然回来看望患者，但是不会再有其他外科医生像他一样每周末都来看望患者。
>
> 外科第一年实习生

随后一系列尝试也出现了分歧。2005 年，华盛顿大学医学院从根本上取消了职业素养这个术语——替换为“专业价值”，因为学生抱怨关于这个话题的“长篇大论讲座”（Goldstein et al，2006）。与此同时伴随着学生和学院辩论生活方式、平衡工作与个人时间不同等问题的深入，其他医学院颁布了对社会媒体的新政策，这也招致了学生的愤怒（Chretien et al，2010）。

8．结语

虽然将定义、评估工具和课程插入到并不完全专业的教育和实践环境中，已经引起了不可避免的困惑、惊恐和冲突。但是没有数据表明，分歧以及冲突点应该被当作现代医学职业素养运动正处于艰难时期或存在致命缺陷。医学继续与这些难题较量，标志着职业素养作为一项运动是成功的而不是失败。当然这不意味着所有的问题最终都能解决，就像我们在本章前部分所看到的，COI 是最早的问题之一，现在仍然属于我们所关心的领域，而未来可能依旧是我们所关心的领域。简而言之，这个特别的问题可能永远不会被彻底解决。

同时，审视和理解不同的组织形式是如何阻碍或者推动职业素养的形成，他们对职业素养提出了不同的理念。此外，我们可以看到，各种组织认为他们自己或多或少地正在变得专业。相应地，这可能需要提出新的定义、纲领和职业素养的评估工具，这是属于组织而不是个人的时代。所有的这些应该为这项运动添加新的助力和坚固性。

最后，我们期望注意到这项运动并不仅仅是动态的和自适应的，而且是不可完全预期的。不久之前，社会媒体并不关注职业素养，其主要原因是微信、微博等其它社会媒体平台还未出现。因此 2003 年，医学教育者并未想到，在这些网站上的专业的医疗帖子将会成为一个重大的职业素养事件。其他问题将会以相似的方式出现，而且其他的讨论、辩论和定义等问题，将会继续推动该运动。这赋予了职业素养运动的持续与发展。

学习要点

1. 结合职业素养的过去、现在和未来，我们需要认识到职业素养概念的动态性和发展性。
2. 医学组织为塑造定义、评估工具和相关的制度化所作出的努力（通过创造制度化课程、规范、纲领、能力等），已经在职业素养的发展进程中扮演了关键角色。
3. 在发展进程中，特定的问题（比如“闪光点”），例如值班时间和利益冲突，已经在医学界促成了细致的关于职业素养的意义和可操作性的讨论。
4. 虽然正式的职业素养课程及伴随的相关规范、纲领和能力有所提升，但是培训生所学到的大部分关于成为一个好的职业人士的意义，是隐藏在隐性课程中的。

参考文献

1. Association of American Medical Colleges. *Report 1. Learning Objectives for Medical Student Education: Guidelines for Medical Schools. Medical School Objectives Project*. Washington, DC: Association of American Medical Colleges; 1998.
2. Bloomfield M. The new profession of handling men. *Annals of the American Academy of Political and Social Science*. 1915 Sep;61: 121-126.
3. Brainard AH, Brislen HC. Viewpoint: learning professionalism: a view from the trenches. *Acad Med*. 2007 Nov;82(11):1010-1014.
4. Campbell EG, Regan S, Gruen RL, Ferris TG, Rao SR, Cleary PD, Blumenthal D. Professionalism in medicine: results of a national survey of physicians. *Ann Intern Med*. 2007 Dec 4;147(11):795-802.
5. Chretien KC, Goldman EF, Beckman L, Kind T. It's your own risk: medical students' perspectives on online professionalism. *Acad Med*. 2010 Oct;85(10 Suppl):S68-S71.
6. Clarke OW, Glasson J, August AM, Barrasso JA, Epps CH, McQuillan R, Plows CW, Puzak, MA, Wilkins GT, Orentlicher D, Halkola KA, Johnson KB, Conley RB. Conflicts

of interest. Physician ownership of medical facilities. Council on Ethical and Judicial Affairs, American Medical Association. JAMA. 1992 May 6;267(17):2366-2369.

7. Cooney E. *Harvard Medical students, administrators revising media policy*. 2009a Sep. Available at: http: //www. boston. com/news/health/blog/2009/09/harvard_medical_3. html

8. Cooney E. *Harvard rethinks media policy: Medical students had bristled at rule*. 2009b Sep. Available at: http: //www. boston. com/news/education/k_12/articles/2009/09/03/harvard_rethinks_media_policy/

9. Coverdill JE, Carbonell AM, Fryer J, Fuhrman GM, Harold KL, Hiatt JR, Jarman BT, Moore RA, Nakayama DK, Nelson MT, Schlatter M, Sidwell RA, Tarpley JL, Termuhlen PM, Wohltmann C, Mellinger JD. A new professionalism? Surgical residents, duty hours restrictions, and shift transitions. *Acad Med*. 2010 Oct;85(10 Suppl):S72-S75.

10. Cruess SR, Cruess RL. The cognitive base of professionalism. In Cruess RL, Cruess SR, Steinert Y (Eds.), *Teaching Medical Professionalism*. New York, NY: Cambridge University Press; 2008, 7-31.

11. Dewey J. Culture and professionalism in education. *Bulletin of the American Association of University Professors*. 1923 Dec: 9(8);51-53.

12. Egener B, McDonald W, Rosof B, Gullen D. Perspective: organizational professionalism: relevant competencies and behaviors. *Acad Med*. 2012 May;87(5):668-674.

13. Evetts J. *Organizational Professionalism: Changes, challenges and opportunities*. Proceedings from DPU Conference. Copenhagen, Denmark; 2010.

14. Finn G, Garner J, Sawdon M. "You're judged all the time!" Students' views on professionalism: a multicentre study. *Med Educ*. 2010 Aug;44(8):814-825.

15. Flexner A. Is social work a profession? *Research on Social Work Practice*. 1915: 11(2);152-165.

16. Freidson E. *Profession of Medicine: A Study of the Sociology of Applied Knowledge*. New York, NY: Harper & Row; 1970.

17. Freidson E. *Professionalism: The Third Logic*. Chicago, IL: University of Chicago Press; 2001.

18. Goldstein EA, Maestas RR, Fryer-Edwards K, Wenrich MD, Oelschlager AM, Baernstein A, Kimball HR. Professionalism in medical education: an institutional challenge. *Acad Med*.

2006 Oct;81(10):871–876.

19. Hafferty FW. Theories at the crossroads: a discussion of evolving views on medicine as a profession. *Milbank* Q. 1988;66 (Suppl 2):202–225.

20. Hafferty FW, Levinson D. Moving beyond nostalgia and motives: towards a complexity science view of medical professionalism. *Perspect Biol Med.* 2008 Autumn;51(4):599–615.

21. Hafferty FW, McKinlay JB. *The Changing Medical Profession: An International Perspective*. New York, NY: Oxford University Press; 1993.

22. Huber SJ, Wynia MK. When pestilence prevails. . . physician responsibilities in epidemics. *Am J Bioeth*. 2004 Winter;4(1):W5–W11.

23. Krupa C. *Medical schools get high marks on conflict-of-interest policies: More than half earn an A or B for their rules governing drug industry interaction with students and faculty*. January, 2011. Available at http: //www. ama-assn. org/amednews/2011/01/03/prsc0104. htm

24. Lundberg GD. Countdown to millennium—balancing the professionalism and business of medicine. Medicine's Rocking Horse. *JAMA*. 1990 Jan 5;263(1):86–87.

25. Lynch DC, Surdyk PM, Eiser AR. Assessing professionalism: a review of the literature. *Med Teach*. 2004 Jun;26(4):366–373.

26. MacDonald J, Sohn S, Ellis P. Privacy, professionalism and Facebook: a dilemma for young doctors. *Med Educ*. 2010 Aug;44(8):805–813.

27. Parsons T. The professions and *social structure*. Social Forces. 1939 May 17; (4):457–467.

28. Percival T. *Medical Ethics: Or, a Code of Institutes and Precepts, Adapted to the Professional Conduct of Physicians and Surgeons*. Oxford, UK: I. Shrimpton; 1803.

29. Reade JM, Ratzan RM. Yellow professionalism. Advertising by physicians in the Yellow Pages. *N Engl J Med*. 1987 May 21;316(21):1315–1319.

30. Relman AS. The new medical-industrial complex. *N Engl J Med*. 1980 Oct 23;303(17):963–970.

31. Shaw GB. *The Doctor's Dilemma*. New York, NY: Penguin; 1946.

32. Skiles J. Teaching professionalism: a medical student's opinion. *The Clinical Teacher*. 2005 Dec: 2(2);66–71.

33. Smith A. *The Wealth of Nations*. Amherst, MA: Prometheus Books; 1991.

34. Sox HC. Medical professionalism and the parable of the craft guilds. *Ann Intern Med*. 2007 Dec 4;147(11):809-810.

35. Starr PE. *The Social Transformation of American Medicine: The Rise of a Sovereign Profession and the Making of a Vast Industry*. New York, NY: Basic Books; 1984.

36. Swick HM. Toward a normative definition of medical professionalism. *Acad Med*. 2000 Jun;75(6):612-616.

37. Swick HM, Szenas P, Danoff D, Whitcomb ME. Teaching professionalism in undergraduate medical education. *JAMA*. 1999 Sep 1;282(9):830-832.

38. Thayer E. Casey At Bat. *San Francisco Examiner*; 1888.

39. Van De Camp K, Vernooij-Dassen MJ, Grol RP, Bottema BJ. How to conceptualize professionalism: a qualitative study. *Med Teach*. 2004 Dec;26(8):696-702.

40. Wilson D. Harvard backs off media policy. *New York Times*; 2009, p. B4.

41. Wynia MK, Kurlander JE. Physician ethics and participation in quality improvement: renewing a professional obligation. In Jennings B, Baily MA, Bottrell M, Lynn J (Eds.), *Quality Improvement: Ethical and Regulatory Issues*. Garrison, NY: The Hastings Center; 2007.

第四章 推动以患者为中心的医疗

学习目标

1. 定义以患者为中心的医疗。
2. 解释以患者为中心的医疗作为医学职业素养的重要性。
3. 概述表露关怀和建立信任所需要的行为和技能。
4. 描述进行知情决策的对话所需要的行为和技能。
5. 解释医生个人、医疗团队、医疗环境和外部环境，在推动以患者为中心的医疗中所扮演的角色。

约翰和海伦，65岁，已经结婚30年。最近他们对一位朋友叙述那一天肿瘤科医生欧文医生，告知海伦她患有乳腺癌，此景历历在目。虽然这一幕发生在20年前，海伦当时45岁，但他们二人仍记得与欧文医生会面时他宣告这一消息时的很多细节。海伦记得最清楚的是他告诉这个坏消息，但是他将同她一起面对——她会安然无恙。当她啜泣无语凝噎时，房间中只剩沉默。她还记得当他说“我很遗憾你不得不面对”时温暖的声音。

约翰也记得相似的情景，他仍记得欧文医生致电来关心他的心情。他记得欧文医生是如何回答关于下一步治疗计划的问题和可能的治疗选择。约翰记得那一天稍后致电欧文医生以明确一个问题，欧文医生晚上8时回电为他答疑解惑。约翰和海伦告诉他们的朋友，对他们来说在接下来几年的治疗中欧文医生对他们意义重大，即使海伦再也不需要治疗了，他们永远都会记得欧文医生对他们的关心。

理想的医疗保健是专业的护理人员满足患者的躯体、精神和社会需求。患者和家属都需要类似欧文这样的医生，在他们承受压力时给予同情，能帮助他们理解纷繁复杂的医疗界。虽然我们在医疗环境中感觉适应，但是对患者来说，医疗大环境可能是一个荆棘丛生的地方。纵然我们用心良苦，我们有时还是难以做到将心比心。许多患者觉得他们从未遇到一个“欧文医生”。

卓越的医疗保健结合了复杂精细的科学知识和老练的沟通技巧，及了解患者需求，去感受他们的情绪，去引导患者做出合理的医疗选择。这些沟通技巧加固了“以患者为中心的医疗（patient-centered care）”的基石——医学研究所用来描述医疗模型的这个术语作为卓越医疗的目标被广泛接受（institute of medicine，2001）。众多作者已经用稍有差异的术语描述这个模型，但是大多数人就沟通的功能达成一致（图 4-1）。

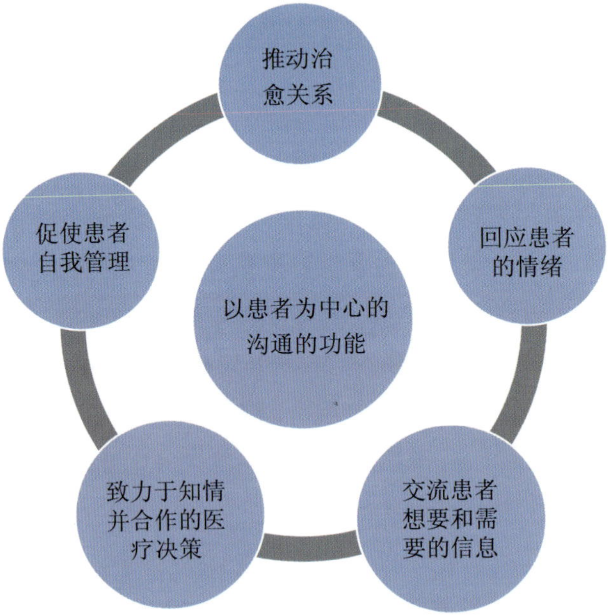

图 4-1　以患者为中心的沟通的功能

以患者为中心的沟通的特征是持续的治愈关系，理解共享，情绪支持，信任，患者的实现性和主动性及知情选择。医生需要特定的沟通技巧来实现以患者为中心的医疗。学习和提升这些技巧是职业素养的重要组成。

与职业素养的系统观点相一致的是，实现以患者为中心的医疗需要个人与团队的共同努力，以及内部工作环境与广阔的外部环境相互作用。所有这些角色或推动或阻碍实现以患者为中心的医疗。在本章，我们将举例说明在这个领域中每一个角色如何展现他们的职业素养。

1. 沟通为什么是重要的?

实现以患者为中心依赖于医疗团队的所有成员的沟通技巧。有大量文献描述有效沟通和医疗成果之间的关系（Epstein & Street，2007；Stacey et al，2011）。图 4-2 是代表了以患者为中心的医疗、沟通和医疗成果之间的关系。它阐述了我们的重点：以患者为中心的医疗需要治疗中所有角色；积极主动的患者，娴熟的临床医生，和运行有序的医疗系统进行有效地沟通，由此达到了最优化患者的医疗成果。发表于 2012 年的一篇系统综述回顾了 40 个研究结果，评估以患者为中心的医疗和临床预后的关系。这些研究大多表明正相关，特别是在患者的满意度和幸福度方面（Rathert & Wyrich，2012；Epstein & street，2007；Mead & Bower，2012）。另外，纵向回顾性研究表明发现，以患者为中心的医疗在糖尿病、心肌梗死等疾病的临床预后存在正向关系（Meterko et al，2010；Rocco et al，2011）。

反之亦然，沟通破裂常导致患者对医疗不甚满意，以致患者有时寻求法律手段，甚至可能导致医疗诉讼（litigation）（Levinson et al，1997）。患者抱怨医生太匆忙，不倾听他们的担忧，也不对他们的问题或面临的选择提供足够的信息。文献还描述了患者对医疗失望的许多故事（Levinson & Shojania，2011）。当我们致力于对提升医生与患者之间的沟通效果作出努力时，他们都有一个故事呼之欲出，并且经常是表达我们行业的不满意。

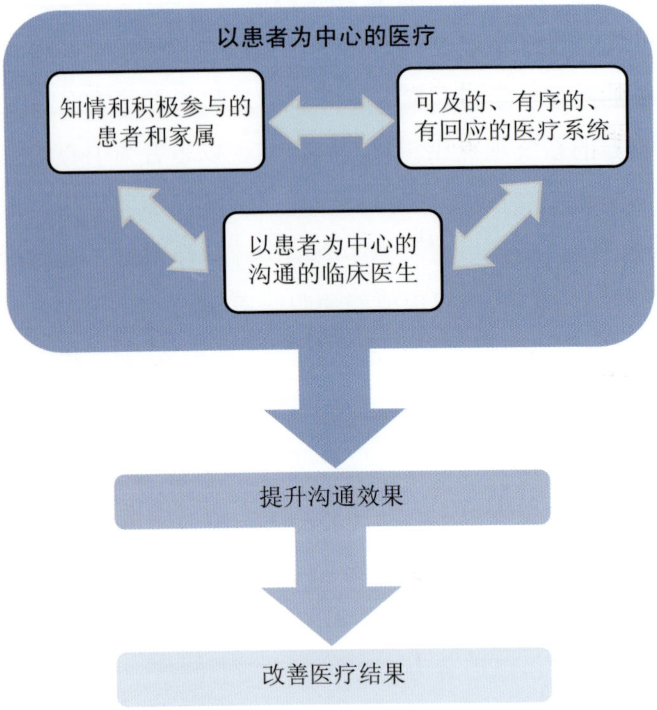

图 4-2 以患者为中心的医疗与医疗结果之间的关系

引自 Epstein RM, Street RL. Patient-centered communication in cancer care: promoting healing and reducing suffering. Bethesda, MD: National Cancer Institute; 2007, page 2. Available at: http: //outcomes. cancer. gov/areas/pcc/communication/monograph. html

2. 对于沟通技巧的误解

亚当·桑托斯，一个著名医学院的一年级医学生去听有关临床技能的讲座。讲座结束后他在评价表上如此写道："为什么我需要听这种东西？如果没有良好的沟通技巧我就不会被这所医学院录取了。简直是浪费我的时间。"

自省——在一本职业素养书上沟通章节内容，你是不是感同身受呢？这并不令人惊奇。医学教育和我们的医学文化已经遭受了一些误解。

误解 1：沟通很简单——没什么可学或者可教的。

误解 2：沟通没有医疗的真正内容——明白科学事实重要。我们也曾听到这样的说法："床旁举止并不重要。他是一个真正的优秀外科医生，他手术技术精湛。"

证据不支持上述陈述，但是医学教育和实践的文化已经推动了这些信条。

3. 医生个体的行为和技能

高超的沟通技巧是实现以患者为中心的高质量医疗所必须。描述这些技巧的文献浩如烟海。本章我们描述沟通的两个方面的技巧：表露关心和建立信任，以及实现知情决策（informed decision-making，IDM）的对话。虽然表露人文关怀需要更多的沟通技巧，这两方面在日常工作中随处可见，不可或缺。

表露关心和建立信任

医生和患者之间的信任关系依赖于双方均致力于有效的沟通（表 4-1）。患者需要共享他们的问题和担忧的细节，相应地，医生需要无打断地认真倾听。一个经常被引用的基层医生的研究发现，从患者开口算起，医生平均每 18 秒打断患者一次（Beckman & Frankel，1984）。患者经常隐约地表达他们的担心和窘迫，临床医生需要专注地倾听并不放过蛛丝马迹。医生经常遗漏、甚至忽略这些"线索"，他们错过与患者真正联系的机会（Levinson，Gorawara-Bhat & Lamb，2000）。

一个 3 年级医学生这样记录她的病房经历："我记得有一天团队正在查房时遇到一个患者，她正为她的病情感到烦心和困惑。她对正在进行的诊治方案感到不解。主治医师坐在她床边，开始解释关于她的治疗和她面临的医疗方案。医生告诉她他们的团队正在进行的努力，他还解释了所有这些会诊团队的建议。与这位患者谈了

10~15 分钟后，我可以感觉出她对自己的境况感觉好多了，她感觉被关爱了。我对此印象颇深，仅仅几分钟便可以将一个惊恐并困惑的患者从迷茫中解脱出来。”

表 4-1 临床医生和患者 / 家属应当致力于有效沟通的行为举例

临床医生	患者 / 家属
倾听	公开需求
避免打断	分享症状和所担忧的问题
组织会面谈话	分享家庭、文化和背景的信息
了解他的信仰和喜好	讨论对治疗的期待
引出并证实患者的情绪	语气中的担忧
提供清晰又通俗易懂的解释	讨论面对的选择

引自 Epstein RM, Street RL. Patient-centered communication in cancer care: promoting healing and reducing suffering. Bethesda, MD: National Cancer Institute; 2007, page 100. Available at: http: //outcomes. cancer. gov/areas/pcc/communication/monograph. html

这个学生敏锐地观察到主治医生注意到患者的担忧而表露出人文关怀，他坐下来花费必要的时间向患者解释所面对的医疗处境。这位学生更进一步观察到，只需花费短暂的时间对患者提供此项关怀，就可显著消除这位患者的疑虑。医生们经常认为这样做会花费很长时间，并且他们事务繁忙没有时间去坐下来讨论问题。这位主治医生展示了该领域的职业素养，为学生树立了一个榜样。

这位主治医师所展示的技能需要培训和实践来掌握。移情是一项关键技能，并且要求医生对患者的体会感同身受，而且能将这种体会用语言或非语言表达出来。只有医生将对患者的关心表达得淋漓尽致，患者才能了解医生对他们的关心；当患者感到窘迫时他们可能注意不到轻微的关心暗示。真正的移情表达在建立信任和沟通关心上。正如欧文医生和乳腺癌患者的案例，医生做到了移情，患者深感医生的无微不至，并且他们将医疗上的这些经历作为最深刻的记忆。然而，当患者沮丧甚至是生气时，表达移情极具挑战。回应这些负面情绪要求医生保持冷静，就算是当医生觉得被攻击了，也要

“积极倾听”，并用关心来回应——有时做到这些非常困难。当医生们或护士们疲惫了、或自感“泥菩萨过河自身难保时”，在重重困难中要维持沉着更具挑战性。

> 一个妇科新实习生照顾她的患者直到深夜。她偶然听到一个夜班护士和临床患者的谈话。护士冲这患者大喊大叫，催促其起来去卫生间。最后，听起来护士已经黔驴技穷，她扬言如果患者不马上起床去卫生间就要给患者做灌肠。

让我们直面事实，我们都会沮丧，并会口不择言。这位护士可能非常焦急，很可能处在按时完成工作的压力之下——包括让这位患者去卫生间。专业挑战是在这些压力情景下不要失态，如果控制不了时可以寻求帮助。即使那些让我们沮丧的患者也应用关心的话语回应。这并非总那么容易。向患者的窘迫表达移情要求用词得当，除此还要将心比心。它要求我们了解自己的情绪反应，特别是我们倍感压力时。如果护士坦诚她的沮丧并向患者寻求帮助来解决这个问题，向这样：“里根女士，我很抱歉这样急躁而又坚持。我得要求您去卫生间但是您不愿意配合，请跟我解释一下您的疑虑，也许我们能一起解决这个问题。”我们作为一名专业人士，工作上出现情绪不稳定现象是很难避免的，但是避免的情绪化工作是我们的责任。

练习 4-1

回想最近你遇见的一个让你产生负面情绪的患者。

1. 你的直观感觉是什么样的？
2. 在会面中发生了什么导致你产生这种感觉？你认为患者的感觉是什么样的？
3. 有其他任何影响你感觉的方面吗（饥饿、劳累等）？
4. 你对患者说了什么？对你反应的回应是什么？你有什么其他的选择？
5. 此情境下你的回应是常态的吗？此情境中有什么东西触发你的这种反应吗？

4. 帮助患者决策——知情决策（informed decision-making，IDM）

一位55岁非吸烟患者在做常规胸部X线片检查时发现一个小结节（0.5cm）。这个发现在胸部CT上得到了证实。放射科专家建议，基于结节的良性外观和现行的诊断指南，建议1年后复查。然而，这位患者坚持让史密斯医生预约更早的复查。

在这个例子中，史密斯医生需要了解这位患者为什么想要早点儿做CT扫描。是家族成员中有肺癌患者吗？是因为他的保险快过期了而他又希望这项检查能报销吗？这个要求的潜在原因是什么呢？另外，史密斯医生还需要与患者谈话，结合患者的担忧，说明过早进行CT扫描的潜在风险。这位患者可能不会了解频繁CT扫描检查的风险，可能也不会了解假阳性和随后的有创检查的潜在风险。这个谈话要求知情决策（informed decision-making，IDM）的沟通技巧。在有程序化的专业，知情决策技巧尤其重要，医生需要帮助患者做出是否进行某项重要操作的复杂情况决定，比如髋关节置换或心脏手术。

患者想要的是能够帮助做出符合他们自己个人价值观的知情决策的信息。这要求医生了解每位患者在其生命中最看重的信条；同时，医生应能够详细地描述治疗方案选择，帮助患者做出明智的选择。举个例子来说，一些患者不惜一切代价来避免治疗的副作用，然而对另外一些人来说，他们以忍受治疗所带来的副作用，以获取更高的治愈率。医生要评估患者的诉求，如果需对问题的答案有更明晰和更深层的理解，那么医生必须提出一系列问题来询问患者的顾虑、优选项和价值观。举个例子来说，一个生命垂危的患者可能说要“不惜一切代价”。精明敏锐的医生会意识到“不惜一切代价”可能包含许多不同的意思，要正确理解这个患者的诉求就要探究患者对疾病的恐惧以及对可能的治疗选择的想法。另外，可能还需要进一步探究患者对医疗的期望值，纠正不切实际的期望，探究治疗带来的不良后果的可能性。只有明确了患者的价值观和偏好后，医生和患者才能做出一个真正合作的决定，以确保患者利益的最大化。充分知情的决策与患者满意度和医疗结果都相关（Stacey et al，2001；Barry & Edgman Levitan，2012）。比如，经过这些讨论后，进入到疾病终末期的患者在生命的尽头，密集的医学干预更少，医疗费用花费更少，这样生活质量会更高（Lautrette et al，2007；Wright et al，2008；Zhang et al，2009）。

引导有效的知情决策的对话所需要的技巧列于表 4-2。大量文献都描述了组成知情决策对话的基本要素，包括：描述与决策相关的临床问题，讨论每种选择的风险，解释不确定性，评估患者对选择和自己喜好的理解。虽然表 4-2 列出了一些基本原理和例子，要成功地完成这些沟通要求多种技巧。研究论文常常证实甚至经验丰富的临床医生也缺乏这些技巧。比如，布拉多克（Braddock）曾将外科医生与考虑进行较大手术（如髋关节置换）的患者进行 IDM 的对话录音。在这些对话中，外科医生经常描述该决定的性质（92% 的时间），偶尔讨论风险（62%），很少评估患者是否确已理解（12%）。虽然临床医生担心这些对话会占用太长时间，研究人员却发现 IDM 的充分性与谈话时长只是中度相关（Braddock et al，1999）。要实现一个高质量的 IDM 对话，临床医生需要具备老练的沟通技巧，而非对话时间。

表 4-2 知情决策的组成

知情决策的组成	基本原理	举例
1. 讨论在决策中患者角色	许多患者未意识到他们可以并且应该参与决策	“我希望我们一起来做这个决定” “了解你的想法对我很有帮助”
2. 讨论临床问题决策的性质	对问题的清晰表述有助于明确正在讨论什么，而且使医生分享他 / 她的一些想法	“这个药有助于……” “这个血液检查会提示我们……”
3. 讨论替代方案	如果没有一个坦诚的讨论，患者通常不清楚，一个决定总是可选项中的一个，包括决定什么都不做	“你可以试用新药，或者继续用目前的药物”
4. 讨论替代方案的利（潜在获益）和弊(风险)	我们经常讨论不同选择相比较的利弊，却从未充分探究每种选择的优缺点。更平衡的陈述能让患者的决策更充分知情	“这个新药更贵，但是你只需要一天用一次” “用粪便试纸筛查结肠癌对你来说更简单，但是纤维结肠镜更精确”
5. 讨论决策相关的不确定性	虽然常常很困难，但是讨论不确定性对患者综合理解选择很重要。全面的讨论可以促进信任、提高依从性	“这个方案的有效率很高” “大多数类似患者对这个药的反应性很好，但并非全部”

续表

知情决策的组成	基本原理	举例
6. 评估患者是否理解	一旦作出核心解释，医生必须确认患者是否了解了他/她目前所说的。加深理解是知情决策真正的中心目标（Goals）	“你理解了吗？” “现在为止你能跟上我吗？”
7. 探究患者的选择倾向	医生可能会认为，当患者有分歧的时候他们会说出来，但是患者通常是需要被询问意见的。患者需要明确他们提出分歧或要求更多时间才是合适的	“这听起来合理吗？” “你是怎么想的呢？”

引自 Braddock CH 3rd, Edwards KA, Hasenberg NM, Laidley TL, Levinson W. Informed decision making in outpatient practice: time to get back to basics. JAMA. 1999 Dec 22-29; 282(24): 2313-2320, page 2314.

要实现以患者为中心的医疗，基础是临床医生具备熟练的沟通技巧。临床医生要活到老学到老，以提高这些技能。一个发表于 2007 年的系统回顾纳入 36 个以提高语言沟通技巧而设计的随机试验，证明训练可以提高包括表达移情、向患者解释病情和进一步治疗的技能（Rao et al，2007；Levinson，Lesser，& Epstein，2010）。

然而，教授沟通技巧和改善患者临床预后之间并不直接相关。新习的技巧需要医生在日常行为中融会贯通，相应地影响中间结果（比如患者知识的丰富或参与健康生活方式的人数增加），最终改善生物学结果（比如控制糖尿病）（图 4-3）。

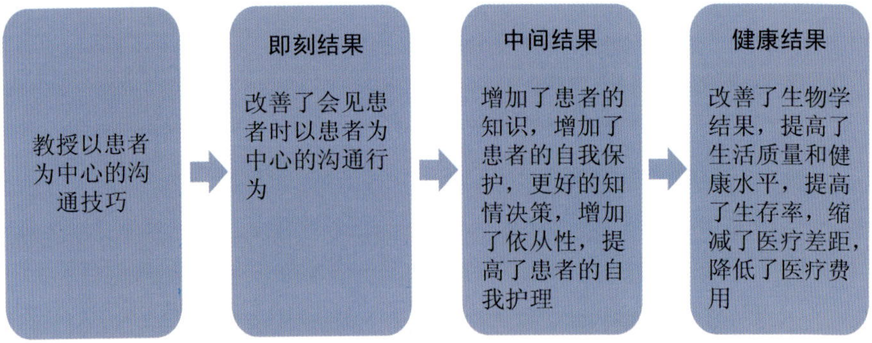

图 4-3 教授以患者为中心的沟通技巧和临床结果的关系

引自 Levinson W, Lesser CS, Epstein RM. Developing physician communication skills for patient-centered care. Health Aff (Millwood). 2010 Jul; 29(7): 1310-1318.

5. 团队扮演的角色

> 萨曼莎，是一名3年级医学生。在她刚开始轮转时，偶然听到了她的上级住院医生在跟肾内科同事讲一位主治医生的坏话。这名住院医生就坐在萨曼莎旁的电脑前高声阔论，萨曼莎容易听到。这位住院医生质疑主治医生的能力，还讥讽了他所做的一些治疗建议。萨曼莎认为她在背后说三道四是对他人极不尊重的，特别是在公共场所，并且也知道被她议论的主治医生是坐在他旁边的一名学生的指导教师。如果她对主治医生有意见，应该私下里直接交流。

这位医学生耳闻这些议论后显然会身处尴尬之地，她一定会想到这位住院医生将来会如何评价她。这位医学生很可能不会直接跟住院医生说任何她所听所闻，更不可能向主治医生打小报告。悲哀的是，这种诋毁性评论团队中其他成员的事并不鲜见。

这个例子说明了一个重要的团队行为“相互尊敬”。如果团队成员不能践行相互尊重，他们就会制造一个消极的工作环境，并且这些互不尊重的行为也可能会发生在患者身上（比如讥讽患者）。以患者为中心的医疗植根于尊敬。只有团队成员之间互相践行尊敬，才能繁荣发展。

医疗团队成员间彼此尊重的谈话需要沟通技巧，包括谈论棘手的问题。特别是当团队成员之间有争议或者因工作时间过长而倍感压力时，他们表达对对方的同情就需要技巧。比如说，当医疗过错发生，患者意外受到伤害时，团队成员倾向于互相指责，而不愿意承认这些错误为医生和护士带来的窘境。在医疗错误的压力之下，他们缺乏作为一个团队以客观和支持的方式来讨论错误的必要技巧。相互尊敬的团队沟通和为他人提供支持的环境可以传递给患者。运作良好的多学科团队是提供高质量医疗所必需的。对团队工作重要性的关注在过去十年随着质量和安全运动而提升。证据表明团队成员的高效沟通可以提高疗效、减少错误发生。高效沟通的原则同样适用于在患者安全运动中提供高质量医疗（Wynia，Von Kohorn，& Mitchell，2012；Mitchell et al，2012）。高效的团队鼓励每一个成员畅所欲言，不因等级观念造成死水一潭。比如，护士可能认为一位患者担心已安排好的手术，她可能知道该患者及其家属正在考虑取消这个手术。护士会为她的越权行为感到毫无后顾之忧而将这一切告诉术者吗？事实上，为了解如何最好地满足患者的需求，需要整个团队参与谈论管理上的细节——患者经常把他们的担心和恐惧仅仅告诉团队中的某一个成员。图 4-4 总结了运作良好的团队价值观和原则特征。

练习 4-2

1. 提出一个近期你们团队经历的护理患者的困难挑战。
2. 你将会如何描述团队成员间的沟通、团队问题的解决和解决方案的创新？
3. 在这个过程中你的个人感受如何？
4. 团队沟通中有提升空间吗？
5. 在团队中有讨论这些想法的机会吗？

团队成员间价值共享	基于团队的医疗的指导原则
诚实 非常看重团队内部的开放性沟通，包括目标、决策、不确定性和对错误的透明公开	**角色清晰** 对每个成员的功能、责任和职能有清晰的定位
纪律 即使不方便时、仍履行职责；即使困难，仍寻找和分享有助于改进的信息	**互相信任** 赢取彼此的信任，创建坚固的互惠准则和更大的共赢机会
创新 为解决新问题或正出现的问题的可能性而兴奋，将错误和预料之外的坏结果看作学习和提升的潜在机会	**高效团队沟通** 优先并持续精炼沟通技巧，采用一致的渠道坦诚和完整地沟通
谦逊 认识到教育的多样性，但是不要相信某一种培养或观点是公认为更高级的；认识到人非圣贤，孰能无过	**共同目标** 为建立共同目标而工作，这个目标要以患者和家属优先、可以被清楚表达、理解并被所有成员支持
求知 找到和反思课程中学到的，并将那些见解用于持续改进	**过程和结果可测** 同意并实施运作整个团队和达成特定目标的成功和失败的可靠、及时的反馈

图 4-4 运作良好的医疗团队的价值观和原则

引自 Wynia MK, Von Kohorn I, Mitchell PH. Challenges at the intersection of team-based and patient-centered health care: insights from an IOM working group. JAMA. 2012 Oct 3; 308(13): 1327–1328.

6. 医疗环境的作用

我们工作的医院和办公室不仅仅是被动办公地点，更是在很大程度上影响我们传递以患者为中心的医疗能力的环境。医院和医疗体系通过提供真正以患者为中心的医疗培训、传播其评估的结果而声名远扬。

史密斯医生是一位外科医生，还是一个大型多学科联合执业组织的医疗主任。她监督这个组织的患者满意度，并且与本地区的数据进行对比，以掌握了常规调查中所有的患者投诉。最近她注意到，愿意把自己的就诊机构推荐给朋友的患者所占百分比在过去2年中有所下降。数据分析表明，大部分投诉是与临床医生沟通有关。在与医务人员讨论中，组织领导决定开始给医生和各个团队反馈意见，与同行相比他们的患者满意度到底是多少，并物质奖励表现最好的团队。史密斯医生认识到临床必须支持这个项目，培训和寻找高效的资源。她不确定实施这个项目的效果，也不确定如何评测这个项目成功与否。

我们工作的环境潜移默化地影响我们能否团结一心实现以患者为中心的医疗。史密斯医生认识到这是基于团队的患者体验数据。她所实施的提升策略是通过患者反馈、临床医生教育和奖励刺激。这些都是潜在有用的方法。在一些环境中，随着时间流逝，引进这几种方法意味着文化改变，因而需要多管齐下的策略。这些雄心勃勃的领导者必须具备耐心和持之以恒。

有许多诊所和医院可以使用某些策略来增强和支持实现以患者为中心的医疗。表4-3提供了一些可用策略，每种策略的目标、可获得的国家资源和这些资源所能提供的服务人群。以患者为中心的医疗组织如拟定有效使用这些资源，通过沟通技能的培训、开展文化能力强化项目、使用工具来增强患者决策，甚至是用建筑学方法创造提供以患者为中心的模型等多种途径来增强以患者为中心的医疗。

表 4-3 以患者为中心（Patient-Centered Communication）的医疗保健的提升策略

策略	目标	资源机构	提供的具体项目
1. 沟通技巧的培训	• 提高职员能力 • 提高患者满意度 • 改善团队沟通	1. 美国医疗交流学会（American Acdemedy on Communication in Healthcare, AACH）（http://www.aachonline.org） 2. 美国医学协会道德力量项目（American Medical Association Ethical Force Program，AMAEFP）（http://www.ama-assn.org/ama/pub/physician-resources/medical-ethics/the-ethical-force-program/patient-centered-communicaiton.page?） 3. DocCom 网站（http://www.aachonline.org/?page=doccom） 4. 患者和家庭医疗协会（Institute for Patient-and Family-Centered Care, IPFCC）（http://www.ipfcc.org/） 5. 医学专科学会。如美国整形外科学会（http://www6.aaos.org/member/pemr/COAP/pcc.cfm）	1. 出版物和培训模块 2. 沟通氛围评估工具包（Commu-nication Climate Assessment Tools, C-CAT） 3. 多媒体沟通技巧学习模块 4. 自评工具和指导文件 5. 报告和出版物
2. 文化素养的提升	• 提高各患者群体表达需要的能力	1. 美国医学会（American Medical Association, AMA）_（http://www.a, a-assn.org） 2. 文化素养资源联合委员会（http://www.jointcommission.org/Advancing_Effective_Communication/） 3. 国家文化素养中心（http://nccc.georgetown.edu/resources/publicationstype.html） 4. 美国卫生部和少数民族人类服务办公室（http://www.thinkculturalhealth.hhs.gov/）	1. 沟通氛围评估工具包（Com-munication Climate Assessment Toolkit, C-CAT）；健康差异工具包 2. 组织工具和最佳实践 3. 组织评估、规划工具、培训模块、最佳实践 4. 医生和其他医疗服务提供者的文化素养培训模块
3. 共享决策支持	• 强化疑难决定的知情决策（肿瘤治疗，手术流程）	1. 达特茅斯大学希区柯克决策共享中心（http://med.dartmouth-hitchcock.org/csdm_toolits.html） 2. 医学知情决策基金会（Informed Medical Decisions Foundation, IMDF）（http://informedmedicaldecisions.organization/） 3. 渥太华医院患者决策援助研究中心（http://decisionaid.ohri.ca/index.html）	1. 决策支持工具包和培训模块 2. 一般情况下的决策帮助 3. 患者决策帮助概述（包括国际患者决策帮助规范（IP DAS）的评估、发展和执行工具包）

续表

策略	目标	资源机构	提供的具体项目
4. 建立利于以患者为中心的保健的自然环境	• 合理设计医疗机构以提高治疗效果	1. 健康设计中心（http://ripple. healthdesign.org/） 2. 以患者为中心的设计研究所（http://patientcentereddesign.org/index.html） 3. 悬铃木（http://planetree.org）	1. 循证设计数据库、技术帮助 2. 医疗保健专家、患者和设计者的教育材料 3. 以患者为中心的设计的案例学习、咨询服务
5. 评估患者反馈	• 理解并提升患者的体验	1. 消费者保健体系及服务评估调查（Consumer Assessment of Healthcare Providers and Systems，CAHPS）_（http://cahps.ahrq.gov/surveysguidance.html） 2. HCAHPS（医院消费者保健体系及服务评估调查）_（Hospital Consumer Assessment of Healthcare Providers and Systems，HCAHPS）_（http://www.hcahpsonline.org/home.aspx） 3. 国家研究公司（NRC 选择器）_（http://www.nrcpicker.com/home/）	1. 调查近期门诊就诊的患者，收集其对诊疗措施和报告的看法 2. 调查有住院经历的患者，收集其对诊疗措施和报告的看法 3. 患者调查的管理与反馈

在过去的十年中，随着以患者为中心的医疗关注度的增长，设计并实施了培训项目，面向临床医生教授以患者为中心的沟通技巧。这些项目是由许多不同的组织提供，包括对沟通技巧特别有兴趣的学会（如普通内科学学会、美国整形外科医生学会），或者是由一些已经创建了他们自己量身定做的项目的大型医疗组织（北加利福尼亚的凯撒医疗集团或明尼阿波利斯的 Park Nicollet）。这些项目不仅提升了患者满意度，还提升了医生对沟通技巧的自信和自评（Brown et al，1999；Rao et al，2007；Stein & Kwan，1999；Stein，Frankel，& Krupat，2005）。这些项目通常在短时间内进行——大多半天到三天。通常一名医生现场演示实践沟通技巧，其他同事观摩。在角色扮演的练习中，练习者“扮演”医生角色并获得对他们的反馈。这常用于练习沟通技巧，既经济又高效。当医生扮演成患者的角色，他们对患者感受和体

验的理解会增加，同时在医生角色时会尝试新的沟通方法。举例来说，一个角色扮演练习设置的场景是“患者”坚持让医生为其安排磁共振成像检查以评估其头痛，而医生解释该检查对他的病情评估并非必要。在这个场景中，医生的挑战是要理解患者诉求的原因，与患者协商并达成一个互相接受的诊治方案。

标准化患者，即经过训练扮演患者的演员们，其应用在这些项目中也很常见，目的是让医生练习一些较难情况时的沟通技巧，比如告知坏消息、承认医疗错误、商讨临终事宜等。有经验的标准化患者俨然是“医疗行家”，他们能够就特定问题或陈述带给他们的感受提供可靠的反馈。研讨会能够让医生在模拟场景中进行角色扮演，从标准化患者那里获得反馈，接着用不同的方法再次尝试。

培训项目需要选择专业的教师做指导。内容包括上述的练习和反馈，通常如果培训时间更长，培训效果也越好，并在实践中不断尝试新技巧进一步强化。很多医生并不习惯获得对他们的沟通技巧的反馈——事实上，从上医学院算起，大部分人还从未收到过任何关于这方面的反馈。一些医生拒绝参与这类的项目，原因在于：与他们所学的生物医学信息相比，他们质疑这些项目的价值，并且公开展示技巧会使他们感到不自在，或者部分人认为已经获得了沟通的秘诀。医疗保健领导者需要认识到这些潜在障碍，努力营造一个更安全的环境，为这类学习保驾护航。医疗组织的许可对开展沟通技巧培训是至关重要的。幸运的是，这些资源是可获得的，其中包括专门的提供现场教育项目的组织（表 4-3）。

除了沟通训练，还有许多其他策略支持以患者为中心的医疗。其中文化素养方面的专业培训在多文化背景的患者群体中显得尤为重要，这包括减少语言障碍的翻译服务。另外，在过去这些年，患者决策支持工具也越来越多，它们帮助患者理解不同治疗选择的获益和弊端，特别是在吸取了其他曾做过这些选择的患者的一些经验之后。医学知情决策基金会（Informed Medical Decisions Foundation，IMDF）已经开发了多种工具来帮助患者面对复杂情况时的决策，比如前列腺癌或某种类型的心脏病治疗方案的选择。最近 Cochrane 回顾了 86 项共享决策工具的随机试验，发现这些工具增加了患者的知识，提高了不同价值观患者决策的舒适度，减少了患者的犹豫不决（Stacey et al，2011）。患者和家庭为中心的医疗协会为创建以患者为中心的医疗模型提供众多服务，包括咨询服务、课程学习、网络创建等。

任何一项为改善以患者为中心的医疗的努力都必须将真实结果反馈提交

给提供者。目前最常用的工具是消费者保健体系及服务评估调查（Consumer assessment of Healthcare Providers and Systems，CAHPS），它包含了以患者为中心的医疗的多个维度，已被证实非常有效，而且易操作。因为许多机构使用这个调查，在特定环境中较易对结果进行比较。表 4-4 提供了多种评估患者为中心的沟通、样本问题的措施以及与这个评估相关的患者结果。

表 4-4 已证实的以患者为中心的沟通（Patient-Centered Care, PCC）的患者调查评估

评估名称（仅供参考）	概要	评估项目	样本项目	与评估相关的结果
门诊消费者保健体系及服务评估调查	由医疗保健研究和质量机构开发，提供患者体验的标准化评估，以开展医务人员之间或自身的对比 所有的 CAHPS 调查都是在公共领域；其他门诊患者的调查包括家庭保健调查、健康计划和透析中心的调查	医务人员与近期就诊患者沟通的好坏程度	医务人员以通俗易懂的方式解释某些事宜 医务人员认真倾听患者的陈述 医务人员为其关心的健康问题提供通俗易懂的信息 医务人员熟知患者病史的重要信息 医务人员对患者所说的话表示尊重 医务人员为患者投入足够的时间 答案选项 • 从不 • 偶尔 • 经常 • 总是	患者满意度 降低的症状负担 更少的转诊
住院患者保健体系及服务评估调查	由 AHRQ 与医疗保险和医疗救助服务中心开发的全国范围内、标准、公开的住院患者调查 HCAHPS 调查是在公共领域；调查结果每年报告四次，发表在医院对比网站（www.hospItalcompare.hhs.gov）	医务人员与近期住院患者沟通的好坏程度	本次住院期间，护士 / 医生是否有礼貌地、尊重地看望您？隔多久一次？ 这次住院期间，护士 / 医生是否认真倾听您？ 这次住院期间，护士 / 医生是否以您能理解的方式解释？ 这次住院期间，护士、医生或其他医务人员是否跟您谈论出院后您是否需要帮助的话题？ 答案选项 • 从不 • 偶尔 • 经常 • 总是	患者满意度 对疾病和治疗方案的了解程度 依从性

续表

评估名称（仅供参考）	概要	评估项目	样本项目	与评估相关的结果
国家研究公司 Picker 调查	Picer 研究所和患者体验调查，最初由 picker 研究所和哈佛的科研人员研发后由国家研究公司（NRC）于 2001 年收购 可经商业途径获得，并不是公共领域	从 8 个维度评估以患者为中心的医疗，包括： 尊敬患者价值观、喜好和表达的需求 信息和教育 情感支持和缓解恐惧与焦虑 连续性和改变	调查问题受专利保护	患者满意度 对疾病和治疗方案了解 依从性

引自 Agency for Healthcare Research and Quality. Patient Experience Measures From the CAHPS® Clinician & Group Surveys. May 1, 2012. Available at: http://cahps.ahrq.gov/clinician_group/cgsurvey/patientexperiencemeasurescgsurveys.pdf

7. 外部环境的作用

医疗保健环境，比如医院和诊所，是在由管理者、授权者和付款者构成的外部世界中运行的。这些力量强烈影响着各种组织开展以患者为中心的医疗的能力。

布罗萨德医生是一名执业内科医生和内分泌医师。他在一所大学的医学中心任职。最近该中心决定要求所有新进的全体教职员都要加入到美国医学专业委员会（Amercian Board of Medical Specialties，ABMS）的维持认证（Maintenance of Certification，MOC）计划。虽然他不是这所医学中心的新成员，但是他意识到他应该作出榜样，于是他主动加入到 MOC 计划中。要顺利地通过考试并不容易，毕竟他已经很多年未参加考试了。幸运的是他成功了。对布罗萨德医生来说，MOC 计划更具挑战性的部分是：他需要评估和提升他的业务。作为业务提升的一部分，他不得不在患者中开展调查，而患者则把调查结果提交给 ABMS。从 ABMS 获得他的调查结果后，他惊讶地发现，他的患者满意度并不优于其他同行。比如，他接诊的糖尿病患者中只有 25% 的人感到得到了他们需要的饮食和运动方面的信息。布罗萨德医生将结果带到了由护士、教育专家、培训生和医院管理者共同参加的会议上讨论如何予以改进。

ABMS 等评审机构，通过要求获得患者反馈结果来影响以患者为中心的医疗。这只是取得外部环境中更广泛认可的一部分。医学教育和医疗保健者应该提高其对公众来说至关重要的知识和技能。最近几十年，医学教育重点在发展科学信息相关的知识和技能，较少关注其他能力，如以患者为中心的沟通、基于人群的健康、花费和价值权重的意识、患者安全和质量。医学继续教育评审委员会（Accreditation Council for Graduate Medical Education，ACGME）最近破天荒地改变了评审方法以确保培训生发展这些方面的能力。新的 ACGME 标准正影响着培训计划，将增强以患者为中心的沟通，并评估这种能力（Nasca et al，2012）。

在美国，ABMS 包括了 24 个专业的理事会成员，设置了所有专业的内科医生和外科医生的认证标准。虽然这个项目是自愿的，但是在所有完成了美国住院医培训的毕业生中，超过 90% 的人会选择参与并成为获有官方证明的专科医师。ABMS 提供一个自愿项目叫维持认证（Maintenance of Certification，MOC）以确保已获有官方证明的专科医师能与时俱进，使他们的知识和技能跟上时代。MOC 计划有四个组成部分，其中一个方面包括职业素养（见第六章“卓越之路”）。

患者调查，包括患者报告与医生沟通的情况，是 MOC 计划要求的一项。比如，美国内科医学委员会包含了许多 MOC 实践提升活动中的患者反馈调查。医生们可以选择能力提高练习，其中包括专为提高对糖尿病患者的护理水平而设计的部分。作为这项练习的一部分，他们能获取患者对其护理、沟通的反馈，并将得分与其他医生做比较。图 4-5 提供了患者调查的样本项目。关键点是像布罗萨德那样的医生获得在患者对其表现的反馈。外部环境，通过 ABMS 的证书，正影响着执业医生增强他们的以患者为中心的医疗质量。

初级医疗患者调查

在过去的 12 个月……

1. 该医生是否经常以通俗易懂的方式解释事情?
2. 该医生是否经常核实你确实听懂了所有的事?
3. 有时医生给的指示很难完成，该医生是否询问你在处理疾病或健康问题的过程中有任何问题?
4. 该医生是否经常鼓励你谈论你的健康问题或关心的问题?
5. 该医生是否能认真倾听你的主诉?
6. 当你说话的时候该医生是否经常打断你?
7. 该医生是否能以通俗易懂的方式给出处理这些健康问题或你所关心问题的指导?
8. 你和该医生谈论过预防疾病中你可以做的具体事项吗?
9. 该医生看起来是否了解你病史的重要信息?
10. 该医生是否对你所说的话表示尊重?
11. 该医生是否在你身上投入足够的时间?
12. 你感觉该医生从个人角度真的关心你吗?
13. 治疗方案或医疗保健的选择包括的药物、手术或其他治疗的选择。该医生是否告诉你还有其他可选择的治疗或医疗保健?
14. 该医生是否与你谈论每种治疗或医疗保健的利和弊?
15. 当你的治疗或医疗保健有其他选择时，该医生是否会询问你认为对你自己最好的选择?

图 4-5 患者调查的样本项目

引自 ABIM Primary Care Patient Survey. Available at: http: //www. abim. org/sep2/60A1201p/html/survey. pdf. Copyright 2013 American Board of Internal Medicine. Used with permission.

另一个影响以患者为中心的医疗的外界力量是医疗事故保险公司。

乔治·托马森是一家大型医疗事故保险公司的首席执行官。他在这家公司已经工作了数年，而且也了解大多数的医疗事故投诉案例是由于患者对他们与医生之间的关系不满意。他回顾了这个课题的文献，文献支持了他的经验。当患者感到医生不倾听或不提供给他们充足的信息时，他们就会提起诉讼。他认为，如果医生改善他们的沟通方式，就可以避免很多诉讼案件。因此他正探索医生培训的可能性。如果医生参与了这个项目，那么对这名医生的医疗事故保险费，这家公司愿意打九五折。

医学文献支持乔治·托马森的观点：医生的沟通能力与医疗事故诉讼是相关的。比如，在科罗拉多州和俄勒冈州的两家医疗事故保险公司的研究中，莱文森将医生（初级保健医生和外科医生）与常规就诊的患者的真实经历进行了录音（Levinson et al，1997）。她对沟通模式进行了分析，并将之前有过医疗事故诉讼的医生与从未有过诉讼的医生进行比较。根据医生的谈话内容和语音语调，她可以区分出这两个不同群体。举例说明，“无诉讼”的较“有过诉讼”的基层医生更多地教育患者在他们的疾病中应做些什么，鼓励患者谈话，征求患者意见，并核实他们是否理解了他们的问题或治疗方案。“无诉讼”的比“有过诉讼”的基层医生在常规门诊花费更多的时间（平均 18.3 vs 15.0 分钟）。根据这一数据结果，一些医疗事故保险公司已经开始提供沟通培训项目，并以折扣的形式对医生实施财政刺激。这些项目对医疗服务的实际影响还不可预知，但是医疗保险公司提供的此类培训项目表明了以患者为中心的沟通的重要性。

另外，为增强以患者为中心的医疗，支付系统也可以被用来奖励或提供刺激。这类“为表现付款”的刺激通常是基于对患者调查的得分。比如，罗德里格斯（Rodriguez）等分析了加利福尼亚州 25 个医学组织和超过 1400 名基层医生中开展的 CAHPS 调查结果，特别是财政刺激的影响。（Rodriguez et al，2009）。他们发现当这些财政刺激应用得当时，医生的 CAHPS 得分会逐步提高，基线得分低的医生提高最大。同样值得注意的是，他们发现捆绑生产力和效率的财政刺激措施均与 CAHPS 调查得分下降有关。赔偿也可以被用来支持沟通，这可以通过为某些复杂对话进行额外支付，就像进一步的规划指导、告知坏消息或患者戒烟咨询等。需要强调的重点是医疗保健行业中的赔偿系统可以通过许多机制影响实施以患者为中心的医疗。

8. 结语

职业素养的核心价值是以患者为中心的表达同情爱心的医疗。患者非常看重那些能倾听他们的担心、表达同情并帮助他们做医疗知情决策的临床医生。医疗保健团队的所有的成员：临床医生个人、团队、医疗保健设施和外延环境在以患者为中心的医疗中都扮演着的重要角色。我们观察到医疗保健领域还达不到患者期望，还有相当大的提升空间。

案例

罗德里格斯医生正面临一个困难时期。她是第二年的内科住院医生，现在刚好在夜班的午夜时分。昨晚，她接诊了一位年长男性，主诉是体重减轻，意识不清，发热。胸部X线提示一侧巨大肺癌，血钙水平是15.0 mg/dl。给予抗生素和补液后治疗后患者仍出现了低血压、气短的症状。当她尝试将患者转到重症监护室（intensive care unit，ICU）时，ICU的住院医告诉她这里3个小时内不会有空床，她需要在普通病房处理这位患者。

在她尝试稳定这位患者的败血症的过程中，她几次被呼叫到其他病房。当她终于有时间来处理这位患者时，她得面对瓦尔特·伯恩斯（Walter Burns），另一楼层的一个护士，她非常生气，要求知道罗德里格斯医生为什么还没有评估一位慢性疼痛的患者，这位患者已经呼叫了很多次，要求镇痛药物加量。瓦尔特需要一个增加镇痛药物的剂量的口头医嘱。当罗德里格斯医生回顾他的出院医嘱时，发现这位患者的基层医生建议不做全面评估就不可以给他镇痛药物。她对护士的要求提出了异议，稍后就会来解决，但是瓦尔特声称要向小组主任报告此事。

本事件存在哪些职业素养挑战？

这位住院医面临几个职业素养的挑战：在为一名患者提供优质医疗监护的同时为另一个患者提供富有同情心的医疗；此外，她感到困扰的是：是尊重护士的判断和要求，给更多的镇痛药物，还是尊重管理该患者的基层医生的判断。同时她还有许多自身挑战：无疑她很疲惫，很可能是饿着肚子，担心着她的患者，此时还有一名不明事理的护士在冲她发火。

在该情境下医疗系统扮演了什么角色？

罗德里格斯医生想做与她的专业价值相符合的行为，但医疗系统很多方面阻碍着她。ICU 床位的缺乏对住院医造成极大的负担，那些在专门病房通常需要一个专门的护理团队提供的医疗，她必须独自完成。病房的布局欠佳，住院医不能直接走到下一个病房看下一个患者，更增加了他们的困难，也可能使得她与护士没有建立良好的关系。夜班的午夜时分医生和护士都非常少，导致缺乏人员来帮助住院医生或护士。

这位住院医可能做什么？

临床医生感到劳累过度屡见不鲜，不幸的却是一些医疗保健人员（所有学科）常常用怒火和威胁来解决压力和冲突。常用的解决办法包括吵架——对护士大喊，发泄怒火，或者是非语言的吵架，“砰”的一声挂断电话，对随后的呼叫置之不理。

这位住院医应该做什么？

情境分析：罗德里格斯医生工作负担过度，当她倍感压力时，却被同事以愤怒和威胁的方式叫来处理事情。

解决困境的一个有用的模板见第二章，“如何灵活应对来自医学职业素养的挑战”表 2-2。这种情境下采用这个模板：

自知力（self-awareness）（认识到个人情感或触发点；理解自身技能和知识的有限性）

- 罗德里格斯医生应该意识到，面对一个可能的专业疏忽，她紧张而脆弱。在这个时候，她可能怀疑自己是否有专业能力回应瓦尔特。

自制力（self-regulation）（控制强烈情绪；遇到复杂任务寻求帮助）

- 罗德里格斯医生应该尽可能地在回应之前争取时间来思考。自我调节让她有时间作出深思熟虑的职业素养行为，而不是头脑发热地反戈一击。

社会意识（social awareness）（认识到考虑所有参与者的需求和状态的重要性）

- 如果她有时间思考，她会意识到电话那头的护士很可能是出于对患者的关心或被患者的问题困扰，而且可能担心因不能满足患者的要求而受到纪律处分。

社会规范（social regulation）（寻找一个最佳行为的多种选择，正面理解别人的行为，发展危机沟通策略和谈判技巧，提高指导别人的能力）

◆ 罗德里格斯医生需要认识到要使这个环境中的每一个人都满意，她需要了解他们关心的问题，尊重他们的喜好，在处理这种情况的时候寻求帮助。最后，她需要尽量减少这个情境中的情绪。涉及此事的每个人都希望把最好的留给患者，想到这一点她会理解他们的行为，还能减轻紧张状态。

行动（actions）

罗德里格斯医生回忆起团队领导研讨会给出的建议。他们建议这种情况下，如果他们意识到当时的紧张气氛，应努力将指责的对话转向解决问题的对话，冲突就不会升级。另外，她回忆起老师们也说过在回应前做几个深呼吸是有好处的。

> “非常抱歉您等我回复呼叫等了那么久。我能听出来您非常担心这位患者，他需要我们来评估。我正在处理一位需要转去ICU的患者，但是我会找另外一位医生来评估约翰森先生。在其他医生到达您那里之前，我们可以冷静想一想除了给他更多的麻醉药物，我们还可以做什么来帮助他？”

两位医务人员一起集思广益确定这种情形下谁可以提供帮助。罗德里格斯医生认识到现在正是快速反应小组可以帮忙的情形。伯恩斯先生也提出，呼叫夜班主管看谁可以来帮着处理她的其他患者。

应对系统问题

罗德里格斯医生从这个案例的反思中学到很多。她在早会上提出一个建议：大家事先一致同意，当其他的住院医生呼叫“我需要帮助”时其他人应该迅速反应。她还加入到一个团队，将患者转移到同一地区的治疗机构，即使这意味着其他人的服务量有时会加大。

学习要点

1. 职业素养的一个方面是表达同情和尊重，以患者为中心的医疗的能力。根据美国医学研究所的定义，“以患者为中心的医疗”是指“依据每个患者的喜好、需求和价值观为其提供尊重和负责的医疗，并确保患者对所有的临床决策知情。”
2. 实行以患者为中心的医疗基于一整套可学习的特定沟通技巧。以患者为中心的沟通与正面看待患者的结果相关，特别是对慢性病的患者而言。
3. 临床医生个人需要熟练的沟通技巧，包括在表达同情、建立信任、进行知情决策谈话等各个方面。
4. 医疗保健团队必须建立一种文化，团队成员间互相尊重，开诚布公，特别是当出现医疗错误等棘手问题时。团队成员间良好的沟通对高质量的以患者为中心的医疗起着举足轻重的作用。
5. 医疗背景影响以患者为中心的医疗的开展，这可以通过提供沟通技能培训、文化素养项目和知情决策工具予以改善。
6. 外界环境也能通过设置标准来促进以患者为中心的医疗的实施，其中一些标准是基于对患者调查和奖励高效沟通提出的。

参考文献

1. ABIM Primary Care Patient Survey. Available at: http://www.abim.org/sep2/60A1201p/html/survey.pdf
2. Agency for Healthcare Research and Quality. Patient Experience Measures From the CAHPS® Clinician & Group Surveys. May 1, 2012. Available at: http://cahps.ahrq.gov/clinician_group/cgsurvey/patientexperiencemeasurescgsurveys.pdf
3. Barry MJ, Edgman-Levitan S. Shared decision making—pinnacle of patient-centered care. *N Engl J Med*. 2012 Mar 1;366(9):780–781.
4. Beckman HB, Frankel RM. The effect of physician behavior on the collection of data. *Ann Intern Med*. 1984 Nov;101(5):692–696.

5. Braddock CH 3rd, Edwards KA, Hasenberg NM, Laidley TL, Levinson W. Informed decision making in outpatient practice: time to get back to basics. *JAMA*. 1999 Dec 22–29;282(24):2313–2320.
6. Brown JB, Boles M, Mullooly JP, Levinson W. Effect of clinician communication skills training on patient satisfaction: a randomized, controlled trial. *Ann Intern Med.* 1999 Dec 7;131(11):822–829.
7. Epstein RM, Street RL. *Patient-centered communication in cancer care: promoting healing and reducing suffering.* Bethesda, MD: National Cancer Institute; 2007.
8. Institute of Medicine. *Crossing the Quality Chasm: A New Health System for the 21st Century.* Washington, DC: National Academies Press; 2001.
9. Lautrette A, Darmon M, Megarbane B, Joly LM, Chevret S, Adrie C, Barnoud D, Bleichner G, Bruel C, Choukroun G, Curtis JR, Fieux F, Galliot R, Garrouste-Orgeas M, Georges H, Goldgran-Toledano D, Jourdain M, Loubert G, Reignier J, Saidi F, Souweine B, Vincent F, Barnes NK, Pochard F, Schlemmer B, Azoulay E. A communication strategy and brochure for relatives of patients dying in the ICU. *N Engl J Med.* 2007 Feb 1;356(5):469–478.
10. Levinson W, Gorawara-Bhat R, Lamb J. A study of patient clues and physician responses in primary care and surgical settings. *JAMA*. 2000 Aug 23–30;284(8):1021–1027.
11. Levinson W, Lesser CS, Epstein RM. Developing physician communication skills for patient-centered care. *Health Aff (Millwood)*. 2010 Jul;29(7):1310–1318.
12. Levinson W, Roter DL, Mullooly JP, Dull VT, Frankel RM. Physician-patient communication. The relationship with malpractice claims among primary care physicians and surgeons. *JAMA*. 1997 Feb 19;277(7):553–559.
13. Levinson W, Shojania KG. Bad experiences in the hospital: the stories keep coming. *BMJ Qual Saf.* 2011 Nov;20(11):911–913.
14. Mead N, Bower P. Patient-centred consultations and outcomes in primary care: a review of the literature. *Patient Educ Couns*. 2002 Sep;48(1):51–61.
15. Meterko M, Wright S, Lin H, Lowy E, Cleary PD. Mortality among patients with acute myocardial infarction: the influences of patient-centered care and evidence-based medicine. *Health Serv Res*. 2010 Oct;45(5 Pt 1):1188–1204.

16. Mitchell P, Wynia M, Golden R, McNellis B, Okun S, Webb CE, Rohrbach V, Von Kohorn I. *Core Principles and Values of Effective Team-Based Health Care: 2012*. Discussion paper. Institute of Medicine. Available at: http://www.iom.edu/tbc

17. Nasca TJ, Philibert I, Brigham T, Flynn TC. The next GME accreditation system rationale and benefits. *N Engl J Med.* 2012 Mar 15;366(11):1051–1056.

18. Rao JK, Anderson LA, Inui TS, Frankel RM. Communication interventions make a difference in conversations between physicians and patients: a systematic review of the evidence. *Med Care*. 2007 Apr;45(4):340–349.

19. Rathert C, Wyrwich MD, Boren SA. Patient-centered care and outcomes: a systematic review of the literature. *Med Care Res Rev*. 2012 Nov 20. [Epub ahead of print].

20. Rocco N, Scher K, Basberg B, Yalamanchi S, Baker-Genaw K. Patient-centered plan-of-care tool for improving clinical outcomes. *Qual Manag Health Care*. 2011 Apr-Jun;20(2):89–97.

21. Rodriguez HP, von Glahn T, Elliott MN, Rogers WH, Safran DG. The effect of performance-based financial incentives on improving patient care experiences: a statewide evaluation. *J Gen Intern Med.* 2009 Dec;24(12):1281–1288.

22. Stacey D, Bennett CL, Barry MJ, Col NF, Eden KB, Holmes-Rovner M, Llewellyn-Thomas H, Lyddiatt A, Légaré F, Thomson R. Decision aids for people facing health treatment or screening decisions. *Cochrane Database Syst Rev*. 2011 Oct 5;(10).

23. Stein T, Frankel RM, Krupat E. Enhancing clinician communication skills in a large healthcare organization: a longitudinal case study. *Patient Educ Couns*. 2005 Jul;58(1):4–12.

24. Stein TS, Kwan J. Thriving in a busy practice: physician-patient communication training. *Eff Clin Pract.* 1999 Mar-Apr;2(2):63–70.

25. Wright AA, Zhang B, Ray A, Mack JW, Trice E, Balboni T, Mitchell SL, Jackson VA, Block SD, Maciejewski PK, Prigerson HG. Associations between end-of-life discussions, patient mental health, medical care near death, and caregiver bereavement adjustment. *JAMA*. 2008 Oct 8;300(14):1665–1673.

26. Wynia MK, Von Kohorn I, Mitchell PH. Challenges at the intersection of team-based

and patient-centered health care: insights from an IOM working group. *JAMA*. 2012 Oct 3;308(13):1327–1328.

27. Zhang B, Wright AA, Huskamp HA, Nilsson ME, Maciejewski ML, Earle CC, Block SD, Maciejewski PK, Prigerson HG. Health care costs in the last week of life: associations with end-of-life conversations. *Arch Intern Med*. 2009 Mar 9;169(5):480–488.

第五章 正直和责任感

学习目标

1. 正直和责任感与医疗实践息息相关，应明确其含义。
2. 正直和责任感作为医学行业和社会之间的社会契约的核心组分，应能描述其重要性。
3. 概述正直和责任感的行为表现。
4. 描述医疗团队和系统对正直和责任感的贡献。

波特医生突然想起来一件可怕的事——他给一位急诊科患者写的处方上犯了一个错误。忙碌的工作接近尾声，其中一位患者是明确的蜂窝织炎。他之前已经做过几十次了，依照习惯开了一张口服青霉素的处方，递给了这位患者，然后接着忙别的事了。工作结束的时候他复查患者记录，突然注意到这位患者既往有青霉素过敏史。惊恐中，他询问护士这位患者是否已经离开了，一位护士说好像看到这位患者朝药房走了，波特医生就试着去药房找他。他看到患者正与药剂师谈话，发现了这个错误，正准备给波特医生打电话。他悬着的心终于放下来了！他向药剂师致谢并为自己的错误向患者道歉。他们一起回顾了他的过敏史，选择了一个对他安全的药物。这位患者虽然起初非常懊恼，但他对药剂师和医生解决问题的方式非常满意，也非常赞赏波特医生的道歉。

1. 什么是正直和责任感?

正直可以被定义为,“正直是一种美德,坚持和践行道德原则和特质,并且,当这些原则和特质受到威胁或攻击时会进行防卫。这包括了持之以恒、一惯性的诚实,稳定、公正的道德价值观,并且随时代发展仍保持判断和行动的一致性”(Miller-Keane & O'Toole,2003)。我们可以将医疗保健环境中正直的原则定义为:诚实、守信、践行职业素养,即使在实践中并非易事。责任感通常指可靠、对信任我们的人负责,包括我们的患者、同事和整个社会。当波特医生为错误负责、改正,并向患者道歉时,他表现出了这些特质。

2. 为什么正直和责任感如此重要?

正直和责任感是确保公众和医疗保健专业人士间信任的基础。医生的正直奠定了患者信任的基石,促进了提高治愈率的一种医疗关系。正直和责任感是医生与社会间的“社会契约”的基础,赋予了专业人士自我调节的权利。确实,就像历史展现的那样,如果我们不能维持这种信任,这个社会契约就是脆弱的,可能随时被废除的。流传最广的医学社会契约的脆弱性的例子恐怕就是发生于 20 世纪 80 年代末的英国布里斯托尔(Bristol)事件,由此也导致了医学行业自我调节能力的极大限制。这个案例的小结列于图 5-1。

“20 世纪 80 年代末,布里斯托尔皇家医院的一些临床员工,特别是一位新晋任命的麻醉学家顾问斯蒂芬·博尔森,开始关注这家医院两位既做成人又做儿童心脏手术的外科医生的儿科心脏手术的质量。当然,与英国其他具有可比性的专业机构相比,这家医院的儿科心脏手术的结果的确逊色一些,尤其是某些类型的手术死亡率较高。在 1989 年至 1994 年间,这家医院的外科医生、麻醉师、心脏学专家和管理者之间的冲突持续不断。外科皇家医学院和卫生部也被牵涉到这场持续发酵的激烈争辩中,媒体开始关注这些问题。最终达成了一致意见,应该任命专科儿科心脏外科医生,同时,部分手术应该暂停以便观察。1995 年 1 月,在新的外科医生到职前,一名名叫乔舒亚·洛夫迪的孩子被安排了手术,这台手术是有悖于麻醉师、部分外科医生和卫生部的建议的。术后该患儿死亡,这使得手术被进一步暂停,伦敦奥蒙德街儿童大医院的专家们发起了外部调查,媒体关注也扩展到了这一地区和全国范围。一些孩子的家长向医学公共委员会（General Medical Coucil，GMC）投诉此事。1997 年，GMC 对布里斯托尔事件展开调查，并特别审查了一个案例。在 53 例接受手术的儿童中，29 例死亡，另有 4 例出现严重脑损伤。1998 年，GMC 调查后作出结论，三名医生有罪，其中包括参与手术的两名心外科医生—詹姆斯·威沙特和贾纳丹·戴斯玛纳和放射科医师约翰·罗伊兰斯，后者也是当时医院的最高管理者都严重失职。威沙特和戴斯玛纳医生均被吊销医生执业资格。

卫生部部长立即组织全面调查，牵头的是伦敦大学医事法学、道德和政策教授兰·肯尼迪教授。这项调查花费了 1400 万英镑，1998 年 10 月开始听证，结果最终公布 2001 年 7 月，并提供了将近 200 条建议”。

图 5-1　布里斯托尔儿科心脏手术事件概况

引自 Walshe K, Offen N. A very public failure: lessons for quality improvement in healthcare organisations from the Bristol Royal Infirmary. Qual Health Care. 2001 December; 10(4): 250–256.

布里斯托尔公共事件给了我们许多教训，同时也存在尚未回答的诸多问题。追溯起来，我们难以想象采取行动前为何用时如此之久。我们可能心生疑问：当有孩子死亡时为什么没有人说出来？医疗后果这么差，为什么儿科医生仍然建议家长做这样的手术？许多医疗系统的问题对医生个体的影响很大（这次调查提出了 109 条整改建议）；另外，数据的分析和报告也并不像当今这样广泛和透明。虽然这一章不能全面探究布里斯托尔事件究竟发生了什么，但是该事件给我们上了重要一课：医学行业自我调节的功能宣告失效。布里斯托尔公共事件推动了英国的医学行业的革命性变化。一项关键改变是：医学公共委员会（GMC）作为医学行业最重要的管理机构，现处于医疗保健行业监管委员会（Council for Regulation of Health Professions，CRHP）的监督之下。若医疗保健行业监管委员会认为对公共利益无作为，或是认为制裁医生太过宽容，则有权干预。因此，目前医学行业有监管它运行的调节机构，也确实已经投入到了监管之下，但是医疗保健行业监管委员会（医学公共委员会的管理机构）的一半成员都是来自行业外。

布里斯托尔事件的不良后果波及医疗保健机构的许多执业者，但是公众的大部分愤慨集中在外科医生，而不是医疗团队中的其他成员，比如护士或医院。这也反映了对内科和外科医生的传统观念，即这些医生位于阶层的顶层，或者是团队的领导者。过去大多数患者都认为他们的医疗归于某一个特定医生的责任，他们拥有患者责任的“所有权”。然而，现在越来越被看作是团队的责任，一个正直、纪律严明的团队共同承担“所有权”，这团队中的某一位医生可能居于一个“责任顶层”的位置（Park et al，2007）。个人可能更多地依赖团队来实现专业性和连续性，当然每一个个人还必须继续为他们自己在这些团队和系统中的行为负责。也就是说，团队或系统并不会稀释每一个专业人士对患者应负的责任。

本章讨论了能表现出正直和责任感价值的那些行为，包括医生个体、医疗保健团队、医疗设施和专业组织。在医生个体部分，我们列举不同领域的例子来阐述能体现正直和责任感价值的医生个人行为。这些主题包括：保密原则、网络的使用、与患者的不恰当关系、医疗错误和管理利益冲突。

3. 临床医生个体的行为和技能

3.1 保密原则

在患者医疗中保密原则是最为重要的。患者必须感觉能敞开心扉，无需因某一方面（包括敏感信息）而迟疑。他们完全相信信息会被医生或医疗保健的专业人士安全谨慎地使用。如患者有所保留时，我们常常归咎于患者。事实上，这已经被编进法律（比如美国医疗保险携带及责任法案，加拿大个人信息保护和电子文件法）。这足以说明保护患者隐私的重要性，同样，什么样的行为是违背法律的，也就显而易见了。考虑如下场景：

> 电梯上，一支外科团队讨论着他们今天的患者名单。开始电梯里只有他们，后来又进来了三个人。高年资的住院医师仍继续着他们的话题：“我们只需开腹进去把肠子切了，罗伯特医生喜欢干这个——就是把它切了。然后他需要一个结肠造口术，但这都不是事儿。”另外两个住院医师咯咯地笑，电梯上的三个旁观者就在旁边沉默地站着。

在这个场景中有任何隐私或保密原则可言吗？起初你可能不这么认为，因为没有提及患者的名字也没有任何特定的疾病名称。但是万一电梯上的某一个人是去看望将要做肠道手术的朋友或亲戚呢？或者是另外一个人听出了罗伯特医生的名字，或是正要赴约会见他呢？虽然旁观者可能不了解（或者根本就不关心）结肠造口术的细节，他们可能对号入座正在被讨论的是不是他们所爱的人。即使他们不清楚是谁要接受手术，他们对医生漫不经心地讨论和嘲笑患者的作派做何感想？至此他们可能会心生疑问，是不是所有的医生或者他们自己的医生讨论患者都是这种方式？这种行为是不专业的，不仅仅因为私人信息遭受潜在的破坏，更是因为它破坏了患者对医疗保健提供者的信心。当然，教育系统或机构也是如此。

不经意间破坏患者的隐私可能以许多其他的方式发生。比如，我们曾经看到遗留在自助餐厅桌子上的转交患者的名单，或者是从口袋里探出来得以看到患者名字的单据。我们在排队等候咖啡时都曾看到和听到医生讨论患者相关的事情，或者在急诊科拥挤的走廊进行会诊。虽然这是讨论个人行为的，我们也应注意到团队发挥的重要作用（比如：更改话题或暂停谈话，当介绍或讨论患者时完好保护隐私，小心保护转交名单）。制定和支持可以减少发生这些违背行为的政策也可以由机构来完成，比如保证所有患者都在私密环境下就诊和检查，不允许在没有安保的电脑上电邮或打印患者名单。简而言之，这也是一个共同分担的责任。

3.2　网络的使用

卡伦是3年级医学生，刚开始第一年的临床轮转实习。曾经她积极参加社会生活，现在活跃在Facebook上，经常与她的朋友们分享她的想法和感受，但是随时待命再加上长时间工作使她觉得，想跟上朋友们的进度是越来越难了。结束了急诊科艰辛的实习后，回到家她在网发帖：“今晚的急诊室完全就是动物园！人们带着各种各样的问题从四面八方到急诊室来，可这些问题并不是真正需要急诊的。他们吸烟、饮酒这么多年，不好好照顾自己还期望我们还他们健康。他们加重了医疗系统的负担，这真是令人沮丧。”

卡伦是否做了不专业的事情呢？就保密原则而言，不论是某一个患者或医疗保健提供者，她没有提及任何人的名字，也没有给任何具有识别意义的特定信息。但是要识别出她所指的哪家医院或医疗中心并不困难。这个问题关乎正直。在过去网络出现之前她跟朋友或家人说这些话可能是通过电话，然而，电话和网络存在两个关键的不同点。第一个是网络的公共属性。虽然它对访问有一定的限制性，只允许“好友”看到发表的东西，但是最近一个研究表明只有三分之二的医学生启用这些设置（MacDonald，Sohn，& Ellis，2010）。另外，因为“好友”的概念非常模糊，非医疗行业的家庭成员和熟人看到发表的东西可能会再发表或与他们的“好友”分享。所以发表的信息永远都不会是真正的隐私。另外一个问题是永久性，因为网上发表可能永远存在那里。比如说，Twitter 消息已经都被归档在了国会图书馆，即使他们之后被用户从账号或时间轴上删除仍有据可查。在电话上对着朋友发泄可能会有损一些职业素养规则（比如说贬低患者的话），而在网络上说类似的粗野的话可能持久存在（或是潜在破坏）。

练习 5-1

1. 回想一个最近你目击的（或社交中）违背保密原则的场景。
2. 描述发生了什么？牵涉到了谁？被破坏的信息的自然属性是什么？
3. 当时有做过或说过什么来打断或终止违背行为的发生吗？你能回想起可能做过的事吗？
4. 在事情发生后对陷入的个人（们）或其他人做过或说过什么吗？
5. 你所在的机构可能采取什么策略减少这类失足行为？

一项针对医学生的研究报告指出，大多数学生和住院医师都有上社交网站的习惯，他们认为在忙碌的临床轮转中跟进社交生活是必要的。有的人尝试通过创建两个网络人名来解决这个问题——一个私人生活的，另一个专业工作的——但是这会变得繁重、令人困惑，很容易在两者之间出错（就像在发私人邮件时，稍不留神就不幸地点了“回复全部人”）。学生们经常反映，试图维持他们自己原来本性的过程中，又发展专业的个性总觉得力不从心，这种矛盾拉力终将导致职业素养的沦陷。在一个研究中，学生们感觉指南可能会有帮助，提示他们行为界限、保密原则和与职业素养相关的其他问题——但是他们拒绝“规则”，因为认为支配他们的社交生活是不公平的（Chretien et al，2010）。在他们的观点里，如果我们信任学生去照顾患者，我们就应该信任他们能分辨出社交网络的好与坏。正是带着这样的思想精神，许多“数字媒体上的职业素养”指南应运而生，他们提供使用信息和指南，而不是尝试去限制或支配医疗保健的专业人士们在网络上能做和不能做的事（图 5-2）。我们认为，应该对所有涉及的领域进行这些指南的教育。

1. 当你在表达你的利益观念时，仍要建立并维护职业素养的网络形象，这有益于你的责任感。
2. 使用隐私设置，管理文件的私人属性，在法庭上如果你没有十足把握为自己辩护“在专业上是合理的”，那么就不要将其公开。
3. 认真、辩证地思考你的言行别人是如何看待的，在网络上要合理克制自己的言行。
4. 认真、辩证地思考你的言行如何影响其他人（个人或组织），据此而为。
5. 认真、辩证地思考你的言行在未来几年会被如何看待；将网络上的一言一行都要当作是永远保存。
6. 意识到潜在的抨击或冒名顶替，知道如何保护你的网络声誉和你可获得的资源。
7. 网络团体仍然是一个社会团体，你仍然是这个团体中的一位专业人士。

图 5-2 医学职业素养的网络原则

Ellaway R. Digital Professionalism. *Med Teach* 2010; 32(8): 705-7.

上述例子关注的是一名医学生在网络上使用贬低患者的语言，但是随着学生们上传他们自己的私人内容，类似的事件有所增加。研究表明医疗保健的学生和专业人士经常上传自己的私人信息和照片，包括度假、聚会和社交场合，其中不乏醉酒或者部分裸露的内容。除了之前讨论的浏览这些上传信息的潜在人群和永久存在的潜在性等已经明确了的问题，下面这个问题同样值得关注——“个人”与“专业人士”之间的矛盾拉力。学生们常常挣扎发展他们作为医疗保健专业人士的新身份，有时为针对他们行为的新规则和约束而感到愤怒。但是我们应注意到医学权威和发证机构并未意识到这个问题，也曾有医生因发生在医疗环境外的行为而被公开制裁和惩罚的先例（比如“路怒症”发作和逃避个人所得税）。

当然，教导学生和住院医师是我们作为教育者的责任，我们还应确保他们完全认识到他们发展成为专业人士需要的东西。最近美国内科医师学会（American College of Physicians）和美国州立医学委会员（Federation of State Medical Boards，FSMB）发布一个政策，其中就包含了下面这张有用的表格来帮助指导医生和培训生（表 5-1）（Farnan et al，2013）。

表 5-1 医生的网络行为：益处、陷阱和建议的防护措施

网络行为	潜在益处	潜在陷阱	建议的防护措施
• 跟患者用邮件、文本和即时消息进行对话	• 更易接近 • 可即刻回答非紧急事件	• 保密原则问题 • 代替了面对面或电话沟通 • 数字媒体沟通时的含糊或误解	• 建立此种类型问题的指南，合理数字媒体沟通 • 仅为能坚持面对面沟通随诊的患者提供数字媒体沟通
• 使用社交媒体网站收集患者信息	• 观察和参考患者有害健康的行为 • 紧急情况时能及时干预	• 信息来源的敏感性 • 威胁患者—医生的信任关系	• 思考搜索和应用意图 • 思考对接下来的治疗的意义
• 使用网络教育资源和患者相关信息	• 鼓励患者通过自我教育增强医疗知识 • 资源缺乏的补充	• 未检验的材料可能提供不准确的信息 • 诓骗“患者”的网站误传治疗方法和疗效	• 审查信息以确保内容的准确性 • 仅向患者建议有信誉的网站和资源
• 出自医生之手的博客、微博，和别人上传的医生言论	• 支持和增强公众健康 • 以如此的对话形式介绍医生“之声”	• 负面的网络内容，比如贬低患者和同事的气话或秽语	• “上传之前暂停” • 琢磨它传达的代表个人和专业人士的医生的内容和信息
• 医生在公共社交网络上上传医生个人信息	• 网络化、相互沟通	• 模糊专业和私人界限 • 影响个人和专业的代表性	• 保持个人人格、个人和专业的网络社交行为的相互独立
• 医生使用数字媒体方式（比如文字和网络）与同事沟通患者医疗	• 易化了与同事们的沟通	• 保密原则问题 • 无安保的网络和获取途径，无法保护健康信息	• 为安全分享健康信息提供技术支持 • 遵守远程和移动途径保护健康信息的制度和政策

引自 Farnan JM, Snyder Sulmasy L, Worster BK, Chaudhry HJ, Rhyne JA, Arora VM; American College of Physicians Ethics, Professionalism and Human Rights Committee; American College of Physicians Council of Associates; Federation of State Medical Boards Special Committee on Ethics and Professionalism*. Online medical professionalism: patient and public relationships: policy statement from the American College of Physicians and the Federation of State Medical Boards. Ann Intern Med. 2013 Apr 16; 158(8): 620-622.

3.3 与患者的关系

当谈到临床医生与患者之间的关系时，这是展示正直和责任感的绝佳机会。保持恰当的底线是所有医疗保健专业人士都必须学会的基本能力。在这个领域中，一旦发生失误，就可能造成极为严重和不可挽回的后果。每个人都曾听说或读到过医生涉嫌性侵患者的案例，幸亏这种事件的整体发生率相对罕见，但是这仍然是医生被撤销医师执业资格的常见原因（Alam et al，2011）。所有的医疗保健专业人士都有一根弦儿，诸如侵犯患者的行为显然是错误的，但是其他类型的界限问题尚存争议。

比如，通常认为医生与患者发展友谊或社会关系是不合适的，这条规则对医生来说是很重要的。可是如果你是偏远小镇的唯一一名医生，不可避免地将会与你的患者发展友谊，否则会被彻底孤立。然而，规则和政策的存在也只是指导性的意见，仍然是患者的需要至上。（American Medical Association，2013a）有意思的是，医生们是否支持这类医患关系会根据一些特定因素而不同。在一个覆盖超过 1600 个医生的调查研究中，与患者发展社会和商业关系分别被 91% 和 65% 的回答者认为是可接受的，相比较而言，女士、非白种人和外国毕业生对此支持非常少（Regan，Ferris & Campbell，2010）。

一些作者已经描绘过违反底线和临界点的不同，临界点被认为是更轻微和更无罪，但是可能随着时间的推移而发展成违反底线。一个经常被引用的临界点的例子是，一位年长的患者送给她的家庭医生自己做的曲奇饼，拒绝这样一个礼物带来的伤害可能比好处要多，会让患者感到尴尬，让她自惭形秽、不自在。相反，如果感谢这位患者，斩钉截铁地告知她其他礼物并不需要，同时与整个办公室分享曲奇饼时，这份礼物看起来就不那么私人了。另一方面，如果一位患者给每一个人都带了礼物，或是礼物很贵重或者带有私人属性，那就是另一回事了。医生应该意识到，接受这样的礼物是不合适的，因为冒着改变医患关系的风险，还会丧失客观性。这可以通过有意（或无意）的对待而影响患者的医疗，症状可被看重或看轻，或者劝说做不必要的检查或治疗。

所有执业者在日常工作中都会面临突破底线的挑战，是否要接受患者的礼物就是这样一个挑战。虽然希望避免这些挑战，并不是总能实现的，所以我们的目标应当是学会如何以专业的方式回应他们。图 5-3 呈现的是一个自我评估工具的范本，可以帮助医生们处理这种挑战。

3.4 管理利益冲突

医师协会对利益冲突（Conflicts of Interest，COI）的定义：“是能够创造一系列风险的环境，使初级利益的专业判断或行为被次级利益不恰当地影响”（Lo & Field，2009）。初级利益通常指患者，但是也可以指保护研究的真实性或医学教育的质量。次级利益通常指财政获益，但可以指行业进步、个人成就，帮助朋友和家人及其他。考虑如下情境，这是发生在轮转精神病学的一个 3 年级医学生的例子：

> 一位杰出的大学客座教授在附近一个餐馆做轻松愉快的业余交谈。实习生管理者邀请学生团体一同前来。一部分学生拒绝了，因为他们对这个话题不是特别感兴趣，并且他们担心“药物谈话”可能会违反他们学院医学生产业交互的指南。但是丽莎认为将精神病学作为一生的事业很有趣，这可能是学习更多东西的一个好机会，还能有机会与住院医师的主管和其他重要的学院成员进行互动（表现出她的兴趣），与此同时，她担心如果她是唯一一个拒绝的人，她可能给自己带来负面关注。

这个自评工具包括 27 个问题。使用该工具的目标不仅是促进医生开放讨论界限问题，还帮助提升意识并鼓励自我反思。

回答每一个问题时，试着回想下面提到的一些事情发生的频率，即：很少发生，常规发生，偶尔发生，经常发生。完成后，根据安大略省内科医生和外科医生学院官网（参考表格下方）提供的评判分数打分，这个分数会阐述每个问题背后的理由以及与界限问题的相关性。

1. 如果某一患者不再找我看病了我会怎么想呢，为什么我会这么想呢？
2. 我愿意中断看起来不礼貌的患者的治疗吗？
3. 我是否想避免终结与那些感情上依赖我的患者建立的医患关系？
4. 我是否会帮助那些依从我建议的患者？
5. 对那些得到了预期治疗结果后却仍抱怨的患者，我会做何感想又会做些什么呢？
6. 我如何处理文化禁忌与有效治疗观念的冲突？

7. 我是否用了不合理的时间反复思考特定患者？
8. 我是否留意或不留意言语、声调或态度，导致患者不愿参与他们医疗保健相关的决策过程？
9. 我是否会接受患者不恰当的礼物？
10. 在临床会面中我是否向患者咨询私人问题？
11. 当我知道我要去见一个特定的患者时我是否会更多关注我的个人面貌？
12. 我是否会为了探询一个患者的私生活而寻求比临床需要了解更多的私人细节？
13. 我会常规帮助特定患者或为其做特殊安排（即，安排业余时间或医疗机构之外地点的预约点）吗？为什么？
14. 如果我发现患者具有人格魅力或身为重要人物我是否会差别对待呢？
15. 我会与患者分享我的私人问题吗？
16. 我是否曾想过与某一特定患者建立私人联系？
17. 我是否会在临床安排的会面计划之外寻求与特定患者的社会联系？如果有，为什么？
18. 我是否会为了加深患者的印象而告诉他们我的私人事情？
19. 当我想起一位患者或预见她 / 他会来，我会感觉兴奋或渴望吗？
20. 当一位患者诱惑我时，我是否会认为这是我对异性吸引力的悦人标志？
21. 我是否会为我的社交熟人开药或做诊断？
22. 我是否会向患者寻求私人帮助？
23. 我是否会与患者做商业交易？
24. 在我检查患者之前或做私密检查之前我是否会解释我要做什么？
25. 我是否会通过合理的遮盖或离开房间来确保患者脱衣服时的安心舒适与隐私？
26. 我是否会确保患者做私密检查和程序时感觉舒适？
27. 在合适的场景下，我是否会询问患者，能否在第三个人在场下接受做一个检查？

图 5-3　自我评估工具

引自 College of Physicians and Surgeons of Ontario. Members Dialogue: Maintaining Boundaries with Patients. September/October 2004. Available at: http: //www. cpso. on. ca/uploadedFiles/downloads/cpsodocuments/members/Maintaining%20Boundaries. pdf

这是否是利益冲突的代表呢？是谁的利益冲突呢？如果我们关注的是丽莎，我们欣赏她的思维，既不想违反学院政策，又不想将自己暴露于可能有偏见的环境中，同时又很珍惜有这样一个特别的机会去了解有影响力的人物，更不用说她还担心万一拒绝邀请是否会让人觉得她拒人于千里之外。我们需要注意到，至少目前为止丽莎没有做错任何事。要避免所有的利益冲突可以说是天方夜谭，这种情形与这个学生无关，但是她现在处于进退两难的困境。我们的专业责任是能成功解决像这样的冲突，并且保护初级利益不为次级利益受过多影响。这里的初级利益可能就是医学教育的质量了，在此医学教育中，丽莎可能会遇见有影响力的领导者提出的带有偏见性的临床建议。但是她也冒着提升专业或认知而被过度影响的风险。其他学生在违反学院政策这个问题上可能是正确的，但是商业在这个活动中所扮演的真正角色还不十分明确。丽莎很可能需要在做决定之前先尝试定位这个角色，她可能也会被问及是否有别的完全不涉及商业的机会会见这位教授或其他学院成员。

从系统角度来说，还需考虑一个重要方面——导致这种情况发生的其他人所扮演的角色，比如邀请演讲者和安排宴会的部门，邀请学生团体加入的学院成员。

有证据表明接受礼物，比如餐饭和继续教育活动的基金，会对医生产生影响。比如，与花费增高同时有悖于循证医学的处方有关系（Wazana，2000）。即使小礼物也会有影响，然而令人错愕的是，严格说来平均礼物的花销并不小。最近的一个研究报告指出，为每位医生的平均礼品花费接近5000美元（Kesselheim et al，2013）。正因为这些问题，当谈到商业接触时，大多数大学和健康学术中心已经开发了针对学生和学院的指导指南，令人欣慰的是，这些政策还是有效的（Ehringhous et al，2008）。近期的一些研究报告称，一些学院已经出台了更多涉及医药公司的限制性政策（比如限制馈赠礼物），使毕业生更好地从事处方实践（King et al，2013）。美国医学生协会（American Medical Student Association，AMSA）2012年公布了每所医学院利益冲突政策的得分卡，18%的学院得A，49%得B，这说明至少政策的存在指导了什么是好的实践。极少数学院因为没有相关政策或是违反了指南而得分很低。医学职业协会（Institute on Medicine As a Profession，IMAP）的网址上有医学院利益冲突政策范例和课程材料（http://www.imapny.org/）。

丹尼尔斯医生是工作在一家大型多学科诊所的一位内科医生，她经常将患者转诊至6位在那儿工作的心脏病专家。她注意到当她的患者被韦尔斯医生看过后，几乎都做了支架术，然而其他心脏病专家会使用一系列多种多样的治疗方法。起初她以为这只是巧合，或者是可能她送到韦尔斯医生那里的患者病情更重。但是随后一位同事无意间评论道："每个人都了解韦尔斯医生的这一点。"他独立做冠状动脉造影并解释造影片，决定患者是否需要支架（以及放多少），并且他自己来放支架。其他人甚至都不能阅片。当丹尼尔斯医生得知心脏病专家会从支架得到回扣时更加失望。她现在担心她的患者可能被过度医疗，还遭受了不必要的风险，韦尔斯医生可能并未按照患者的最佳利益选择诊治方案。

看起来韦尔斯医生经历着经济利益冲突。他可能确实被经济所得这个次级利益影响了而未按照患者的最佳利益作为。既然丹尼尔斯医生怀疑存在这个冲突，她应该怎么做呢？不幸的是，虽然"每个人都知道"，没有人试图处理韦尔斯医生，包括这家诊所的医学主管。丹尼尔斯医生决定，第一步，不再向韦尔斯医生转诊任何患者。但是她挣扎着下一步该做什么。她不知道她该不该跟别人倾诉她担心的事，毕竟这家诊所就是一个紧密的整体，她担心她会破坏目前和谐的现状。如果她错了，她可能会毁了她所建立起的关系和声誉。但是如果她对那些患者和系统了解的是正确的，境况会变好。她也知道如果这件事公之于众，当公众知道医生知之而为之，这将会极大削弱他们在医疗保健系统的公信力。她意识到这是关系到正直和责任感的重要问题。她决定与她亲近的同事讨论这件事。同事们一致赞同需要管一管这种情况了。他们从患者中搜集了一些信息和数据，然后一起去找了这家诊所的医学主管。虽然这对他们来说很难，但是这的确提醒了这位主管：我们诊所有一个潜在的问题！于是，主管决定从介入性心脏病专家收集相关数据，积累更多缜密的参考资料和证据后处理韦尔斯医生。

练习 5-2

1. 潜在的利益冲突是普遍存在的。回想你经历过的一个潜在的利益冲突，不管是作为学生、住院医师还是执业医生。
2. 你能识别出初级利益吗？所有的次级利益呢？
3. 你是如何解决那时的冲突的？
4. 如果可能的话，现在你会有不同的做法吗？为什么？

归纳起来，COIs很可能是不可避免的，但是可以被识别发现和管理。IMAP网址是医生们的一个优秀资源，它收集了许多资源，包括工具包和在线课程，可帮助医生学习和管理COIs（Institute on Medicine as a Profession，2012）。

4. 团队对正直和责任感的作用

当提到正直和责任感时，团队成员都扮演着什么角色呢？我们之前提到过，即使在谈个人行为时，团队中的其他人仍扮演相关角色。但是在这个部分，我们集中关注团队受到的专业挑战涉及的4个主要领域：告发有缺陷的或不完美的同事；接受同行评议和多方的反馈；揭露和调查医疗错误；围绕交接的相关问题。

4.1 告发有缺陷的或不完美的同事

3名第3年实习的医学生跟轮转协调人谈论内科学，他们很担心同学马克，他看起来非常忐忑不安。特别是他们感觉马克非常焦虑，自我调节似乎未见成效。他们不仅担心他的安全，还担心他作为医疗提供者的效率。他们咨询轮转协调人他们应该怎么做。协调人感谢他们把这个问题提出来。对这些医学生来说，能意识到情况的存在已实属不易，还收集了具体信息，付诸行动就更难了。协调人约见了马克，把其他人对他的担心告诉了他。起初马克有些尴尬，但是几分钟后他表示他舒心了很多，因为大家真的注意到了他确实有些不好过，并且他们愿意向自己伸出援手。他坦承他背负了很大的个人压力，在过去一段时间的轮转实习他非常痛苦，他认为暂停实习可能会比较合适。这位轮转协调人与学生事务和学生健康办公室取得联系，让马克能够得到合适的关怀，以重新振作起来。

这件事件中主动出面的学生们的洞察力和勇气值得赞赏。根据我们最近一项针对内科执业医生的研究发现，身处窘境的同事经常被忽略或回避。在研究中，当被问及假想场景时，内科医生们经常不愿意接近一个明显处于困境中的同事，表达过度的关心，他们对自己的怀疑感到不确定或不正确，并且相信会有其他人（或“系统”）来管这件事（DesRoches et al，2010；Ginsburg et al，2012）。对不同的情况，他们的反应也不尽相同。如果这个问题可能是精神疾病或成瘾问题，医生们更多的是回避。在这些情况中，将这些问题提出来虽然并不容易，但是是必要的——为了保护学生或同事不对自己和他们的患者做出潜在有害的事。

关于报告有缺陷的或不完美的同事的责任，美国医学会（American Medical Association，AMA）为医生们提供了指南（American Medical Association，2013b）。这是旨在保护公众的伦理责任。缺陷被粗略定义为一种情况：“干扰医生安全地参与专业活动的能力”。法律要求可能随权限而变化，但是基本前提是当不安全的医疗可能来源于缺陷或不完美时，医生应当干预，这样他们也就能帮助那些当事医生获得恰当的帮助或补救。这些表现形式可能是药物成瘾或精神健康的诊断和治疗、特定技能的纠正、甚至是去除无效的医疗实践。

4.2　同行评议和多源反馈

评估通常是单向的，而且几乎总是自上到下。医学生通常由他们的住院医师和教职工评估，护理生由他们的管理者、住院医师由他们的主治医生和主任来评估。但是重要证据表明，同行和其他医疗保健行业的成员可提供有价值的执业反馈。在对医学生的研究中，研究者发现学生们愿意接受同辈们的评估，表明他们的需求和关心能够得到满足。在一个研究中，如果能匿名、及时反馈并行动，既关注消极又关注积极行为的话，学生们更愿意接受同辈们的评估。学生们更倾向于给出结构性反馈，强调环境支持的必要性（Arnold et al，2007）。在其他研究中发现，同行的评估与其他相关评估相互关联，比如学院评估（Kovach，2009），或者是学生的责任心评估（Finn，2009）。

跟同行一样，其他医疗保健的专业人士可以提供无价的执业反馈，特别是对于学院内那些可能看不见或隐匿的行为，这对人文医疗的反馈更加真实（Woolliscroft et al，1994）。收集对来自不同环境中观察到的不尽相同的人的不同行为的评估，更增加了反馈结构上的丰富性。然而，除了这些反馈显而易见的价值，医疗健康专业人士已经显示出不愿意为他们的同行、甚至是学院内提供反馈的倾向。

> 外科护士和住院医师注意到一位高年资、受人尊重的外科医生拉苏尔医生还在继续使用一种特别的外科器材，而现有证据表明它与特定操作产生的更多并发症相关，其他外科医生均已弃用。这个团队并不清楚，有谁公开讨论过这个问题？拉苏尔医生是否知道她是唯一一个还在使用这个器材的人？大家也不清楚是不是应该有人提起，或者应由谁来提及这件事。这家医院已经建立了一系列不同的外科操作的标准规范，但是并没有包括这一个器材。

团队成员们可能感觉这个话题未免太过尖锐，也就完全避免这个话题。然而，这会将患者暴露于不必要的风险，对患者是有百害而无一利的，对这位外科医生也是一样的。如果拉苏尔医生未意识到她使用的器材与其他人不同，剥夺她的这种反馈会阻碍她以积极的方式改变实践，她也不会有机会向团队解释其做法的潜在原因。如果这个团队设有多源反馈系统，不管是提出问题，还是给出以及收到合理的反馈，这个系统都会提供安全的机会。在大多数案例中，因为权力差别和阶层的存在，匿名系统可能是最佳的，这样团队成员会感到在给出反馈时会更有安全感。

接受反馈并按照反馈付诸行动是一种高度与职业素养相关的能力。研究表明抵制反馈可能是与实践中与不专业行为相关的一个特别重要的危险信号（Teherani et al，2005）。能够以专业的方式给出和接受反馈是学习和成长的关键，当然我们都能理解，收到消极反馈总是令人沮丧的。一项研究显示，让学生们回忆他们曾经收到的积极的和消极的反馈的细节，他们常常会表现出强烈的情绪反应（Nofziger et al，2010），但是学生们也会根据从同辈人那里收到的反馈而发生行为改变，几乎所有人都发现这是个有价值的过程。其他许多研究表明，当反馈具体、来源可信、多人反馈一致（更增加反馈的可信性和正确性）、与信任的顾问讨论时，反馈是最有用的。

作为专业人士，如果我们明确地向反馈敞开自己的怀抱，遵听而行，我们才能履行对卓越的承诺，对公众和我们的患者展示出责任感。很好的一个例子就是加拿大阿尔伯塔大学内科医生和外科医生学院的医生成果回顾计划（Physician Achievement Review，PAR）。每5年医生必须收集患者和不同医疗保健行业同事的对他们表现的评分（physician Achievement Review，2011）。相似的是，一些颁证机构，比如美国整形外科委员会，已经批准该类型的多源评论作为认证维护的一部分。这种“360度”评估（360 degree evaluations）已经被应用在商业领域多年，也逐渐成为医疗保健文化的一部分。图5-4给出了PAR医学院调查问卷。PAR计划还给出了一个合作者调查问卷、患者调查问卷、和自评调查问卷。要获取全面信息，请登录http://www.par-program.org/information/survey-instruments.html。

就像在PAR看到的，诸多多源反馈评估系统纳入了患者满意度。另一个很好的例子是美国内科医生委员会（American Board of Internal Medicine，ABIM）设立的评估系统，患者需评估医生的以患者为中心、沟通、易接近性和其他方面（参见第四章“推动以患者为中心的医疗”）。它要求意在持有执业证书的内科医生们要收集患者评价，委员会提供已经整理好的反馈，医生们就可以用其来提高服务质量。大多数医院参与了某些评价体系，收集患者反馈，并不是所有的医院都能给医生个人以具体的反馈。

许多医生熟悉另外一种更加非正式的患者反馈资源，这种反馈形式是在网页上“评价我的医生”。网页上的观点明显未进行严格收集，完全取决于患者个人或家庭成员是否知道这个网址、登录、然后进行评价和评论；虽然医生们经常不愿浏览这些网页，认为它们不科学，但是有证据表明这些评价可能与有些结果相关，如学生以相似维度评价学院（Young et al，2012）。虽然很可能网页上的评论主要来于不满的患者，但尚缺乏证据支持。事实上，这些网页上的患者反馈率很多评论是相对积极的，医生们可以通过患者如何看待医生而学到一些东西（Jain，2010；Gao et al，2012）。即使评论是负面的或是批评的，医生也乐意知晓自已的口碑（即使只有几个患者），这样能继续提高我们的执业水平。

总结起来，除了征求并遵循反馈作为，我们还要为他人提供反馈，这是专业责任。通过反馈我们可以思量并提高自己的表现，同时证明对公众的职业素养和我们的责任感。

阿尔伯塔大学
内科医生和外科医生

医学院问卷

PAR Physician Achievement Review

被评价医生名字：XX医生
你的名字：XX医生

记号说明
填答案时请像这样填满圆圈●以下都是错误填写方法⊗或✓。谢谢！

你如何描述你们的专业关系？（单选）
○同辈（相似经历）○顾问
○上级医生

你了解这位医生的程度？（单选）
○一点也不了解　○不是很了解
○有些了解　○很了解
○非常了解

评价声明
这份表格会用于不同的医生同事，因此，接下来的项目不是所有的都与你相关。如果任何一项与你无关，标识为“无法获得”

请依据列表所列的每一个陈述评价你的同事的表现

与我所知道的其他医生相比，这位医生：

	最差 1	下游 2	平均水平 3	上游 4	最好 5	无法获得 UA
1. 与患者有效沟通	○	○	○	○	○	○
2. 与患者家属有效沟通	○	○	○	○	○	○
3. 与其他医疗保健专业人士有效沟通	○	○	○	○	○	○
4. 这位医生所提供的服务范围内，他/她技术娴熟	○	○	○	○	○	○
5. 这位医生所提供的服务范围内，他/她判断力合适	○	○	○	○	○	○
6. 合理选择诊断试验	○	○	○	○	○	○
7. 辩证评估诊断信息	○	○	○	○	○	○
8. 及时做出正确诊断	○	○	○	○	○	○
9. 合理选择治疗方法	○	○	○	○	○	○
10. 保持优质的医学记录	○	○	○	○	○	○
11. 管理转交患者的诊治	○	○	○	○	○	○
12. 合理请教患者	○	○	○	○	○	○
13. 愿意接受患者在他处接受咨询后再回来继续诊治	○	○	○	○	○	○
14. 为谁对患者的继续医疗负责提供明晰的指示	○	○	○	○	○	○
15. 向患者提供其他医生的介绍信息	○	○	○	○	○	○
16. 识别出疾病的精神社会因素	○	○	○	○	○	○
17. 合理利用社会资源用于医疗精神社会因素	○	○	○	○	○	○
18. 对疾病的精神社会因素做出合理指引	○	○	○	○	○	○
19. 管理有复杂精神社会因素的患者	○	○	○	○	○	○
20. 管理有复杂医疗问题的患者	○	○	○	○	○	○
21. 就患者医疗问题与其他医疗专家和医生有效协调	○	○	○	○	○	○
22. 向患者和他们的家属表现出同情	○	○	○	○	○	○
23. 对患者和家属保持保密原则	○	○	○	○	○	○
24. 尊重患者的权利	○	○	○	○	○	○
25. 与同事合作	○	○	○	○	○	○
26. 参与专业发展	○	○	○	○	○	○
27. 对自己的专业行为负责	○	○	○	○	○	○
28. 高效管理医疗保健资源	○	○	○	○	○	○
29. 管理个人压力	○	○	○	○	○	○

图 5-4　360 度反馈样本

引自 Physician Achievement Review (PAR). PAR Survey Instruments. Available at: http: //www. par-program. org/information/survey-instruments. html

4.3 交接和移交

在当前住院医师工作时间减少的时代，患者医疗的转接变得更频繁了，交接的新方法也报告了很多。有人可能认为这是一个新问题，其实所有学科的医疗保健的提供者都经常需要解决交接患者相关的问题，不管是更换值班人时，还是在轮转结束时，或者是只是结束了一天的日常工作，医疗保健的专业人士们都有责任确保交接患者医疗的平稳进行。我们如何处理这些过渡是一个责任感问题。

> 这已经是阿米德在血液科为时一个月的轮转的最后一天了。过去这一个月，除了骨髓穿刺，他完成了所有要求的学习目标。他看过几次别人操作，但是还未自己独立操作过。晚上他新收了一位患者，怀疑是急性白血病。需要做一个急诊骨髓穿刺。考虑到这是阿米德在血液科的最后一天，高年资的住院医师把这个操作机会给了阿米德，阿米德终于等来了这个机会非常兴奋。阿米德那天晚上值了夜班，几乎整晚没睡。当他知道有这样一个操作机会，而且他之前已经接诊这位患者，他真的很想做这个操作，他觉得有能力做这个操作，但是从技术上说，他应该把它交给其他人。

阿米德都有什么选择呢？他应该对谁负责呢？他没有完成轮转时有一个很好的学习机会，他非常想得到这个机会。这与他追求卓越有关，可能还与他追求对将来患者的责任感有关。然而，他第一应该负责的是这个患者，而且阿米德已经很疲劳了，这可能影响他的操作技巧，还有可能影响认知能力，也有可能给这位患者带来额外风险。不仅如此，他不应该工作超过安排表的时间，如果他去值班了，这部分多出的时间应该怎么记录也是不能确定的。在这个案例中，他还需要对他的轮转计划负责。让我们也考虑这位患者想要什么吧。如果他感觉害怕做这个穿刺并带来的诊断，他会因为已经跟阿米德相处得好并信任他而选择让这个疲劳的实习生来操作吗？还是他会选择一个更清醒的人来操作呢？即使其他人做了这个操作，阿米德应该留下来帮助缓解这位患者的焦虑吗？

在住院医师教育中，交班这一话题正引发更多关注。在一些教育系统中，强行规定每周可以工作的总小时数，在其他的系统中限制了连续工作的小时数 [比如，继续教育认证委员会 Accreditation Council for Continuing Medical Education，ACGME）的评审项目中，实习生工作 16 个小时，在一些加拿大项目中是工作 24 个小时]。但是住院医师经常陷进困境，因为如果按照这些限制，他们会处于教学的或患者医疗需要的困境中。考虑住院医师必须面对的如下选择：值班已经结束，但是他们有一个病情不稳定的患者；或者是，当已经与他们关系融洽的一位患者及家属正处于做生命最后的决定时刻；或者是，当一位孕妇已经难产数小时。在一篇文章中有关如何抉择“离开还是撒谎”，内科和外科的住院医师经常表达这种紧张关系，是“无视地”违反值班时间规章，还是不报告自己待了更长的时间（Szymczak et al，2010）。想待到超过值班时间限制的理由包括，想学习的愿望，帮助他们的患者，不要为他人留下自己未完成的工作。当住院医师报告工作时间时他们有时会撒谎，他们也表达了自己的理由，比如不想让自己看起来慢或没效率；希望保护项目不失去资助基金。

在涉及外科培训的研究中，一些研究者建议，希望发展一种“新的”职业素养，强调共享患者责任，更多地信赖团队和团队工作。然而，最近的研究发现外科住院医师仍然经常感觉工作更长的时间才“更专业”，只有一小部分人感觉把工作交接给夜班团队是可以接受的（Coverdill et al，2010）。在相关研究中，住院医师注意到他们经常得不到合理的指导或教育，该如何做这些艰难的决定。他们还担心，如果在住院医师期间他们不学习如何处理这些情况，一旦出现在不限制值班时间的执业状态时，他们将不知所措。这增强了教育的必需性——在住院医师和当学生期间，当这些情况出现时需要公开讨论。

应当注意到，大多数主治医生经历的训练是在没有严格限制值班时间的系统中，这可能加剧这种紧张。如果学院不理解或不同意这些规章，这可能导致一些误解甚至不满。学院需要这方面的教育（Ginsburg，2013）。

5．医疗保健环境的作用

医疗保健环境在提升正直和责任感方面扮演了一个关键角色。比如，在保密原则部分我们注意到机构可以发展技术和策略来保持患者医疗信息的隐私，比如加强电邮和外部储存装置、以及电脑屏幕的加密标准，使旁观者不能阅读这些信息。但是如果机构能创建融入正直和责任感的核心价值的文化，会走得更远。机构政策，既是文字上的也是实践中的，为工作在这些组织中的医生和其他专业人士形成重要框架，并指导合理行为。医疗保健环境在支持揭露和分析医疗错误中的作用是机构形成正直和责任感文化价值观的非常好的例子。

周医生坐在昏暗的办公室里，感觉胃部不适。他的电话在响但是他好像没听见似的，因为他正在脑海中一遍遍重演 1 个小时前发生的事。他知道这个病例会很困难，但是他从未预想过这个患者会死在台上。之前他已经做过几十次这个手术了，没有任何困难。这次是什么原因呢？他还没有完全疲惫、饥饿，或是不舒服。他只是有点儿被第二天的一堆事情给分心了，跟平常无二。他开始思考可能他是个不合格的外科医生，之前所有的经历都是幸运。现在他感觉每个人都“知道”并且不愿意将他们患者的手术再交给他了。他觉得愧疚、尴尬、羞愧。如果时光能倒流，让他再做一次这个手术，能避开那条畸形血管，那该多好！他该如何面对这个患者和她的家属，他们是那么完全地信任他。如果家属控告他该怎么办？他该如何面对他的同事？在他努力工作这么多年已经成为一名外科医师的时候，如果他们撤销他的荣誉他该怎么办呢？他甚至不敢回家面对他的家庭。

周医生被患者的医疗结果和他所起的作用困扰着。现在他有一个令人却步的任务：向患者忧心如焚的家属揭露所犯的错。揭露任何错误都会很困难，但是对于那些严重伤害（或者死亡），即便是对有经验的医生来说，是尤其困难的。在教医生们如何用一系列沟通步骤巧妙地、慎重地揭露错误方面，已经做了许多努力（Stroud et al ，2013；Chan et al，2005）。然而，这对临床医生来说有多困难并未得到广泛而充分认识。二十多年前，研究者注意到，医疗保健工作者犯错会有严重后果（Christensen，Levinson，& Dunn，

1992），当医生们和其他医疗保健专业人士犯错时，他们可能成为“次级受害者”。Wu（2000）阐述地非常好：“实质上每一个执业者都知道犯了大错时那令人厌恶的感觉。你会感觉孤立无援总在反复确认是否有人在注意他。你纠结该做什么，要不要告诉别人，该说什么。后来，这件事在你脑海中一遍遍地反复重演。你质疑你的能力但又害怕被发现，你知道你应该承认，但是担心可能被惩罚，担心患者的愤怒。”

美国医学研究所（Institute of Medicine）在报告中指出，“犯错即人类”，这份报告发表于10余年前，应将医疗错误带到行业和公众的视野中。从此认识到医疗保健专业个人、团队和医疗保健环境在揭露对患者和家属所犯的错误中扮演的角色，未来会从错误中吸取教训，不再让错误发生在其他患者身上。支持错误的指南已经在全世界的国家公开发表。表5-2给出了示范文件。

所有这些指南都强调需要在团队成员中讨论错误，揭露错误并分析错误。允许和推动这种公开讨论，并构筑进行分析错误的基础建设、构建预防系统。医疗保健机构是帮助建立这种支持环境的关键。此外，监管机构已经创建了评估机构医疗错误处理好坏的机制。美国国家质量论坛（National Quality Forum）清楚地表达了“安全实践”指南，它包括医疗保健环境应该实施的支持揭露错误的具体政策和程序（表5-2）。处理医疗错误，在数年前会让医生个人隐匿错误，对提高这个系统不提供任何机会，但在过去十年已经发生了翻天覆地的变化。这是这个系统中所有人共享正直和责任感的一个完美案例。

表5-2 全球医学揭露机构

组织	描述
加拿大患者安全协会	加拿大医学揭露指南，2008年发布，2011年修订，提供揭露不良事件的国家指南。它的指南包括揭露的指导原则，为揭露建立组织基金，揭露的地位，和特殊环境的建议（http://www.patientsafetyinstitute.ca/English/toolsResources/disclosure/Documents/CPSI%20Canadian%20Disclosure%20Guidelines.pdf）

续表

组织	描述
哈佛附属医院	2004 ～ 2005 年发布。风险管理工作组和哈佛附属医院的临床医生为该机构制订了循证指导，沟通和管理不良事件。这个指导覆盖了患者和家属体验、医疗提供者的体验和机构管理不良事件（http://www.macoalition.org/documents/respondingToAdverseEvents.pdf）
国家医疗质量论坛	“为更好医疗保健的安全实践——2009 年更新”是面向临床环境（医院、急救中心、急诊室，等）支持揭露的指南。安全实践包括说明对患者揭露医疗差错的要素、医疗保健专业人士的教育、24 小时顾问支持、对医疗提供者的情绪支持，包括暗示的结果、过程、结构，和患者为中心的评估（http://www.qualityforum.org/Publications/2009/03/Safe_Practices_2009_full(2).aspx）
国家安全服务	国家患者安全局已经制订了最佳规范，在医疗保健组织建立一个公开、诚实的环境（http://www.nrls.npsa.nhs.uk/resources/collections/being-open/?entryid45=83726）

练习 5-3

1. 回想一个近期你们团队犯错的事。
2. 描述一下发生了什么。你是怎么知道的？你的反应是什么？如果可能的话，当时或过后会对你的同事说什么？
3. 你的同事获得了支持或建议吗？如果有，有效并充分吗？如果没有，你认为是什么帮助了他？
3. 如果是你犯了错，你会在哪里获得支持或资源？

6. 组织的作用

正如在本章开始我们讨论的，医学行业与社会有着社会契约，除了其他的权利，这契约还赋予了医生自我调节的权利。现有的体系允许医学行业在保持透明的同时自治。患者和通常意义上的社会大众，对医学行业倾注了巨大程度的信任。他们设想的是医生有足够的能力执业，随着时间的推移，一直积极保持对我们的能力信任。许多公众设想的是，在医生的整个执业生涯中，会不时地参加资格考试来检验他们的知识，就像飞行员。但当得知并不是所有医生都被要求参加考试时他们非常惊讶。事实上，患者很大程度上设想的是所有都应该是好的，他们的医生是好的，直到事情发生才会改变他们的想法。

> 阿米莉亚32岁，女性，在一家专门从事美容术的独立诊所接受了吸脂术。宾登医生是这家诊所的吸脂术“专家”，之前已经做过很多这种手术了。但这一次阿米莉亚悲剧性地发生了术后快速并发症，在等待救护车时，她发生了心脏停搏。居然复苏成功了，但是她在重症监护室（ICU）待了好几个星期才康复回家。结果正如这个家庭所怀疑的那样，宾登医生不是一位整形外科医生——她是一名全科医师，只是在美容项目额外接受了些培训。回顾起来，宾登医生的培训仅为一个星期的课程，她由此得到了证书。

这个例子是一个真实的案例，强调了在自我调节体系中透明度的重要性。宾登医生是一位在可接受的执业范围之外的医生。说她“有资质”行吸脂术是误导，但是阿米莉亚或她的家属何从得知的呢？在她的墙上有她的学位证书和执业证书，并且注册在与州监管机构声誉良好的医疗机构。实际上，在许多管辖地都发生过类似案例，但目前情况大大改变了。一些管辖地的监管机构要求正式地申请改变执业范围，对于大的改变，医务工作者必须提供新的和相关培训的证据，在通过之前，这些培训需要由委员会评估。诸如这样的过程可以有助于确保对公众的责任感。

许多为医生颁证的机构都有可供公开检索的数据库。任何人可以查找一位医生，查看他们的专业和执业证书，除了他们执业的限制信息，还包含了对他们的不满评价等。要研究这类医生在执业中面对的纪律惩罚行为，数据库就提供了可能性。另外，危险因素或危险信号可能也是重要的，这个信息不仅对学院发展和继续教育的主动性重要，对反馈到医学院和住院医师课程也是很重要的。

就像之前在布里斯托尔案例中所描述的那样，医生的社会契约是脆弱的，可以被撤销或废除，医疗行业可能因它的自我调节能力不足而轰然倒塌。

7. 结语

正直和责任感对医生和医疗行业的公众信任是极其重要的。自我调节的权利是基于我们对公众负责的承诺。这个权利行业不能妄为，因为，一旦违背，医生可能丧失这个权利——以下就是发生在英国的案例。

案例

舒医生正在看她的一个老患者哈比先生。哈比患有多种疾病，因此不得不看几个专家。哈比先生非常有条理，带来了所有他医生的信和检验结果的复印件来看医生。这一次，他拿出了拉金医生的会诊信给舒医生，这是一个富有经验的呼吸科专家，他就在这条走廊办公。哈比先生因为呼吸困难就诊，为此非常苦恼，因为这封信说哈比先生是“装病的人”，“他去看了多家医院，这就是浪费医疗保健系统资源。”拉金医生并不认为哈比身体有恙，即使他患有哮喘和肺栓塞史。舒医生被这封会诊信的语气多少还是震惊到了，她安慰哈比先生，会给他找一位更好的医生，一个不会这么武断、会认真找出他呼吸困难的真正原因的医生。虽然哈比先生听到这话安慰了很多，但是他怀疑舒医生是否会根据这封信做些什么。不幸的是，舒医生曾经听到过别人对拉金医生的抱怨，那些患者认为他“态度生硬”而且非常不友好，但是她从未见过措辞这般的信。

在这个事件中存在什么专业挑战？

这里最令人关心的问题是拉金医生使用的非专业语言，未提出为何未识别出这位患者呼吸困难的潜在严重原因。这些问题让这位患者产生了负面影响，不管在临床上还是情绪上。另外，这些行为可能极大削弱了哈比先生对医生和医疗保健系统的信任，特别是如果拉金医生对他的行为不负责任的话。

其中一个挑战是，应支持哈比先生，并安慰他并没有在浪费系统资源、并没有做任何错事。实际上，应该表扬他这么完整地保存了自己的医疗记录。

另一个挑战是由哈比先生带来的——舒医生在这种情形下应该做些什么呢？她想直接跟拉金医生谈，可是她只是一个新手，当她还是住院医师时，拉金医生还是她的主治医生之一，所以，这个选择看起来太具有威胁恐吓之意了。她考虑向拉金医生的主任报告他的言行，因为她担心这可能代表了一种行为模式，这种行为模式可能会影响其他患者，那些甚至没意识到医生他们的病历中都记载了什么东西的患者。然而，因为她与拉金医生都在这条走廊办公，她担心她的行为会有损于她与他的同事关系，甚至可能在他的意识中把她列为告密者或搬弄是非者。

在这种情形下医疗系统的作用？

医疗系统可能促成了这个情形的发生。拉金医生的思维里还没有接纳电子病历（electronic health records，EHRs），因此会诊信只能以复印件的形式存在，团队其他成员是不能获取的。舒医生感觉如果有电子病历，拉金医生在患者的信件里使用这样的语言可能永远不能脱身。她还设想其他医生肯定也听说过患者的抱怨，还好奇为什么他们没做干预。或者是可能他们干预了，但是没发生任何改变。舒医生意识到她需要学习医院内更多的政策和程序，以便处理医生的职业素养问题。

舒医生可能做什么？

如前面所说，舒医生可能直接跟拉金医生谈话，让他知道患者向她展示了一封信，信中使用了非专业语言——虽然她可能用其他术语而不是“不专业”，比如“有疑问”，来缓和地表达，而不是以指责的方式开始。她也可能说这位患者对这封信非常苦恼，看起来其他医生已经看到这封信了。她也可能想去拉金医生的科室告诉主任，并寻求建议。另一个选项可能就是简单地不再把患者转移至拉金医生处，但是她意识到虽然她的患者不会再受损失，但是其他人还是会的。

舒医生应该做什么？

可能会很难，舒医生不应该简单地为避免这个情况、不再送患者到拉金医生那里。一个很好的选择是与拉金医生开始对话。准备时，舒医生应该明确她谈话的目的，也就是，她头脑中应该清楚她想达到什么效果（除了尊重她患者的要求）。她希望能为这个问题争取到关注，由此阻断这种行为的再次发生，而不是惩罚或愤怒。因此她应该关注特殊行为（贬低的语言）及它的影响（不仅是对这位患者还对拉金医生他自己），对拉金医生的影响包括损害他在同事间的声誉，这可能影响他的执业和生活，也可能会暴露在惩罚行为下。舒医生应该约个时间见见拉金医生，可能带着这封信，在一对一的环境中。她应该对拉金医生的可能反应有所准备（他可能会制止或道歉，但是他也可能生气并向舒医生发火）。最后，她应该保持简洁，并尽可能地不要以审判者的态度。

解决进退两难处境的一个有用的样板可见第二章，“如何灵活应对来自医学职业素养的挑战”，表 2-2。这种情境下采用这个模板要求：

自我意识（self-awareness）（认识到个人情感或触发点；理解个人技能和知识的有限性）

- 舒医生应该意识到她的动机。站在患者的角度上她感到苦恼，但是与同事进行一个艰难的对话也令她畏惧。

自我调节（self-regulation）（控制强烈情绪；遇到复杂任务寻求帮助）

- 舒医生应该花时间反思她的情绪状态。当她仍然苦恼时，不应草率地与拉金医生（或跟任何人）讨论此事。

社会意识（social awareness）（认识到考虑所有参与者的需求和状态的重要性）

- 虽然要做到设身处地并不容易，舒医生还是应该尝试从拉金医生的角度考虑。可能拉金医生正经历不愉快的一天，或者是发生了其他事情，削弱他对他的患者提供同情医疗的能力。虽然不该原谅他的行为，但是会帮助正确看待这些行为。

社会调节（social regulation）（**寻找一个行为的多种选择，正面理解别人的行为，发展危机沟通策略和谈判技巧，指导别人的能力**）

- 舒医生可能需要面对这个难解的事实，并不是每一个人都会从这个情况中愉快走出来的。她已经意识到了保持沉默或是说出来的潜在结果，并且，需要根据最后大多数人得到最好的结果来做出她的决定。她知道她需要抑制住情绪升级。因此她考虑，也许拉金医生并不知道别人对他的意见，可能最后会对反馈表示感激。

行动（actions）

经过深思熟虑后，舒医生始终感觉来自拉金医生的威胁感，特别是自己还仅是一名新人；而且，她担心损害同事间关系。因此她选择不要直接面对拉金医生。相反，她决定利用已经运行中的系统资源。她告知哈比先生，医院有一个患者关系的专门办公室，他可以带着他的信去那儿，还可以做一个正式的控诉。舒医生安慰他：这个过程意在教育，也不会惩罚这位医生的，任何时候他都不需要直接与拉金医生交涉。办公室认真受理了所有这些问题，旨在用良好的跟踪记录来纠正问题行为。她还约了医院的工会主席讨论应该怎么做。虽然舒医生因使用了简单方式而感觉愧疚（并且希望将来能感觉到更多的自主权），但她至少感觉到了如果这个缺陷是行为模式的一部分，那么她至少做了些事情来制止它。

系统问题（systems issues）

在这个事件中，舒医生学到了系统和她自己的很多东西。其中一条是，她学会了，她不孤单，因为跟信任的同事间的非正式谈话提出了她未意识到的与专业实践相关的其他问题。她决定开创一个这些亲密同事的每月聚会，在这里他们都能提出问题，在处理困难问题时能相互之间得到支持。

学习要点

1. 正直和责任感是保持公众对行业信任所必需的，没有他们，行业会丧失它自我调节的能力。
2. 学生、住院医师和医生个人，都有责任不辜负这种信任的行为方式，保护患者的隐私；在我们的专业、个人和网上生活负责任地行动；保持与患者的合适界限；避免和管理利益冲突。
3. 团队有责任意识到并报告有缺陷的或不完美的同事，参与同行评议和多源反馈，揭露和调查医疗错误，确保安全有效的转交接医疗。
4. 医疗保健环境在预防、甄别和调查错误中，为处在错误结果中的医生提供支持起重要作用。
5. 专业组织提供能使行业确保对公众的透明性和责任感的一同保持自主性的体系。

参考文献

1. Alam A, Klemensberg J, Griesman J, Bell CM. The characteristics of physicians disciplined by professional colleges in Canada. *Open Med*. 2011;5(4):e166–e172.
2. American Medical Association (AMA). *American College of Physicians—The Physician and the Patient*. 2013a. Available at: http://www.ama-assn.org/ama/pub/physician-resources/medical-ethics/about-ethics-group/ethics-resource-center/educational-resources/federation-repository-ethics-documents-online/american-college-physicians/acp-physician-and-patient.page#genetic
3. American Medical Association (AMA). *Opinion 9.031—Reporting Impaired, Incompetent, or Unethical Colleagues*. 2013b. Available at: http://www.ama-assn.org/ama/pub/physician-resources/medical-ethics/code-medical-ethics/opinion9031.page
4. American Medical Student Association (AMSA). *Conflict of Interest Policies at Academic Medical Centers*. 2012. Available at: http://www.amsascorecard.org/
5. Arnold L, Shue CK, Kalishman S, Prislin M, Pohl C, Pohl H, Stern DT. Can there be a single system for peer assessment of professionalism among medical students? A multi-

institutional study. *Acad Med*. 2007 Jun;82(6):578–586.

6. Chan DK, Gallagher TH, Reznick R, Levinson W. How surgeons disclose medical errors to patients: a study using standardized patients. *Surgery*. 2005 Nov;138(5):851–858.

7. Chretien KC, Goldman EF, Beckman L, Kind T. It's your own risk: medical students' perspectives on online professionalism. *Acad Med*. 2010 Oct;85(10 Suppl):S68–S71.

8. Christensen JF, Levinson W, Dunn PM. The heart of darkness: the impact of perceived mistakes on physicians. *J Gen Intern Med*. 1992 Jul-Aug;7(4):424–431.

9. College of Physicians and Surgeons of Ontario. Members Dialogue: Maintaining Boundaries with Patients. September/October 2004. Available at: http://www.cpso.on.ca/uploadedFiles/downloads/cpsodocuments/members/Maintaining%20Boundaries.pdf

10. Coverdill JE, Carbonell AM, Fryer J, Fuhrman GM, Harold KL, Hiatt JR, Jarman BT, Moore RA, Nakayama DK, Nelson MT, Schlatter M, Sidwell RA, Tarpley JL, Termuhlen PM, Wohltmann C, Mellinger JD. A new professionalism? Surgical residents, duty hours restrictions, and shift transitions. *Acad Med*. 2010 Oct;85(10 Suppl):S72–S75.

11. DesRoches CM, Rao SR, Fromson JA, Birnbaum RJ, Iezzoni L, Vogeli C, Campbell EG. Physicians' perceptions, preparedness for reporting, and experiences related to impaired and incompetent colleagues. *JAMA*. 2010 Jul 14;304(2):187–193.

12. Ehringhaus SH, Weissman JS, Sears JL, Goold SD, Feibelmann S, Campbell EG. Responses of medical schools to institutional conflicts of interest. *JAMA*. 2008 Feb 13;299(6):665–671.

13. Ellaway R. Digital professionalism. *Med Teach*. 2010;32(8):705–707.

14. Farnan JM, Snyder Sulmasy L, Worster BK, Chaudhry HJ, Rhyne JA, Arora VM; for the American College of Physicians Ethics, Professionalism and Human Rights Committee; the American College of Physicians Council of Associates, the Federation of State Medical Boards Special Committee on Ethics and Professionalism. Online medical professionalism: patient and public relationships: policy statement from the American College of Physicians and the Federation of State Medical Boards. *Ann Intern Med*. 2013 Apr 16;158(8):620–622.

15. Finn G, Sawdon M, Clipsham L, McLachlan J. Peer estimation of lack of professionalism correlates with low Conscientiousness Index scores. *Med Educ*. 2009 Oct;43(10):960–967.

16. Gao GG, McCullough JS, Agarwal R, Jha AK. A changing landscape of physician quality

reporting: analysis of patients' online ratings of their physicians over a 5-year period. *J Med Internet Res*. 2012 Feb 24;14(1):e38.

17. Ginsburg S. Duty hours as viewed through a professionalism lens. *BMC Med Educ*. 2013;(BMC Medical Education).
18. Ginsburg S, Bernabeo E, Ross KM, Holmboe ES. "It depends": results of a qualitative study investigating how practicing internists approach professional dilemmas. *Acad Med*. 2012 Dec;87(12):1685–1693.
19. Institute on Medicine as a Profession. *Conflicts of Interest Overview*. 2012. Available at: http://www.imapny.org/conflicts_of_interest/conflicts-of-interest-overview
20. Jain S. Googling ourselves—what physicians can learn from online rating sites. *N Engl J Med*. 2010 Jan 7;362(1):6–7.
21. Kesselheim AS, Robertson CT, Siri K, Batra P, Franklin JM. Distributions of industry payments to Massachusetts physicians. *N Engl J Med*. 2013 May 30;368(22):2049–2052.
22. King M, Essick C, Bearman P, Ross JS. Medical school gift restriction policies and physician prescribing of newly marketed psychotropic medications: difference-in-differences analysis. *BMJ*. 2013 Jan 30;346:f264.
23. Kovach RA, Resch DS, Verhulst SJ. Peer assessment of professionalism: a five-year experience in medical clerkship. *J Gen Intern Med*. 2009 Jun;24(6):742–746.
24. Lo B, Field MJ. *Conflict of Interest in Medical Research, Education and Practice*. Ist edition. Washington, DC: National Academies Press; 2009.
25. MacDonald J, Sohn S, Ellis P. Privacy, professionalism and Facebook: a dilemma for young doctors. Med Educ. 2010 Aug;44(8):805–813.
26. Miller-Keane, O'Toole M. *Miller-Keane Encyclopedia & Dictionary of Medicine, Nursing & Allied Health*. 7th edition. Philadelphia, PA: Saunders.2003.
27. Nofziger AC, Naumburg EH, Davis BJ, Mooney CJ, Epstein RM. Impact of peer assessment on the professional development of medical students: a qualitative study. *Acad Med*. 2010 Jan;85(1):140–147.
28. Park J, Woodrow SI, Reznick RK, Beales J, MacRae HM. Patient care is a collective responsibility: perceptions of professional responsibility in surgery. *Surgery*. 2007 Jul;142(1):111–118.

29. Physician Achievement Review (PAR). 2011. Available at: http://www.par-program.org/

30. Physician Achievement Review (PAR). PAR Survey Instruments. Available at: http://www.par-program.org/information/survey-instruments.html

31. Regan S, Ferris TG, Campbell EG. Physician attitudes toward personal relationships with patients. *Med Care*. 2010 Jun;48(6):547–552.

32. Stroud L, Wong BM, Hollenberg E, Levinson W. Teaching medical error disclosure to physicians-in-training: a scoping review. *Acad Med*. 2013 Jun;88(6):884–892.

33. Szymczak JE, Brooks JV, Volpp KG, Bosk CL. To leave or to lie? Are concerns about a shift-work mentality and eroding professionalism as a result of duty-hour rules justified? *Milbank Q*. 2010 Sep;88(3):350–381.

34. Teherani A, Hodgson CS, Banach M, Papadakis MA. Domains of unprofessional behavior during medical school associated with future disciplinary action by a state medical board. *Acad Med*. 2005 Oct;80(10 Suppl):S17–S20.

35. Walshe K, Offen N. A very public failure: lessons for quality improvement in health care organisations from the Bristol Royal Infirmary. *Qual Health Care*. 2001 Dec;10(4):250–256.

36. Wazana A. Physicians and the pharmaceutical industry: is a gift ever just a gift? *JAMA*. 2000 Jan 19;283(3):373–380.

37. Woolliscroft JO, Howell JD, Patel BP, Swanson DB. resident-patient interactions: the humanistic qualities of internal medicine residents assessed by patients, attending physicians, program supervisors, and nurses. *Acad Med*. 1994 Mar;69(3):216–224.

38. Wu AW. Medical error: the second victim. The doctor who makes the mistake needs help too. *BMJ*. 2000 Mar 18;320(7237):726–727.

39. Young M, Cruess SR, Cruess RL, Steinert Y. Do students and patients agree? Is a good clinician teacher seen as a good clinician? *Med Educ*. 2012;46(Suppl. 1):61.

第六章 卓越之路

学习目标

1. 描述医生在其职业生涯中追求卓越所面临的挑战。
2. 介绍医生终身学习需要的方法。
3. 讨论医生在团队领导和合作中为实现患者利益最大化所应扮演的角色。
4. 阐述不同组织机构为确保医生卓越之路上所应扮演的角色。

安米娜医生结束了她在诊室忙碌的一天。虽然大部分患者都是常规诊疗，但是仍然有一些患者的病情需要她查阅文献。有一个皮肤问题她不能十分确定；一个患者的内分泌医生开了新的胰岛素治疗方案；安米娜参加过医学继续教育项目，项目提到过这种调整方法，但是她记不清调药的细节和药物间的相互作用。她希望能够在当日结束工作后能够有几分钟解决这些问题。

尽管现在在网络上能查阅到大量的医学信息，但是担心自己生病的人们仍然会选择向医生寻求知识、经验和安慰。这种信任是基于这样一种假设：即医生个人做出卓越的承诺，能在其自己的领域做到最好；这种最好是指能够更新获取最前沿的知识、能够获取治疗患者所需的一切技能。公众相信，医生这个职业的高门槛准入和严苛的学习训练过程能够使医生们在职业生涯中做到卓越。每一位医生也会尽力达到这种要求。没有人仅仅想成为一个

“差不多”医生——我们每个人都想成为“最好”的那一个。

要卓越的信念是达到高专业水准的重要因素。如第三章现代医学职业素养运动简史中所讨论的那样，专业知识是只是知识体系的核心，而医生和公众的社会关系是维持其行医资质的必要条件。为履行这种责任，医生需要在医学院学习期间掌握社会学、生物医学和行为科学的基本原理，同时在实践过程中通过不断的探寻、分析和应用最新的理论和循证证据来使患者理解医疗决策，不断更新临床技能，发现和承认自身不足。值得注意的是，现代意义上的“卓越”是指在终身执业生涯中都能主动参加资质、患者治疗过程、结局的评估，而非仅仅执业生涯的开始阶段（Cassel & Holmboe，2006；Weiss，2010）。

这种努力还体现在追求安全、质量和患者满意度，而要达到这样一个结果是需要和他人合作的，包括你所在的医疗环境和医疗组织（如医院，综合保健系统）中的价值观。在理想状态下，卓越的医生应该能够胜任科研和带教，因为他们认识到，医学在未知领域所取得的一切进步离不开几代人的科学研究以及研究成果的传承。最后，“卓越”还意味着理解医生和医疗质量监督机构之间的合作。

追求卓越是一个高远的志向——医海无涯，我们只能尽力做到紧跟自己领域知识的更新。但能做到这样已经是现实上的卓越了。

1. 卓越和医生个体

1.1 维持卓越面临的挑战

现在医生一般被认为可以执业 30 年、40 年甚至 50 年。在如此长的一段时间和当今多变的科学环境中保持卓越是一项极大的挑战。科学的进步很大程度上改变着预防、诊断、治疗和指南内容，这要求医生能够不断地更新自己的知识。例如，在 20 世纪 80 年代，消化道溃疡被认为是一种机械损伤，主要采用抗酸和手术治疗；而在 2000 年它被确认是由微生物的感染引起的。表 6-1 列出了过去 40 年医疗干预标准发生较大变化的一些例子。

表 6-1 过去 40 年医疗干预标准变化一览

疾病	1973	2013
类风湿性关节炎	金剂和大剂量阿司匹林	生物反应制剂
消化道溃疡	抗酸和手术	抗生素和质子泵抑制剂
心衰	地高辛和利尿剂	ACE-I，ARB，超声，左心室辅助装置，心脏移植
急性胆囊炎	冷处理数周后开放胆囊切除术	腹腔镜下胆囊切除术
阑尾炎可疑阳性	开腹探查	超声诊断
乳腺癌早期	改良乳腺根除术	肿瘤切除，放疗，化疗
住院患者糖尿病	胰岛素剂量调整	餐前基础控制
红细胞输入	开放式	保守式
HIV	未认识	高强度抗病毒治疗

除了对疾病的理解和治疗上的进展，我们对于医生如何在整个执业生涯中保持专业化的认识也发生着变化。过去，医生们认为终身学习就是指每天要花一些时间阅读最新的期刊。考虑到现在医学进展的脚步，我们意识到仅仅如此并不够。例如，跟上某医学领域最新的发展意味着每天需要阅读 33 篇文献（Sackett，2002）。认为专业知识会在实践中不断积累的观点也已经过时。研究表明，医生工作的年限越长，其对患者应用最新循证指南的可能性越低（Choudhry，Fletcher & Soumerai，2005）。最新的研究甚至对自我引导学习的方式做出了挑战（Davis et al，2006；Eva & Regehr。2005）。同其他许多人一样，医生很难发现自己在知识和理解上的不足。我们更倾向于研究自己感兴趣的领域，因为我们对这些领域更加熟悉。由此我们也会选择回避对自己来说难以理解或者困难的内容（人们很难对复杂和枯燥的事情提起兴趣）（Eva & Regehr，2008）。

下面简要列出的是继续医学教育专家们为医生们能够更新专业知识所设计的一个易于理解的步骤。继续教育学家们为医生们更新自己医学知识设计了一个学习的框架（Hager et al，2008）。医生们可以采取这个框架来构建自己的学习计划。这些步骤包括：认识到学习的机会和需求；检索学习资源；

学习；尝试使用；将所学转化成常规应用。

练习 6-1

追求卓越过程中关于知识掌握和临床问题解决的思考：

1. 你一般读什么文献？为何读？它们在你的职业生涯中有没有过变化？你会和你的同事以正规的方式讨论这些文献吗（如期刊小组形式）？
2. 你如何选择要阅读的文献？如果这篇文献列出了一个和你的治疗方法不同的方案，你如何决定是否依据这篇文献会改变自己的治疗方案？如果你认为你的治疗方法确实需要改变，你是如何筛选出能从这种改变中获益的患者？
3. 在你日常看门诊的过程中，当患者在诊室时，你查阅信息的频率多高？如果你需要查阅信息，一般你会选择哪些资源？你如何判断这些信息是否可信？当关于一种诊疗方案的报道冲突时，你会如何选择？
4. 你精读基础科学（如基因学和系统生物学）的文献的频率如何？

1.2 发现学习机会

医生们一般在浏览期刊或参加正式CME课程中发现学习的机会以及自己专业相关的有用信息。他们也常常会在看病的过程中发现学习的机会，例如：

- 患者问到医生难以解答的问题或者带来医生从未看过的从网上搜索过的信息；
- 常规治疗效果不理想；
- 医疗顾问推荐从未听说过的医疗策略；
- 由于初始诊断错误导致患者预后差。

当医生进行自我审查或者外部机构（如某健康计划或医院）发现结局不够理想时，学习的机会也可能会有。

凯文医生几乎不能相信自己的眼睛。5年前他以优异的成绩通过外科委员会测试，现在在某个大城市近郊的一个医疗组工作。他工作勤奋，紧跟医学文献进展，而且还在当地一个医学院练习模拟手术以完善自己的技术。尽管他想做到最好，但近期他在医院中的手术部位感染报告和30天重新住院率的得分很低。他第一反应是不理会这些结果。无论如何，作为医院最年轻的外科医生之一，他其实负责了大部分的急诊病例，所以他的患者都较其他人的重。对此他无能为力，是这样吗？

医生水平的评估基于多个方面：根据结局评估，如病患满意度；治疗过程评估，如检查糖尿病足的频率；安全评估，如手术核对单的完成情况；并发症的评估，如伤口感染率和重入院率。在本例中，外科大夫可以选择参加美国外科质量提高项目（American College of Surgeons National Surgical Quality Improvement Program，NSQIP）（http://site．acsnsqip.org/）。手术者本人或者医疗团队可以定期得到关于其手术质量的反馈。例如，下图6-1列出了一个外科医生的质量报告卡。这种质量报告卡旨在鼓励术者主动提升手术质量。

虽然那些提示我们工作质量并未达到预期目标的数据被认为是可以反过来帮助自身提高，事实上大部分医生最开始会对这种数据产生抗拒态度。例如凯文医生，他们也许会抨击数据的采集过程（一定是纳入了住院医们负责的患者——这才不是我真实水平的反映呢），或者针对基线的选取（他们一定没有标准化病例，我的患者明显病情更严重），或者对评价标准质疑（我并不同意这些指南）（Orfi，2010）。也有一些警告的声音认为评价和公开医疗质量评估结果可能会导致医生规避重病患者以提高自己的报告结果（Ofri，2010；Werner & Asch，2005）。虽然这种担忧十分重要，追求卓越的医生们仍然意识到定期进行评估有助于更好地获得自我提升的机会。

显而易见，总有一天会有大把的机会帮助医生们通过发现学习线索来更新知识。为避免忽略掉这些线索，许多人提倡医生们定期地、集中地进行自检以确保不断学习，至少能够解答所遇到的部分问题（D'ASlessandro，2011；Ban Tartwijk & Driessen，2009）。

医师质量报告卡

医师姓名：约翰·朵
所属机构：ABC 家庭医疗
专　　业：家庭医生
报告时间：01/1/11-12/31/11
报告日期：03/31/12

	得分	所属专业平均分	所属医疗机构平均分
机构打分			
会议出勤			
HER 使用			
临床打分			
儿童免疫接种			
乳腺 X 线筛查			
结直肠癌筛查			
抑郁筛查			
利用度打分—专指商业保险患者			
纳入 /1000			
30 日二次接诊			
ALOS（急诊）			
ED/1000			
项目支持下疾病管控			
确诊 DM 患者数目			
DM 易感人群百分比			
参与量			
项目支持下病例管理			
确诊 CM 患者			
参与量			

图 6-1　医师质量报告卡

引自 Grauman DM, Graham CJ, Johnson MM. 5 pillars of clinical integration. Health Finance Manage. 2012 Aug;66(8):70–77. Copyright Healthcare Financial Management Association.

练习 6-2

1. 在你的职业生涯中除了最近的执照或者资质证书外，你是否收到过有关你表现的评估报告？（如果没有，你希望收到什么样的报告？从谁那里收到？你能找到这些信息吗？）
2. 如果收到了，是关于哪方面的评价？对行政政策的遵守情况（如账单）？患者数量？患者满意度？患者准入标准？是否遵守循证指南？感染率是多少？
3. 当你收到这些数据的时候，你对哪部分最为惊讶？
4. 当数据并不如你所愿，你知道自己该如何做吗？

1.3 获取学习资源

网络的广泛利用使我们更容易获取学习资源，但是也加大了筛选出高质量资源的难度。医生们需要掌握能够识别对病患最有益的学习资源的能力。萨基特（Sackett，2002）列出了获取该种能力的几种方法。有的人习惯于通过阅读综述和使用文献质量评价标准来自己评价文献的质量，也有人会选择寻找其他更专业人士已经做出评价的期刊如 Cochrane 协作网（The Cochrane Collaboration，http://group.bmj.com/products/evidence-centre），BMJ 证据中心（BMJ evidence center，http://group. bmj.com/products/evidence-center），临床操作指南（ACP clinical Practice Guidelines，http//www.acponline.org./clinical_information/guidelineds/guidelines），UpToDate（http://www/uptodate.com/），或者重复练习所能找到的专家们的临床操作方法。

萨拉·帕里医生在加入负责制定房颤射频消融治疗指南的美国心脏病学会（American College of Cardioligy，ACC）之前一直对各种临床操作指南抱有怀疑态度。她认为这些指南是对那些跟不上文献步伐的低水平医师们制定的菜单或拐杖。但协会的工作方式让人称奇：他们搜索尽可能多的相关文献，热烈讨论哪些文献的质量足够纳入进来，设想指南不适用的临床情况。这个过程让她意识到哪些操作具有可靠的证据支持，哪些并无可靠证据支持，只是专家观点。她正在考虑把这些指南加入到她新建成的电子医疗操作记录中来。

在选择被其他专家筛选过的最佳证据时，医生们需要确定专家们是值得信赖的、无争议的，而且要保证所推荐证据的适用人群就是自己的治疗人群。在过去的几十年间，医学继续教育资格认证委员会（Accreditation Council for Continuing Medical Education）也致力于确保CME所承认的评价尽量避免受到商业因素影响（Steinman，Landefeld & Baron，2012）。

有时候所能得到的证据可能不适用于特殊的患者。这时候就要求医生运用自己对基础医学知识的理解来制定出一个合理的治疗方案。当患者不适于采用标准疗法治疗时，医生对医学知识的理解和证据能够确保可以寻找、评估并制定出不同的治疗方案。对于那些没有结论性证据可以指导治疗的患者，医生们应该鼓励患者寻求国家水平专家的意见或者考虑参与到可靠的临床试验中来（Institue of Medicine，2011）。

1.4 学习

学习是继续教育过程中最重要的一环。研究表明，交互式的学习效果对医疗行为的改变要远大于被动学习模式——如传统的大型讲座（Hager et al，2008）。医生们有很多进行交互学习的方法。医生将不确定的临床问题转化为一个可回答的循证医学问题，然后试图寻找问题的答案，这就是一个交互学习的过程。其他的方法还包括阅读带有课后练习题的材料，参加在线或非同步的讨论小组以讨论学习内容，或者和同事们一起阅读并讨论一篇文献如何运用到实际工作中来。上述所有的方法都要求交互学习。

罗百克医生是一个有20年经验的妇科医生。她曾了解过关于手术机器人在妇科和泌尿科手术中的优势。两个月前，她在参加一个国内会议上看到了关于这项研究的证明。最近医院也采购了一台用于妇科手术的机器人。昨天，她给当地的医学院打了个电话，了解到下个月医学院会开设一门关于手术机器人的模拟手术课程。这个课程要求脱产一周，而且罗百克医生也觉得这个课程教授的技术可以有效地降低这项手术的启动风险。她知道一个同事在使用新设备的时候出现了严重的并发症；她希望这个模拟课程可以帮助她避免这种情况的发生。

卓越并不仅仅和一个医生知识的掌握有关。医生们必须不断地更新使用新技术新设备的技能，因为这些技术都在逐渐替代自己在住院医期间学过的知识。教育上的进步也改变了我们的学习程序。现在已经不是以前那种“看一次，做一次，教一次”的时代了。现在的医生们会选择将新技术应用在患者前通过模拟环境进行练习。模拟练习中心通过提供任务导向教练、虚拟仿真程序以及依附复杂的生理仿真计算机模型的临床思维训练来提供有创操作练习。更专业的训练中心甚至可以提供新鲜的尸体和精心训练过的动物以供练习。大量的文献表明通过这种模拟环境训练的医生较之于传统方法训练的医生出现并发症的概率更低（Barsuk et al，2012；Buchs et al，2013；McGaghie et al，2011；Wayne et al，2008）。仿真训练也可以对申请新医院工作或新取得资质的医生们进行能力评估。标准化患者也可以帮助医生掌握新的沟通技能如共同决策制定；但这种方法尚未在医学继续教育中得到充分利用。

1.5 学以致用

医学是一门应用科学。对医生们来说，仅仅宣称自己学过什么是远远不够的——必须将所学转化成能使患者获益的实践。将新观念转化为实践的第一步通常是十分艰难的，因为要变更旧习惯。这时应用决策支持工具如电子医疗记录中附带的指南（Ebell，2010）或认知工具如各种清单（Spector et al，2012；Weiser et al，2010）来不断提醒医生要做出改变将会非常有效。一段时间以后，提醒的频率减低，随后“新的”信息逐渐变为操作标准。而且许多人发现即便在最初的学习阶段完成后，利用这种方法强化关键信息也很有帮助。

史密斯•巴恩斯医生最近参加了CME课程，学习餐前餐后的胰岛素调整策略。回到医院后，他和医院其他内分泌科医生给包括内科医师以及家庭医生（许多人仍采用增减剂量胰岛素使用方法）开设胰岛素使用的学习课程。除了发给每个人一个提示卡来提醒他们所学内容之外，他还和医院电子病历系统的负责人一起将医院系统中成人的旧胰岛素浮动菜单更新为新的餐时剂量计算器。

1.6 理解个人局限性，接受一切不确定

中野医生非常犹豫。他的一位老患者约翰尼斯太太刚刚告诉他，她那个患有进展期艾滋病的儿子简就要回到家里和自己一起住了。她想知道中野医生在简回来后可否还可以成为他的医生。中野医生接受上一位艾滋患者已经是好几十年前的事情了，他觉得自己已经跟不上抗艾治疗的进展了。他告诉约翰尼斯太太自己很乐意成为简的家庭医生，但简必须保证有一位艾滋病专家可以提供咨询服务。他也表示自己也会尽力更新自己的艾滋病治疗知识以协助艾滋病专家的治疗工作。

杰出有时候意味即便你已经非常努力地想要跟上自己领域的发展，你也必须承认自己并不是某些患者最合适的医生。你也许需要面对不知如何处理的患者；你也许会遇到虽然会处理，但知道你的同事会更好处理的情况；或者虽然很了解你的患者，但你已经连续工作 24 个小时了，精力充沛的其他人可以做出更佳的决定。也许对患者承认你的局限或者需要就他的病情向其他人寻求帮助很难。患者甚至会试图让你相信你已经“足够好”并刻意忽略你的知识和能力不足。在这种情况下，你应保持有追求卓越、无私和谨慎的态度，在继续参与患者治疗的同时为患者找到一个能够做出最佳治疗决策的人，就像中野医生所做的那样。

追求卓越同时需要接受不确定性的能力。疾病很少表现的如同教科书所描述的那样。更常见的情况是，你所能得到的信息是不全的甚至互相矛盾的，但你必须做出医疗决策并向患者明确交代病情。例如执业医师们非常了解预后的不确定性（Smith，White，& Arnold，2013）。即便有很好的数据支持（如某种恶性肿瘤的一年生存率是 75%），但是这充满着不确定性，你并不知道你

面前的患者会是那活下来的 75% 还是剩下的 25%。更常见的情况甚至是你的患者合并有多种疾病和并发症，每一种都影响着生存率，以至于预后更难以判断。这种程度的不确定性不论是对于医生还是患者来说都很难应对。

能够接受模棱两可和不确定已经成为现代医生所要掌握的直接技能之一（Smith，White，& Arnold，2013；Epstein & Hundert，2002）。这种能力的掌握程度非常因人而异 —— 一些人对这些灰色地带的接受程度远高于他人。通常来说，选择内科的医学生们这种能力要高于选择外科的医学生们（Geller，Gaden，& Levine，1990）。愿意对标准化患者展现出自己的这种不确定性的医学生通常具备更高的人文情怀。（Rogers & Coutts，2000）。因此学习如何接受不确定性十分重要。实际上，有些人认为这种能力足够重要以至于可以被作为一项医学院入学选择标准（Geller，2013）。

对这种不确定性的评价测定有助于增强医生的自我意识，帮助医生增加包容能力。最常使用的标准发表于 1962 年，目前仍被医学院校所使用（Budner，1962）。这个量表容易操作，方便自测。

1.7　资质维持：卓越的循证支持

这是美好的一天，麦克纳马拉医生刚刚收到通知，她通过了资格重认证考试。她惊讶于自己仍同 30 年前第一次通过认证考试一样激动。虽然她并不需要参加资格再认证，但作为医疗团队的领导者，她认为既然要求所有新医生们都要进行资格再认证，她也要做出好的表率。在安全知识考试前她很紧张，但她发现自己在准备考试的过程中学到了很多东西。实际上，她发现自己需要重新认识很多常见疾病，包括充血性心衰和糖尿病。这种学习提高了她的医疗水平。

以前，一个医生如果毕业于名校，参加过高质量的训练项目，通过资格认证考试就被认为是终身优秀了。“一朝入职，终身优秀”是医学教育的常见观点（Klass，2007）。但现在，卓越意味着终身测评和学习。随着意识到终身学习所面临的机遇和挑战，美国专科医生协会（American Board of Medical Specialties）和其分会制定并广泛应用了一套资质维持系统。该系统可促进医生们定期更新多个领域的知识以保持专业性。

仅仅证明你有足够的专业知识不足以表明你是一个优秀的医生了。资质维持项目（Maintenance of Certification，MOC）的成员们总结出表 6-2 以反映高质量继续教育所需要的步骤。自我评估模块可用于自主学习，可以帮助医生们选择和自己专业关系最为密切的内容，课后附有练习题帮助评估知识的掌握情况。安全测验保证了医生学习范围的广度，避免他们只专注于自己的领域。进阶模块为医生们发现学习机会，自主学习为理论转换成实践提供了帮助。最近研究发现，参加过这个训练项目的医生，其患者有着更好的预后（Holmboe et al，2008；Simpkin et al，2007；Turchin et al，2008）。这种为患者而学习的奉献精神是医生走向卓越的标志之一。

表 6-2 资质重认证系统组成
第一部分——执照和专业水准 医学专业人士必须至少持有某一专业的美国或加拿大承认的有效医学执照。
第二部分——终身学习和自我评估 医生们应该参加继续教育和自我评估并达到本专业专家所指定的要求标准。
第三部分——认知技能 需通过正规测试证明医师们具有基础和临床相关的专业知识以提供高质量的医疗服务。
第四部分——技能水平测评 需接受关于是否达到相关专业的临床技能标准的评估。需证明自己提供的医疗服务可以和同行业者和国际标准相比较，并应用最佳证据和共识以期在随后的评估中提高医疗水平。

引自 American Board of Medical Specialtifes, ABMS。MOC 技能标准见于：Http: //www. abmsorg// Maintenace _of_Certification/MOC_competencies. aspx.

2. 卓越和团队协作

2.1 团队和临床微系统的卓越追求

肯德尔·里韦拉是一个三年级医学生，最近她对自己在临床的所见所闻很吃惊。她在急诊一线治疗中心轮转。该中心每天都会在工作前先开一个碰头会，要求所有人都要参加，包括医生、护士、医学助理，甚至接线员。不是医生而是主班护士主持这个会议。首先他们会回顾当日预约患者的门诊所需要的信息。然后总结治疗中患者的满意度，找出可以提高的地方。护士会引导一个简短的“头脑风暴”来找寻可以提高患者满意度的方法。他们通过用专人为医生整理电子病历文件的方法增加医生和患者的交流时间。最后他们会回顾过去两周的数据，看一下是否确实有进步。虽然肯德尔有自己想象中的团队协作，但这确确实实也是一种团队协作——不论教育背景如何，每个人都会参与，每个人都为做最好的临床工作而努力。

我们不由注意到21世纪，一个医生的优秀不仅仅取决于其对于专业知识技能的掌握，还取决于其与提供医疗服务的复杂系统合作的能力。慢性病发病率的提高以及对于预防、诊断、治疗观点的多样化极大地增加了医疗的复杂性。医学专家们估计，如果采用传统的以医生为中心的诊疗模式，基层医疗中心在一个患者身上依照循证指南提供的措施诊治可能需要十倍以上的时间。其中3小时用于处理已得到控制的慢性病患者，其余7个小时处理未得到控制者。（Ostbye et al，2005：Yarnall et al，2003）。很明显，这不是一个可持续的模型。这种不合理的模型现在仍然用于医疗服务可能是因为我们观察到超过50%的成人和儿童并未接收到循证依赖的治疗（McGlynn et al，2003）。

卓越医疗的标准包含有根据最新生物医学发展所制定的医疗方案。医生们必须要建立和领导并参与到旨在提高医疗相关结果的团队活动中来，包括患者的就诊体验。医疗是一种包含有专业健康知识，治疗过程，技术，服务对象（患者）的临床微环境。功能性较强的临床微环境，如肯德尔看到的这个一样，可以通过最佳的操作指南达到持续提高服务质量的目的。他们将质量的提升融入到日常工作中来（Mohr & Batalden，2002；Nelson，Batalden，& Godfrey，2007）。他们每个人都能承担发现问题，解决问题，参与制定质量提升策略中来。数据在临床微环境中是十分重要的。理想的医疗操作应该能够判断出如何利用技术来采集、分析、比较医疗数据，以及个人使用情况来提高医疗质量。许多内科医生需要学习新的技能以利用数据并确保整个团队都在为竭尽所能解决重要问题而努力。学习这些技能的好处在于患者的诊疗工作经验可以得到传播。文献表明，在该临床环境中，患者的结局更好，团队成员的满意度更高。

2.2 团队和提高患者安全性

> 戈加斯医生正参与外科主任主刀的一个病例。作为一个第四年的住院医师，她对毕业后成为肝胆外科方向的主治医生非常有兴趣。所以给拉弗医生留下一个好印象非常重要。肝移植手术进行了20分钟了，她忽然注意到一个医学生污染了拉弗医生的袖子。戈加斯医生对于是否说出来感到有点紧张，但她记得在最开始拉弗医生曾经鼓励所有人说出所看到的不安全因素。她试探性地说："拉弗医生，你的袖子被污染了，可能需要更换一下"。拉弗医生在口罩后面皱了皱眉，但还是离开手术台更换了手术衣。"谢谢"，她说："这个患者不该承受任何额外的感染风险了，我希望你们所有人都能足够警觉并做到像戈加斯医生今天一样。"

1999年医学协会报道，在《人非圣贤孰能无过》（To Erris Human）中就呼吁提高对医疗操作失误的重视程度（Institute of Medicine，2000）（chapter 5，Integrity and Accountability）。他们极力推荐专业人士应该以系统为依托，减少事故的发生；他们认为所有的人（包括医生）都是容易犯错的，我们所有人都有责任来保护我们的患者免受错误的伤害。团队在保障医生们为患者提供安全的医疗服务中起到重要作用，可以帮助他们做到最好。

为达到最好的效果，团队需要有一个良好的安全氛围（Halligan & Zecevic，2011；Pronovost et al，2003）。良好的安全氛围要素包括稳定的团队成员构成、对所有角色的尊重、有效的交流、相对平等的等级关系，能够确保每个人都能做出对患者最佳的推荐。拉弗医生的团队就是这样：下级医生为挑战及纠正团队领导者而受到了表扬。哈佛大学商学院的一项研究表明，拥有相对平等等级关系的团队较之于以往垂直的、"大老板"为领导核心的传统团队可以更快地掌握一项新的手术技能，而且犯错误更少（Gawande，2010）。

团队协作还包括有手术室外的协作人员。有研究评估了手术团队中的"相关协作人员"及其质量和团队结局之间的关系。这种协作关系是指团队不同角色之间有共同目标、知识，相互尊重，以正确方式经常性交流的程度

（Gittell，Seidner，& Wimbush，2010）。协作关系密切的团队会共同解决问题，共同承担医疗操作中的错误风险。最新研究发现，对于某个特定患者，住院期间接受协作关系密切的团队的治疗（医生、护士、药剂师、理疗师、社会工作者等）会有更高的满意度，更低的感染风险和再住院率。当今团队化的卓越要求医生学习并具备危急情况沟通、团队发展和合作的能力（Mitchell et al，2012）。

2.3　团队和教育科研的支持

哈里马医生正在想如何回复刚刚接到的电话。附近一家医学院的医生想为他的三年级医学生找一个长期的见习导师而不是时长一个月的传统模式导师。他们希望她能够每周带学生半天，持续一年，并给学生安排一个长期的能供学生随访一年的患者。哈里马医生热爱教学，但是因为每个月都要更换新的医学生让她的工作十分不便。也许这种新的模式可以帮助她把教学坚持下去。

自希波克拉底时期开始，医生作为一种专业人员就承担起传承知识的教育责任。我们必须掌握知识的深度和广度、将理论用于鉴别诊断是有难度的，对所有尚未成为医生的人要求其独立诊断是很难的。事实上，专业人员和普通职业最主要的区别在于，专业人士需要掌握的知识结构太专业，以至于只有那些已经进入到相关领域的人才能判断是否完成了学习任务。所以卓越还包含着这样的期望：即所有的医生都会竭力为新一代医生们提供教育机会。虽然基础的教育依托于医学院校，但一线医师们仍扮演着重要的角色。一线医生们可以让学生和住院医们从实践中获益、拥有更广的视野，和医学院相比能帮助他们学习更多的病例。这并不容易。应允成为一名初学者的导师意味着允许他们接触你的患者和工作人员，需要找时间观察并指导他们成长，并在轮转结束后做出评价。所有这些事情都需要花费时间。例子中提到的长期见习模式（Longitudina lrotation）看起来可以为学生们提供一个更好的学习机会，因为这种模式下学生们可以和患者、工作人员和医生建立一个更牢固的关系。而随着对他们能力了解的深入，这种模式下学生们也可以对临床工作作出贡献而非仅仅是一种介入（Poncelet et al，2011；Teherani et al，2009）。

> 凯米诺医生是一名肿瘤科医生，他和同事们在一个社区诊所工作。他是一个国家健康机构（NIH）的成员——这个机构和社区门诊合作，鼓励其将罹患无循证医学依据的治疗方法的癌症患者纳入到高质量的临床试验中来。最近他将一个多次标准化疗后无好转的多发性骨髓瘤患者推荐入临床试验里。他认为参加临床试验对所有患者都有益处，但其他人对“麻烦”和“管理花费”等比较关心。他提议团队每个月安排一个组会来讨论这个问题以便于他们可以系统地考虑加入研究的事情。因为他们在诊所非常繁忙，所以对那些适合加入多发性骨髓瘤的患者来说，试验性治疗很可能让他们获益而且他们也可以为文献的统计学差别做出贡献。

随着可供医生们选择的诊断治疗策略大量涌现，我们很容易出现对医学已经全部了然的错觉。然而，在过去30年间，虽然临床研究在提高HIV感染者的生存率，降低风湿性关节炎的致残率，防止HPV患者发展为癌症，治愈白血病淋巴瘤等方面取得了一系列的成就。同时，我们仍然致力于了解如何最佳地防控和治愈急慢性疾病。显然，想要取得医学的进步需要基础医学和临床试验不断发展以阐明疾病和治疗的机制，提出并检测新的防治策略。医学科学家毫无疑问在该领域拥有领导地位。临床医生必须和医学科学家通力合作来发现问题，参与临床试验伦理学行为评估，并支持政府社区的卫生相关研究（Institute of Medicine，2011）。

3. 卓越和医疗系统

3.1 医疗系统安全和质量的解决方法

> 三个月前巴尔托克医生开始作为一名医院医师在玛拿西特·贝利医院（Manassett Balley Hospital）工作时，被要求加入质量委员

会。在做住院医期间，他曾通过医疗质量提高协会（Institute for Healthcare Improvement，IHI）加入过一个教育项目。在他的第一次质量委员会议上，他被指派参加一个严重输血事故的原因分析。通过使用 IHI 提供的工具，巴尔托克医生和其他小组成员发现了存在很多的问题，需要 IHI 研究补救办法。今天，他要展示其发现并推荐一个条形码系统。这个系统虽然昂贵但非常重要。

练习 6-3

1. 你能说出一个所在机构的重要质量保证方案吗？你知道你的机构在处理手污染、减少中心感染和降低再入院率方面是如何做的吗？
2. 你多大程度上参与了你所在机构 / 医院的医疗方案制定和贯彻？
3. 你如何描述所在机构的氛围？你的同事们喜欢临床治疗过程的标准化吗？

想成为一个优秀的医生，需要医疗专业知识、强功能性的团队、有制度性的系统来支持（Bodenheimer，1999）。关于医疗差错的文献将医疗差错分为两类：主动差错（active errors）——人为原因导致；潜在差错（latent errors）——由于管理或者行政原因促进了主动差错或者没能够避免主动差错的发生（Reason，2000）。全国的医疗系统都在利用系统工程学和人类因素学所学到的课程重构自己的医疗服务系统以降低潜在错误风险，取得高质量的医疗服务。一群有创新精神的医生和他们所在的机构利用如 Hardwiring Excellence，LEAN/Six Sigma，和 Baldrige 处理医院获得性感染等问题。结果表明，许多医疗机构明显降低了对生命安全有威胁的并发症的发生率（Shannon，2011）。例如，尤他州的 Intermontain 健康系统（Intermountain Health System）通过发现最佳治疗方案、评估医疗服务质量，应用标准化的医疗操作，提供局外人对医生的反馈降低了再住院率，提高了质量并减少了花费（James & Savitz，2011）。这种策略和一线医生的主动参与有效地降低了 39 周前的可选择分娩率（Oshiro et al，2009）。系统策略所需花费并不高，如标准化人类行为表现，利用检查清单减少呼吸机相关性肺炎、手术前的停顿以防止弄错患者和手术部位（Weiser et al，2010）。系统策略也是资源密集型的，如条形码技术，电子病历系统的应用和额外人员配置等。追求卓越的医生们应该意识到追求、支持、参与到系统策略以加强医疗安全的重要性。

3.2 资格评价、批准，专业准入和医疗组织结构在发展卓越中的角色扮演

支持医生和机构追求卓越的组织构成十分复杂，如图 6-2 所示。

资格评价机构，如医学教育联络委员会（Liaison Committee on Medical Education）负责监督医学本科生教育和研究生医学教育认证委员会（Accreditation Council for Graduated Medical Education）负责监督研究生教育的机构，为医学训练制定了详细的标准。他们的目标是尽力保障训练环境的安全性和有效性。在医生们和专业行政人员的领导下，这些组织制定了许多新的标准，如工作时间的限制，某些课程的强制，如质量和安全课程（Nasca et al，2010；Nasca et al, 2012；Swing et al，2013）。

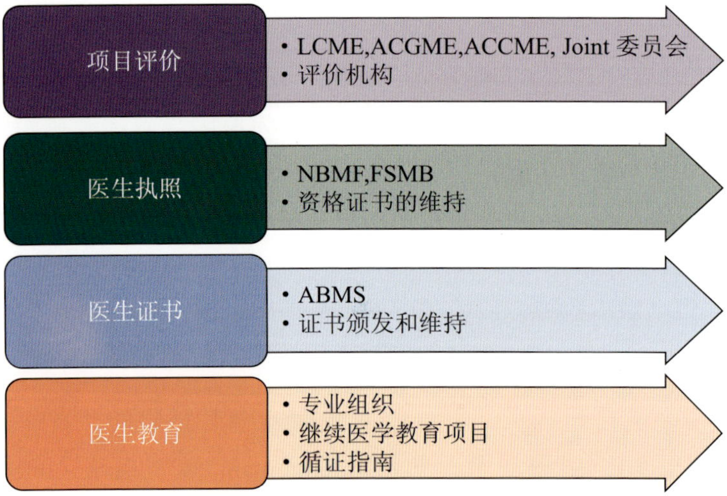

图 6-2 支持和评估医生水平和医疗服务的复杂组织构成

LCME=Liaison Committee on Medical Education（医学教育联络委员会）

ACGME=Accreditation Council for Graduated Medical Education（研究生医学教育认证委员会）

NBME=Mational Board of Medical Examiners（国家医学考试）

FSME=Federation of States Medical Board（联邦医学考试）

Amercian Board of Medical Specialties，ABMS（美国医学专业委员会）研究生医学教育认证委员会（Accreditation Council for Graduated Medical Education，ACGME）使用了医生们为教育系统指定的标准（Stenman，Landefeld，& Baron，2012）。他们使用了严格的要求防止不合理的商业因素干扰并确保医生们拿到的继续医学教育信誉是合理和有效的。系统回顾评估了继续医学教育在提高医生们的知识、态度、表现和患者结局方面的效果（Mansouri & Lockyer，2007；Marinopoulo et al，2007；Satterlee，Eggers，& Grimes，2008）。

Joint 委员会负责监督医院质量。他们建立了安全和医疗效率的相关要求。他们开创性地制定了核心测评，极大地提高了对于心肌梗死、室性心律失常以及其他重要情形下的医疗处理（Schemaltz，2011）。

美国执照董事会（State Licensing Board）长久以来通过要求执照测试（由美国医学考试承办）和将继续医学教育学分纳入执照部分而制定详细的终身学习标准和应对对医生们的投诉。联邦医学考试委员会目前通过一个执照维持项目（MOL）来加强对非委员会认证医师终身学习的严格要求（Chaudhry et al，2012）。

美国专科医师联合会设立的一个包含理论和操作部分的测试以进行证书颁发，作为一名专科医生的标志。医学专家和评估专家一起工作确保被认证的医生们成为在知识的深度和广度方面达到要求的一名合格医生。目前ABMS 委员会（American Board of Medical Specialities）。要求所有合格的医生参加证书的再训练以保证证书资格的有效。越来越多的健康组织和医院正在使用委员会颁发的证书作为一个评价优秀的标志，他们要求所有的新入职或者再聘任医生取得这项证书。专科医师组织一直以来医师专业组织都会通过制定各种操作指南支持循证医疗并建立大量的教育项目支持其成员追求和维持临床优秀的状态。美国医师医学知识自测项目（Medical Knowledge Self Assessment Program, MKSAP）已经帮助众多医生用于准备证书考试。美国放射学会目前就不同放射学影像研究建立起了指南，并在近期为不同的影像学诊断制定了标准的放射剂量。美国心脏病学会与美国临床肿瘤学会制定了大量临床实践指南，促进了行业内循证治疗的发展。最近，许多医生专业组织已经团结起来支持“明智选择活动”，旨在减少因医生采取不必要的检查和治疗而产生的浪费和对患者的损伤（Cassed，2012）（参见《医疗资源的公平和道德管理》第七章)。表 6-3 总结了由医师领导的专业组织追求卓越的敬业精神的一些其他示例。

表 6-3 促医生卓越项目和专业组织举例

所属专业社会组织	项目描述
美国整形外科学会	在 STEPPS 小组训练项目(TeamSTEPPS Training Program)中,选择整形外科医师作为队员参加训练,建立包含有整形外科医生和其他医生的工作小组,在小组内部建立高效的卫生专业交流(http://www,aaos.org/education/TeamSTEPPS/teamtraining.asp)
美国心脏病协会	医院-家庭转化促进项目(H2H initiative,Hospital to Home initiative)是一个国家级的质量提高运动,旨在降低心血管相关的医院再入院率,提高医院到家庭的转归。该项目提供工具使用,网络研讨会(http://www.h2hquality.org)
美国内科医师协会	医学知识自我评估项目(MKSAP)提供实时更新的内科以及各二级学科的自我评估工具(http://www.acponline.org/products_services/mksap/16/letter.htm)
美国放射协会	ACR 合理标准是一个循证指南以供医师或其他人参考并在某些医疗情形下作出最合理的影像或者治疗上的决策。目前覆盖了 168 个主题(http://www.acr.org/Quality-Safty/Appropriateness-Criteria)
美国外科协会	ACS 国家外科质量提高促进项目建立了一个以临床数据为依据自术前到术后 30 天的预后数据库。加入该组织可以评估预后,提高手术的质量,降低花费(http://inspirngquality. facs.org/about.acs-nsqup/)
美国临床肿瘤组织	ASCO 虚拟学习合作组织为传播循证肿瘤姑息治疗疗法创建了一个技术平台和学习网络。加入该项目可以参与到质量提高项目并共享操作方法和资源(http//www.asco.org/institute-quality/ascovirtual-learning-collaborative)

4. 结语

对卓越的追求应该存在于每一个专业人士的心中。专业行为包括终身学习,治疗过程中运用循证证据的意识,在证据不存在时认识到科学推论的重要性,接受数据导向的持续提高,理解环境下需要团队合作以实现卓越目标。实现卓越需要每一位医生个体,他们的团队,他们所在的机构,他们接触的资格评价、批准、专业准入和医疗组织结构的复杂网络的通力合作。

案例

王医生是第二年内科住院医师，她在轮转过程中经历了一些尴尬。虽然最终通过了全部考核，但她在培训中得到的评价仅位列于倒数10%的位置。虽然她已收到评价反馈以及培训和辅导的通知，但因为实际并没有考核项目不及格，所以她并不会被强制要求参加额外的补习。上星期所有的住院医师都参加了客观结构化临床考试（OSCE），虽然它“不算”最后的成绩，但她表现很差，其中有两站没有通过。她的项目导师再次约谈了她，王医生对于她在OSCE中的不佳表现似乎很惊讶，但并不认为这很重要，毕竟这不算成绩。她再次提醒她的项目导师甘地医生，她已经完成她的轮转，并且认为大惊小怪没有什么意义。甘地医生认为这是一个专业精神的问题，还对王医生麻木的反应表示担心。他想知道她是否有一些潜在的问题，比如个人或家庭的疾病或其他压力因素。他提出这个问题，但王医生指出，她不愿谈论个人生活。此时她开始戒备起来，问她是否可以离开。

在这次冲突中存在着什么样的专业挑战？

这里存在这几个专业挑战。王医生在临床和学术上表现均欠佳，然而她一直抗拒补习，因为说起来她已经通过了所有的考核项目。但她并不明白勉强及格且欣然授受目前成绩的行为有违医疗行业所号召的追求卓越的精神。她似乎没有意识到，她知识和表现上的短板可能对患者造成的实际影响，特别是当她进入轮转最后一年，受到的监督和管理变得更少时。项目负责人同样面临着挑战，因为严格来说她已经通过了所有的考核，所以他没有权利强制她补习。

在这种情况下评价系统有什么作用？

不幸的是，目前的评价体系允许住院医师勉强通过考核并完成轮转，只有当有考核未通过时才被强制进行补习。实际上，甘地医生怀疑，这向住院医师们传达了一个隐藏信息，那就是通过考核就是一切。而且，OSCE

的本质导致项目负责人很难利用它作为让王医生补习的推动力。这个原因致使住院医师们很难意识到目前所存在的问题。

项目导师可以做些什么？

他可以再次约见王医生并说服她参加补习。可以告诉她，她的所作所为关系到班上其他同学，所以她更清楚意识到她是这个群体中有待提升的一个。他也可能会提醒她，未来的专业生涯和她的知识和技能上的短板对她未来的患者可能产生影响。而同样重要的是让王医生能够理解：无论级别如何，所有的专业人员都需要在整个职业生涯内有计划地去不断提高他们的技能。甘地医生分享他如何保持自我更新的策略将会是一个强大的教学点。他甚至可能会承认当前的体系不支持此项，但它仍然是专业精神的一个关键概念。考虑到她以前不情愿的表现，可能不会有效改进，但因为这些信息是如此重要，所以依然值得去重复。他也可能会去尝试不同的方法，比如请一个信任的同事或住院总医师（或许和王医生具有相同性别或背景），来问问她是否有什么潜在的困扰，也许她会把自己的问题透露给项目导师以外的人。

情景分析：王医生是一个在学海中挣扎并且拒绝接受帮助的住院医师。

第二章中介绍了一种解决这种困境的有效模板（表 2-2，面对职业挑战时的复原）。

关于王医生，这种情况要求：

自我意识（self-awareness in）（认识到个人的情绪或触发点，了解个人的技能和知识的限制）

王医生应该意识到虽然实际上通过了考核，但表现并不令人满意，她也应该承认直到目前为止这个问题一直存在，除非有所改变，否则不会消失。

自我调节（self-regulation in）（管理强烈的情感，复杂问题寻求帮助）

王医生感觉到情绪上脆弱而且这种感觉已经被暴露。她应该给自己一点时间来反思并考虑她的处境和选择。这将有助于避免她本能的“逃避”，也可能有助于避免她冲动的“抵抗”。

社会意识（social awareness in）（认识到考虑别的参与者的需要和状态的重要性）

王医生很可能会逐渐意识到甘地医生真的是在试图提供帮助并且将她的最大利益放在心上。她会意识到他是出于好意而关心她，他是站在她这边的。

社会调节（social regulation in）（行动时设法寻求更多的选择，以积极的预设来理解别人的行为，开发危机公关策略和谈判技巧，使自己能指导别人）

王医生应该尽量保持冷静，并且真正倾听甘地医生的关心而不是诉诸蔑视和愤怒。她应该认识到，其他人对她能力的看法并不是针对她个人，她应该尊重他们的专业评估。理想的情况是她应该意识到他们不想惩罚她，而是来帮助她提高的——假设这种积极的目的会帮她接受建议。

行动（actions in）

王医生和甘地医生都花了几分钟来反思自己，然后他们重新启动了对话。甘地医生说：“我知道你已经完成了所有的轮转，但对于你在临床和OSCE中的表现值得注意。我怕你会继续这样下去并最终可能无法通过执照考试。你能告诉我你是怎么想的吗？”此时王医生打开了心扉，并承认她一直也在关注但一直羞于启齿她的问题。她知道她处于失败的边缘，但她以为她可以通过更加努力的学习来自己纠正这种情况。这方法在医学院里是有效的，但在这里似乎失去了作用。她似乎不知道要学什么和要学到什么深度，因为要学习的东西太多了。她还担心有“补习”出现在她的成绩单上。甘地医生现在提出了另一种选择——不是作为补习，他建议王医生从关系较好的住院总医师那里接受“辅导”。他们可以致力于解决如何在繁忙的临床轮转中更好地进行研究和学习这一实际问题。王医生同意会在每周去见总住院医师并向项目负责人提交进度报告，她将在3个月内重新参加 OSCE 以评估她的学习和进步。她同意如果得到进步，她会接受正式的补习。甘地医生认为这说明王医生认识到仅仅获得资格并不足够，我们的专业应力求卓越。

处理系统问题

作为项目负责人，甘地医生发现系统目前存在不足。他决定参与该计划的补习委员会，帮助起草针对仅仅过线的住院医师的新的指导方针。这些新的指导方针规定，过线但持续处于总体倒数 10% 的住院医师（比如超过两个轮转）将被命令去接受一个正式的补习计划。

学习要点

1. 始终保持自我更新是一个终生的过程，这需要认识到学习的机会，寻找学习资源，积极参与学习，将新的知识纳入实践，并且容忍个人的局限性和不确定性。
2. 参与资质认证和维护认证是一个支持追求卓越的结构化的计划，并被普遍认为是医师公共责任的一部分。
3. 医疗保健人员以团队形式构架在临床微系统中。这些团队在寻求最佳证据的使用和为患者争取最好的结果方面有着极其重要的作用。
4. 医疗保健系统可以实现通过信息技术的系统解决方案，质量改进策略和其他方法以支持最佳决策。

参考文献

1. American Board of Medical Specialties (ABMS). MOC Competencies and Criteria. Available at: http://www.abms.org/Maintenance_of_Certification/MOC_competencies.aspx
2. Barsuk JH, Cohen ER, Vozenilek JA, O’Connor LM, McGaghie WC, Wayne DB. Simulation-based education with mastery learning improves paracentesis skills. *J Grad Med Educ*. 2012 Mar;4(1):23–27.
3. Bodenheimer T. The American health care system—the movement for improved quality in

health care. *N Engl J Med.* 1999 Feb 11;340(6):488–492.

4. Buchs NC, Pugin F, Volonté F, Morel P. Learning tools and simulation in robotic surgery: state of the art. *World J Surg*. 2013 May 3 [Epub ahead of print].
5. Budner S. Intolerance of ambiguity as a personality variable. *J Pers*. 1962 Mar;30:29–50.
6. Cassel CK, Guest JA. Choosing wisely: helping physicians and patients make smart decisions about their care. *JAMA*. 2012 May 2;307(17):1801–1802.
7. Cassel CK, Holmboe ES. Credentialing and public accountability: a central role for board certification. *JAMA*. 2006 Feb 22;295(8):939–940.
8. Chaudhry HJ, Talmage LA, Alguire PC, Cain FE, Waters S, Rhyne JA. Maintenance of licensure: supporting a physician's commitment to lifelong learning. *Ann Intern Med.* 2012 Aug 21;157(4):287–289.
9. Choudhry NK, Fletcher RH, Soumerai SB. Systematic review: the relationship between clinical experience and quality of health care. *Ann Intern Med.* 2005 Feb 15;142(4):260–273.
10. D'Alessandro MP. Connecting your radiology learning to your clinical practice: using personal learning environments, learning portfolios and communities of practice. *Pediatr Radiol.* 2011;41(Suppl 1):S245–S246.
11. Davis DA, Mazmanian PE, Fordis M, Van Harrison R, Thorpe KE, Perrier L. Accuracy of physician self-assessment compared with observed measures of competence: a systematic review. *JAMA*. 2006 Sep 6;296(9):1094–1102.
12. Ebell M. AHRQ White Paper: use of clinical decision rules for point-of-care decision support. *Med Decis Making*. 2010 Nov-Dec;30(6):712–721.
13. Epstein RM, Hundert EM. Defining and assessing professional competence. *JAMA*. 2002 Jan 9;287(2):226–235.
14. Eva KW, Regehr G. Self-assessment in the health professions: a reformulation and research agenda. *Acad Med.* 2005 Oct;80(10 Suppl):S46–S54.
15. Eva KW, Regehr G. "I'll never play professional football" and other fallacies of self-assessment. *J Contin Educ Health* Prof. 2008 Winter;28(1):14–19.
16. Gawande A. *Complications: A Surgeon's Notes on an Imperfect Science.* London, UK: Profile Books; 2010.

17. Geller G. Tolerance for ambiguity: an ethics-based criterion for medical student selection. *Acad Med*. 2013 May;88(5):581–584.

18. Geller G, Faden RR, Levine DM. Tolerance for ambiguity among medical students: implications for their selection, training and practice. *Soc Sci Med.* 1990;31(5):619–624.

19. Gittell JH, Seidner R, Wimbush J. A relational model of how high-performance work systems work. *Organization Science*. 2010 March-April;21(2):490–506.

20. Grauman DM, Graham CJ, Johnson MM. 5 pillars of clinical integration. *Healthc Financ Manage.* 2012 Aug;66(8):70–77.

21. Hager M, Russell S, Fletcher SW, Macy J Jr. *Continuing Education in the Health Professions: Improving Healthcare Through Lifelong Learning.* New York, NY: Josiah Macy, Jr. Foundation; 2008.

22. Halligan M, Zecevic A. Safety culture in healthcare: a review of concepts, dimensions, measures and progress. *BMJ Qual Saf.* 2011 Apr;20(4):338–343.

23. Holmboe ES, Wang Y, Meehan TP, Tate JP, Ho SY, Starkey KS, Lipner RS. Association between maintenance of certification examination scores and quality of care for Medicare beneficiaries. *Arch Intern Med.* 2008 Jul 14;168(13):1396–1403.

24. Institute of Medicine. *Public Engagement and Clinical Trials: New Models and Disruptive Technologies: Workshop Summary.* Washington, DC: National Academies Press; 2011.

25. Institute of Medicine. *To Err is Human: Building A Safer Health System*. Washington, DC: National Academy Press; 2000.

26. James BC, Savitz LA. How Intermountain trimmed health care costs through robust quality improvement efforts. *Health Aff (Millwood).* 2011 Jun;30(6):1185–1191.

27. Klass D. A performance-based conception of competence is changing the regulation of physicians' professional behavior. *Acad Med.* 2007 Jun;82(6):529–535.

28. Mansouri M, Lockyer J. A meta-analysis of continuing medical education effectiveness. *J Contin Educ Health Prof.* 2007 Winter;27(1):6–15.

29. Marinopoulos SS, Dorman T, Ratanawongsa N, Wilson LM, Ashar BH, Magaziner JL, Miller RG, Thomas PA, Prokopowicz GP, Qayyum R, Bass EB. Effectiveness of continuing medical education. *Evid Rep Technol Assess (Full Rep)*. 2007 Jan;(149):1–69.

30. Mazzocato P, Savage C, Brommels M, Aronsson H, Thor J. Lean thinking in healthcare: a

realist review of the literature. *Qual Saf Health Care.* 2010 Oct;19(5):376–382.

31. McGaghie WC, Issenberg SB, Cohen ER, Barsuk JH, Wayne DB. Does simulation-based medical education with deliberate practice yield better results than traditional clinical education? A meta-analytic comparative review of the evidence. *Acad Med.* 2011 Jun;86(6):706–711.

32. McGlynn EA, Asch SM, Adams J, Keesey J, Hicks J, DeCristofaro A, Kerr EA. The quality of health care delivered to adults in the United States. *N Engl J Med.* 2003 Jun 26;348(26):2635–2645.

33. Mitchell P, Wynia M, Golden R, McNellis B, Okun S, Webb CE, Rohrbach V, Von Kohorn I. *Core Principles & Values of Effective Team-Based Health Care. Discussion Paper.* Washington, DC: Institute of Medicine. 2012. Available at: www.iom.edu/tbc

34. Mohr JJ, Batalden PB. Improving safety on the front lines: the role of clinical microsystems. *Qual Saf Health Care.* 2002 Mar;11(1):45–50.

35. Nasca TJ, Day SH, Amis ES Jr; ACGME Duty Hour Task Force. The new recommendations on duty hours from the ACGME Task Force. *N Engl J Med.* 2010 Jul 8;363(2):e3.

36. Nasca TJ, Philibert I, Brigham T, Flynn TC. The next GME accreditation system—rationale and benefits. *N Engl J Med.* 2012 Mar 15;366(11):1051–1056.

37. Nelson EC, Batalden PB, Godfrey MM. *Quality By Design: A Clinical Microsystems Approach.* San Francisco, CA: John Wiley & Sons. 2007.

38. Ofri D. Quality measures and the individual physician. *N Engl J Med.* 2010 Aug 12;363(7):606–607.

39. Oshiro BT, Henry E, Wilson J, Branch DW, Varner MW; Women and Newborn Clinical Integration Program. Decreasing elective deliveries before 39 weeks of gestation in an integrated health care system. *Obstet Gynecol.* 2009 Apr;113(4):804–811.

40. Østbye T, Yarnall KS, Krause KM, Pollak KI, Gradison M, Michener JL. Is there time for management of patients with chronic diseases in primary care? *Ann Fam Med.* 2005 May-Jun;3(3):209–214.

41. Poncelet A, Bokser S, Calton B, Hauer KE, Kirsch H, Jones T, Lai CJ, Mazotti L, Shore W, Teherani A, Tong L, Wamsley M, Robertson P. Development of a longitudinal integrated

clerkship at an academic medical center. *Med Educ Online*. 2011 Apr 4;16.

42. Pronovost PJ, Weast B, Holzmueller CG, Rosenstein BJ, Kidwell RP, Haller KB, Feroli ER, Sexton JB, Rubin HR. Evaluation of the culture of safety: survey of clinicians and managers in an academic medical center. *Qual Saf Health Care*. 2003 Dec;12(6):405–410.
43. Reason J. Human error: models and management. *BMJ*. 2000 Mar 18;320(7237):768–770.
44. Rogers JC, Coutts L. Do students' attitudes during preclinical years predict their humanism as clerkship students? *Acad Med*. 2000 Oct;75(10 Suppl):S74–S77.
45. Sackett DL. Clinical epidemiology: what, who, and whither. *J Clin Epidemiol*. 2002 Dec;55(12):1161–1166.
46. Satterlee WG, Eggers RG, Grimes DA. Effective medical education: insights from the Cochrane Library. *Obstet Gynecol Surv*. 2008 May;63(5):329–333.
47. Schmaltz SP, Williams SC, Chassin MR, Loeb JM, Wachter RM. Hospital performance trends on national quality measures and the association with Ioint Commission accreditation. *J Hosp Med*. 2011 Oct;6(8):454–461.
48. Shannon RP. Eliminating hospital acquired infections: is it possible? Is it sustainable? Is it worth it? *Trans Am Clin Climatol Assoc*. 2011;122:103–114.
49. Simpkins J, Divine G, Wang M, Holmboe E, Pladevall M, Williams LK. Improving asthma care through recertification: a cluster randomized trial. *Arch Intern Med*. 2007 Nov 12;167(20):2240–2248.
50. Smith AK, White DB, Arnold RM. Uncertainty--the other side of prognosis. *N Engl J Med*. 2013 Jun 27;368(26):2448–2450.
51. Spector JM, Agrawal P, Kodkany B, Lipsitz S, Lashoher A, Dziekan G, Bahl R, Merialdi M, Mathai M, Lemer C, Gawande A. Improving quality of care for maternal and newborn health: prospective pilot study of the WHO safe childbirth checklist program. *PLoS One*. 2012;7(5):e35151.
52. Steinman MA, Landefeld CS, Baron RB. Industry support of CME—are we at the tipping point? *N Engl J Med*. 2012 Mar 22;366(12):1069–1071.
53. Swing SR, Beeson MS, Carraccio C, Coburn M, Iobst W, Selden NR, Stern PJ, Vydareny K. Educational milestone development in the first 7 specialties to enter the next accreditation system. *J Grad Med Educ*. 2013 Mar;5(1):98–106.

54. Teherani A, O'Brien BC, Masters DE, Poncelet AN, Robertson PA, Hauer KE. Burden, responsibility, and reward: preceptor experiences with the continuity of teaching in a longitudinal integrated clerkship. *Acad Med.* 2009 Oct;84(10 Suppl):S50–S53.

55. Turchin A, Shubina M, Chodos AH, Einbinder JS, Pendergrass ML. Effect of board certification on antihypertensive treatment intensification in patients with diabetes mellitus. *Circulation*. 2008 Feb 5;117(5):623–628.

56. Van Tartwijk J, Driessen EW. Portfolios for assessment and learning: AMEE Guide no. 45. *Med Teach*. 2009 Sep;31(9):790–801.

57. Wayne DB, Didwania A, Feinglass J, Fudala MJ, Barsuk JH, McGaghie WC. Simulation-based education improves quality of care during cardiac arrest team responses at an academic teaching hospital: a case-control study. *Chest.* 2008 Jan;133(1):56–61.

58. Weiser TG, Haynes AB, Lashoher A, Dziekan G, Boorman DJ, Berry WR, Gawande AA. Perspectives in quality: designing the WHO Surgical Safety Checklist. *Int J Qual Health Care.* 2010 Oct;22(5):365–370.

59. Weiss KB. Future of board certification in a new era of public accountability. *J Am Board Fam Med.* 2010 Mar-Apr;23 Suppl 1:S32–S39.

60. Werner RM, Asch DA. The unintended consequences of publicly reporting quality information. *JAMA*. 2005 Mar 9;293(10):1239–1244.

61. Yarnall KS, Pollak KI, Østbye T, Krause KM, Michener JL. Primary care: is there enough time for prevention? *Am J Public Health*. 2003 Apr;93(4):635–641.

第七章

医疗资源决策中公平分配和伦理管理

学习目标

1. 要理解医师，以解决有限医疗资源的管理。
2. 理解医生在治疗患者和权衡资源用量上的矛盾。
3. 学习劝导患者放弃不必要的检查或治疗的谈话技巧。
4. 学习在有限资源管理中，团队、医疗系统和专业组织所能扮演的角色。

唐娜•约翰逊，40岁女性，是一家小型制造公司的执行总裁。工作上有很大压力并且她有长期头痛的病史，最近她头痛发作更加频繁了，减压对于她头痛的改善无济于事。她有个邻居也经常头痛，就在最近被诊断为恶性脑瘤。她正在咨询她的家庭医生——赫尔南德斯，希望预约一次断层扫描以排除肿瘤。

赫尔南德斯医生进行了详细的问诊，排除了患者神经系统的症状。唐娜全身体格检查都很正常，包括神经系统。赫尔南德斯医生考虑她的头痛是由精神紧张引起的，就此与患者进行了交流。唐娜女士仍坚持要做CT检查，但赫尔南德斯医生认为这不符合临床的适应证。虽然患者的保险可做CT检查，但这项检查仍价格昂贵。赫尔南德斯医生认为，对于焦虑的患者，预约做个检查比起向她解释检查的好处与风险更加容易。

医师每天都需要决定是否有必要为患者预约检验或影像学检查。在日常医疗工作中，类似的场景也常常发生。有症状的患者担忧自身情况，他们希望医生用最先进的医疗技术快速诊断和治疗疾病，或直接诊断他们身体是健康的。一些人认为检验和X线的结果相当准确，而医师经验性诊断则不可靠。因此对比详细的临床体格检查他们更愿意选择机器检验。消费者广告和众多网站推荐的那些无根据的检验和治疗使他们强化这些想法。

医师同样有这种担忧。基于漏掉重要的诊断会引起不利的考虑，促使医生选择各种辅助检查。另外，如果拒绝不必要的检验会降低患者满意度也是促发因素之一。此外，检验作为疾病诊疗标准的一部分，也可用来防御医疗风险，这些好处强化医生愿意选择这种行为。有时候即使我们明白这些检查对患者病情诊断价值不高，甚至检查本身带有一些风险，在医疗过程中我们还是倾向于做“全面”的检查。现实状况在医疗保健系统中的这些检查手段可以增加医生的经济收入，所以，聘用这些医生的机构不仅不会抵制这种手段反而可以从中获利。

在职业素养中，如何管理稀缺资源是一个复杂的话题。医师为了谋利而开不必要的检验检查，为了避免医疗诊断事故而开所谓的“常规”检验，这显然都是不专业的行为。开这些非必要的检查是为了缓解患者焦虑的情绪、尊重患者要求、避免漏诊，这样既符合了职业素养中谨慎的态度，又尊重患者的自主决定权。但是预约不必要的检查和治疗可能不仅不会产生任何好处，还会对患者的身体造成伤害（像射线辐射，抗生素相关腹泻）以及对患者造成不必要的经济负担，这恰恰违背了职业素养中追求卓越和无伤原则。除此之外，把有价值的国民资源浪费在不必要的检查和治疗上，导致没有足够的资金去提升医疗质量和帮助需要的人，而且把注意力放在这些复杂的健康问题上和职业素养中要求公平的努力方向相背。

在这一章，我们要每天处理与医生日常工作相关的复杂性问题。我们从有效利用有限资源的角度讨论出合理解决方案。我们用职业素养框架来规范行为，以便医生个体、医疗团队、医疗部门以及职业素养组织能够合理分配有限资源。

1. 我们为什么关注健康医疗费用?

在所有发达国家中，不断上涨的健康医疗费用是个备受瞩目的问题。近几十年来，许多国家健康医疗支出占国民生产总值（gross domestic product，GDP）的比例不断增加。1970 年，美国健康医疗支出占国民生产总值的 7.4%，1990 年占 11.9%，2008 年占 16%。据估计到 2020 年将达 20%。（Keehan et al，2011 ；Shatto & Clemens，2011）。政府如果还想要投资其他方面如教育、环境、公众安全等，这些数据并不能支持。20 世纪生物医疗的巨大进步也是医疗费用持续增长的一方面原因。新的医疗选择在增加，人们的寿命也在增加。医保费用的推动与医疗的分支部门管理的复杂性密不可分，这是我们目前医保系统的特征。和美国相比，那些具有协调良好的医疗系统、完善的初级护理服务和金融机制的国家能更好地控制健康医疗支出占国民 GDP 的比值。例如 2008 年，相比于美国健康医疗支出占 GDP 的 16%，加拿大占了 10.4%，英国占了 8.7%（图 7-1）。

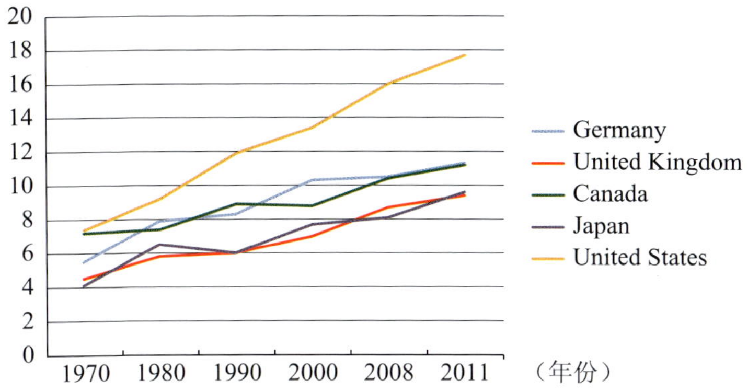

图 7-1 总医疗支出占国民生产总值比例，1970~2008 年

引自 Organisation for Economic Co-operation and Development (OECD). Health expenditure: Total-expenditure on health, % gross domestic product, 2013. http: //www. oecd. org/els/healthsystems/oecdhealthdata2013frequentlyrequesteddata. htm.

更让人费解的是，美国医疗高昂的支出并没有得到更好的医疗结果，甚至不如那些医疗支出少的国家。评价医疗质量的指标包括婴儿死亡率、期望寿命、期望寿命（Organisation for Economic Co-operation and Development，OECD）和修正死亡率（一种评价医疗系统功能的方法）。其中多个指标美国排名最末（表 7-1）。例如，2008 年婴儿死亡率为每 1000 人中 6.7 人，而加拿大为 5.1，德国仅有 3.5 人。男性期望寿命较加拿大减短 3 年。简言之，美国入不敷出。

表 7-1 医疗结局（healthcare outcomes）

	婴儿死亡率 /1000	期望寿命（自出生）/年		期望寿命（自 65 岁）/年		修正死亡率 /100,000（2002-3）
		男	女	男	女	
德国	3.6	78.4	83.2	18.2	21.2	90
英国	4.7	79.1	83.1	18.6	21.2	103
加拿大	4.9	78.4	83.3	18.5	21.6	77
日本	2.3	79.4	85.9	18.7	23.7	71
美国	6.1	76.3	81.1	17.8	20.4	110

引自 Organisation for Economic Co-operation and Development (OECD). Health expenditure: Total expenditure on health, % gross domestic product, 2013. http: //www. oecd. org/els/health-systems/oecdhealthdata2013-frequentlyrequesteddata. htm. (b) Nolte E, McKee CM. Measuring the health of nations: updating an earlier analysis. Health Aff (Millwood). 2008 Jan-Feb; 27(1): 58–71.

尽管美国医疗支出巨大，仍有许多美国人享受不到医疗服务。调查表明，约有 25% 的美国人因付不起款而得不到应有的处方药品、检查或者治疗。在 2009 年，5100 万人没有任何医疗保险（U. S. Census Bureau，2010），在过去的 30 年里，这部分人口的数量在不断增加；在美国，穷人比富人没有医保的可能性更大。此外，在宣布破产的美国公民中有 62% 是由于医疗花费过高，65 岁以上宣布破产的人群中有 25% 的人群尽管被纳入到医保体系中，对他们来说，自费医疗费用过高仍造成了严峻的财政问题。（Bodenheimer & Grumbach，2012）。

备受瞩目的是在美国医疗系统中政府投入大量的资金却没有带来其应有

的价值。有研究表明，30% 的医疗保健支出被用于一些重复的、无理论依据的或有害的检查或治疗，可视为医疗浪费（Berwick & Hackbarth，2012）。古话说得好，最贵的医疗设备是医生手中的笔（现如今是键盘），事实就是如此。80% 的健康医疗支出由医生决定。经济学家估计如果我们能够和其他医保相对健全的国家一样提高健康医疗支出的价值，那么我们的医保支出将下降 15%~30%，这些资金可以用于构建更好的社会医保环境。

解决健康医疗支出持续增长的方法之一，是让支付方和调控者削减退还率以抵制不必要的支出。这个方法最初是由非专业的利益持有者提出的，通过限制人们必须医疗服务而限制支出。有伦理学家和医学家提出应该用专业手段来解决医保高支出低价值的问题。相对于医疗资源的分配，我们应更多关注如何减少浪费—— 减少那些无益甚至有害的治疗。把浪费的资金节省下来，投入到保障全社会都能得到安全、有效、高质量的医保体系。这是全社会的伟大目标，将激励所有的医生。

2. 有价值资源的管理工作是规范临床治疗配给的一种方式吗?

格林医生是第三年的内科住院医生。在一天早晨查房时，他向我们介绍了一个病例，83 岁老人，因缺血性心脏病导致了充血性心衰的复发，于前天晚上入我院。格林医生报告了患者的病史，体格检查以及入院的检查结果，包括心血管磁共振成像。主治医生询问格林医生为什么安排了磁共振，是否对治疗有帮助。

培训可以打造临床专业学习的模式。研究表明医师受过顶级医学教育模式，会对他们将来的诊疗工作有着积极的影响。例如，阿系和同事们（2009）研究发现医生所在的产科培训系统对其所管的产妇发生并发症的发生率有影响。那些在后五分之一排名体系训练出来的医生其负责管理的孕妇并发症发生率为 13.6%，比那些排名靠前体系的训练生的 10.3% 高 1/3。

达特茅斯 • 阿特拉斯研究了不同医院的医疗质量情况，并发表了一篇报告，题为“你想当什么样的医生？医疗质量的变化以及对住院医生培训的重要性（Arora & True，2012）。”报告强调了住院医生要通过模仿主治医生的行为并且对不同医疗环境的反应来形成他们的医疗理念。格林医生决定采用 MRI 可能是考虑到特殊的诊断（或许在患者检验中有可疑淀粉样变性发现）。又或是因为她的前任带教医师会“常规”采用 MRI 处理这种患者，但没有告诉他 MRI 的适应证。医疗报销希望患者快速周转，因此住院医生被要求关注患者住院时间。格林医生认为在和主治医生讨论这个案例前就安排好这个检验可以缩短患者的住院时间。也可能是因为他对患者心脏 MRI 十分感兴趣，想要对此了解更多但并没有意识到因为他的这个好奇心患者要承受经济上的负担。实际上，在医院一直存在间接教育成分，是因为住院医生诊断的检验会带来过度治疗和治疗推迟。总之，许多住院医师培训计划都鼓励受训人开不必要的检验。在住院医生接受的医疗培训模式可能会影响他们未来的行医方式。

3. 如果职业素养包含有效资源的管理，为何这个话题在教育和实践中讨论如此之少？

一个简单答案是实际的医疗费用是不显示在医生和患者面前的。更不透明的是一个患者到底花费多少，哪些部分是保险会支付的，哪些部分他们需要自费。一些主张谨慎医疗消费的专家激励医生通过“通用金融预防措施”这个方法来解决费用混乱问题。同样的原则也要规范用于血源性疾病的常用措施中，通用金融预防措施敦促医生在每个患者面前都要考虑其主要诊断，以防止患者花费过多。最近的一个随机抽取样本的试验表明当医生知道所开检查的价格时，对开检查会更加谨慎，从而为患者节省 10% 的资金（Feldman et al，2013）。

更难处理的是患者权益和社会公正之间的矛盾。一些医生认为即使一个阴性结果也会带来有用的信息，而讨论患者医疗成本和患者福祉优先的原则相悖，他们认为在治疗患者同时考虑社会公正，可以解释临床限额配给的情况。如果医生同时考虑到诊断检验的现状和治疗所需的决定，那么以患者为中心的职业素养价值和以社会为中心的职业素养价值之间的冲突就可以成功被解决。如果医生可以同时避免委托出错（仅根据可疑疾病去诊断和治疗）和疏忽（没有去查相关指标和做相应的治疗），那么个体化治疗就可以实现。当出现假阳性的结果时，医生会开更多额外的，有创的检查，故医生要根据病情循证决策需要安排的检查和治疗，保护患者不受伤害（例如经常受辐射会增加癌症风险，貌似良性抗生素和皮质类固醇也会导致罕见的并发症，如瘫痪）。

一些医生也关心患者的自主决定权，因为很多患者希望并要求我们为他们开某种检查。伦理学家告诉我们，相比自由而言，自主决定不是绝对的，自主决定需在掌握充分的信息和理解相关情况的基础上。患者自主决定的原则意味着医生要指导咨询患者从而为他们选择有根据的且合适的检查。这并不代表要顺从患者的要求去做一些无证据依据的治疗，有了这些基础，对于珍贵资源的管理，医生可以同时实现以社会为中心的职业素养目标和以患者为中心职业素养目标。

实际上，我们正处于一个重大的转变时期——从一个患者的角度到更宽广的社会角度。下面，我们讨论一下这个系统的几个重要角色——患者和医生、团队、医疗机构以及职业素养相关组织——以有限的资源为大量的患者提供高水平治疗。在与患者交流安排检查以及治疗程序方面我们也有精确的计划。

练习 7-1

1. 想出最近一次患者要求做而你认为不需要的检验检查。
2. 对于安排或不安排检查，你有何想法？
3. 你考虑了什么因素？有哪些因素支持或反对这次检查？
4. 你有和患者讨论这个问题吗？这个问题结果令人满意吗？

4. 医生—患者互动

约翰•金今年36岁，是一个承包商，他来看家庭医生，因为他持续一周的后背疼干扰了他的正常工作，实际上他已经5天没工作了。有次金先生提起一个很重的桶，扭了后背，就开始一直痛。他非常沮丧，因为不工作就没有收入，但是他的背很不舒服，尤其是向前弯腰的时候，疼痛影响了他的睡眠，醒来时在床上痛得翻滚，疼痛并没有放散到腿上。二便是正常的。他要求做个背部CT，以便找到疼痛的原因，尽早回到工作岗位。

德沃医生对约翰·金先生体格检查，在他腿上没有发现神经系统的体征，他意识到对于缺乏腿部神经系统的症状和体征，尤其是6周以内的后背疼痛，影像学是看不出来的。尽管他知道CT不管用，但经验来说他得花大把时间跟患者解释做CT不适合，即便这样患者也会因为没有得到他们要求的检查而不高兴地离开办公室。而且他的工作进度已经慢了，其他工作人员正在催促他加快进度。

锻炼医生各方面技能这是再平常不过的情形了，患者要求进行没有指征的治疗和检查——上呼吸道感染要用抗生素，应激心电图描记法检查冠心病等。德沃医生对此的反应也是再平常不过了。努力去解释不安排检查的原理真的值得吗？尽管不需要还是要安排检查仅仅是为了更方便吗？他知道这需要花很长的时间去解释而且不是所有患者都能接受。并且德沃医生可能认为如果他现在不安排这检查患者也会找另一个医生给他做CT，使整个过程都没有价值。更糟糕的是，患者可能会在公共网站上抱怨这事，像Angie's List or Yelp．这会使其他患者怀疑他的能力和同情心（Ginsburg，Bernabeo，& Holmboe，2013：Ginsburg et al，2012）。

使用一些交流技巧来解释不需要安排检查的原因。我们用上面这个情形来阐述，当向患者解释不需采用一些不必要的检查时的交流步骤以及医生可能用到的简单话语，很明显这些话出现在医生和患者较长的对话中。

（1）仔细倾听患者的担心后，特别是表明自己已了解患者的情况和理解他的感觉（表示同情）。

比如："我理解你的后背痛令你十分沮丧。它不仅使你痛苦，而且使你无法工作导致收入下降。我说的对吗？"

（2）解释医生和患者有共同的目标。

比如："我们都希望你的痛苦能够得到控制，让你尽快康复回去工作。"

（3）提供清晰的建议，不用专业术语。

比如："通常后背痛需要几周的时间让肌肉用来恢复，现在你的身体正在经历的就是这个阶段。与此同时，应该保持运动，而不是躺在床上，我们还可以用安全有效的药物控制疼痛。用这个方法不久你就可以回归到工作中去。"

（4）解释为什么他要求的检查是没有用的甚至有害的。

比如："背部 X 线，如 CT 扫描，在这种状态下是没有用处的。研究表明有非常严重的后背痛和体格检查身体没有异常的患者，像你就不会从 X 检查线中得益，事实上，还会从 CT 扫描中遭受到一些不必要的辐射风险。如果可能的话，最好避免这种风险。"

（5）检查患者所想或者遗留的关心的问题。

比如："你怎么想这种方式？你还有什么其他的担心？"

这种方法不会对所有的患者有效，但是由于这种需求的形式非常常见，对医生们来说掌握这种对话方式的技能是重要的。来自德雷克塞尔大学医学院（Drexel University College of Medicine）的研究者开发了录像来教医生如何在这些充满挑战的情形中交流。录像是基于医疗检查和过程中，医生和患者的所提问题。录像模块包括普通的场景和对不同专业量身定做其他的一些场景（表 7-2），说明不同领域可能遇到的常见问题。教学事例音频可以在 www.modules.choosingwisely.org 获得。

但是，通过实践练习和在场同事的反馈是学习有效的交流技能的最好的方法。

表 7-2　关于与患者讨论检查和治疗时的常见话题

专业	话题
过敏，哮喘和免疫学	• 患者要求抗生素对待病毒性鼻窦炎 • 患者要求丙种球蛋白增强免疫系统 • 患者要求治疗慢性荨麻疹的进一步测试
心脏病学	• 患者要求术前负荷试验 • 患冠心病数年后的患者要求做负荷试验 • 低风险患者要求负荷试验

续表

专业	话题
家庭医学	• 鼻窦炎患者要求应用抗生素 • 低风险患者要求运动负荷试验 • 背痛患者要求做影像学检查
普通	• 头痛患者要求影像学检查 • 背痛患者要求做磁共振成像
内科	• 患者要求心电图负荷试验 • 患者要求做 X 线检查来术前评估 • 血管迷走性晕厥的患者要求做脑 CT • 主治医生要求做 CT 血管造影，以排除肺栓塞
肾脏病	• 透析的利与弊 • 透析患者要求常规筛查癌症 • 和住院医生谈谈 picc 置管
儿科	• 打电话给要求给上呼吸道感染者用抗生素的母亲 • 母亲要求给头部受伤的孩子做 CT
影像学	• 放射科医生讨论孩子的最佳影像学研究 • 放射科医生讨论低风险肺栓塞患者的影像学 • 放射科医生讨论小的卵巢囊肿的治疗过程

引自 ABIM Foundation. Choosing Wisely. Available at: http://www.choosingwisely.org/.

或者，交流技巧还可以通过与虚拟的患者的练习来学习。和其他技能一样，学习交流技能需要反复练习，并通过反馈得知自己的优点及需要改进的地方。

消费者报告已经发布了一些对医生和患者有益的资源，并与一些专业协会合作制定了一些材料，这样医生就可以把材料给要求不必要检查和治疗的患者，如有些患者的腰背痛不严重，却要求用影像学来诊断，这些材料是为患者设计的，并用口语化的语言写下来的。他们列出一系列话题证明检验证据缺乏或替代治疗是有效的。材料解释了治疗的不良反应，操作过程以及适用情况。比如，腰背痛的材料解释了为什么影像学通常不做，但是列出了 MRI 的指征。一个示例患者的信息列表被列出在图 7-2。所有的患者信息材料可以在 http://consumerhealthchoices.org/ 获得。

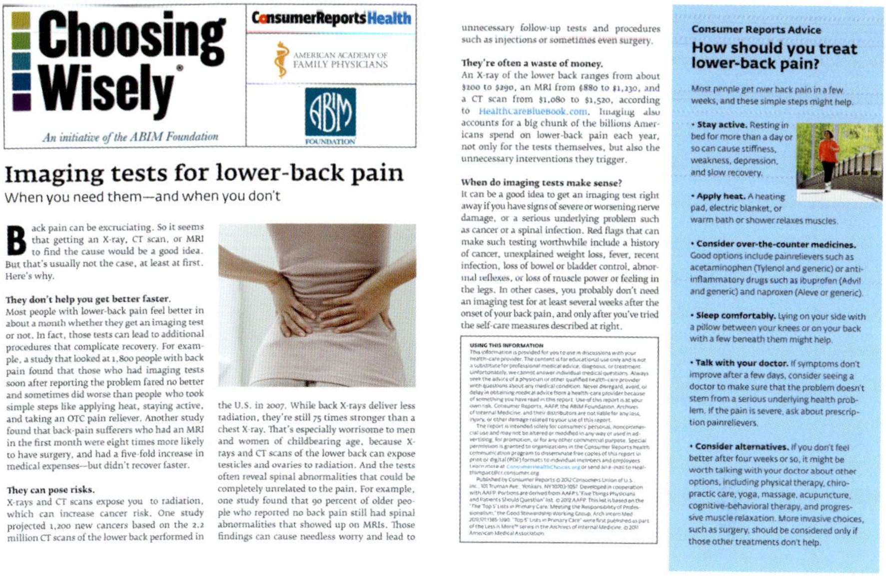

Choosing Wisely®

An initiative of the ABIM Foundation

ConsumerReportsHealth

AMERICAN ACADEMY OF FAMILY PHYSICIANS

ABIM FOUNDATION

Imaging tests for lower-back pain

When you need them—and when you don't

Back pain can be excruciating. So it seems that getting an X-ray, CT scan, or MRI to find the cause would be a good idea. But that's usually not the case, at least at first. Here's why.

They don't help you get better faster.
Most people with lower-back pain feel better in about a month whether they get an imaging test or not. In fact, those tests can lead to additional procedures that complicate recovery. For example, a study that looked at 1,800 people with back pain found that those who had imaging tests soon after reporting the problem fared no better and sometimes did worse than people who took simple steps like applying heat, staying active, and taking an OTC pain reliever. Another study found that back-pain sufferers who had an MRI in the first month were eight times more likely to have surgery, and had a five-fold increase in medical expenses--but didn't recover faster.

They can pose risks.
X-rays and CT scans expose you to radiation, which can increase cancer risk. One study projected 1,200 new cancers based on the 2.2 million CT scans of the lower back performed in the U.S. in 2007. While back X-rays deliver less radiation, they're still 75 times stronger than a chest X-ray. That's especially worrisome to men and women of childbearing age, because X-rays and CT scans of the lower back can expose testicles and ovaries to radiation. And the tests often reveal spinal abnormalities that could be completely unrelated to the pain. For example, one study found that 90 percent of older people who reported no back pain still had spinal abnormalities that showed up on MRIs. Those findings can cause needless worry and lead to unnecessary follow-up tests and procedures such as injections or sometimes even surgery.

They're often a waste of money.
An X-ray of the lower back ranges from about $200 to $290, an MRI from $880 to $1,230, and a CT scan from $1,080 to $1,520, according to HealthCareBlueBook.com. Imaging also accounts for a big chunk of the billions Americans spend on lower-back pain each year, not only for the tests themselves, but also the unnecessary interventions they trigger.

When do imaging tests make sense?
It can be a good idea to get an imaging test right away if you have signs of severe or worsening nerve damage, or a serious underlying problem such as cancer or a spinal infection. Red flags that can make such testing worthwhile include a history of cancer, unexplained weight loss, fever, recent infection, loss of bowel or bladder control, abnormal reflexes, or loss of muscle power or feeling in the legs. In other cases, you probably don't need an imaging test for at least several weeks after the onset of your back pain, and only after you've tried the self-care measures described at right.

USING THIS INFORMATION
This information is provided for you to use in discussions with your health-care provider. The content is for educational use only and is not a substitute for professional medical advice, diagnosis, or treatment. Unfortunately, we cannot answer individual medical questions. Always seek the advice of a physician or other qualified health-care provider with questions about any medical condition. Never disregard, avoid, or delay in obtaining medical advice from a health-care provider because of something you have read in this report. Use of this report is at your own risk. Consumer Reports, AAFP, the ABIM Foundation, Archives of Internal Medicine, and their distributors are not liable for any loss, injury, or other damage related to your use of this report.
The report is intended solely for consumers' personal, noncommercial use and may not be altered or modified in any way or used in advertising, for promotion, or for any other commercial purpose. Special permission is granted to organizations in the Consumer Reports Health communication program to disseminate free copies of this report in print or digital (PDF) formats to individual members and employees. Learn more at ConsumerHealthChoices.org or send an e-mail to HealthImpact@cr.consumer.org.
Published by Consumer Reports © 2012 Consumers Union of U.S., Inc., 101 Truman Ave., Yonkers, NY 10703-1057. Developed in cooperation with AAFP. Portions are derived from AAFP's "Five Things Physicians and Patients Should Question" list. © 2012 AAFP. This list is based on the "The 'Top 5' Lists in Primary Care: Meeting the Responsibility of Professionalism," the Good Stewardship Working Group, Arch Intern Med 2011;171:1385-1390. "Top 5" Lists in Primary Care" were first published as part of the Less is More™ series in the Archives of Internal Medicine. © 2011 American Medical Association.

Consumer Reports Advice

How should you treat lower-back pain?

Most people get over back pain in a few weeks, and these simple steps might help.

- **Stay active.** Resting in bed for more than a day or so can cause stiffness, weakness, depression, and slow recovery.
- **Apply heat.** A heating pad, electric blanket, or warm bath or shower relaxes muscles.
- **Consider over-the-counter medicines.** Good options include painrelievers such as acetaminophen (Tylenol and generic) or anti-inflammatory drugs such as ibuprofen (Advil and generic) and naproxen (Aleve or generic).
- **Sleep comfortably.** Lying on your side with a pillow between your knees or on your back with a few beneath them might help.
- **Talk with your doctor.** If symptoms don't improve after a few days, consider seeing a doctor to make sure that the problem doesn't stem from a serious underlying health problem. If the pain is severe, ask about prescription painrelievers.
- **Consider alternatives.** If you don't feel better after four weeks or so, it might be worth talking with your doctor about other options, including physical therapy, chiropractic care, yoga, massage, acupuncture, cognitive-behavioral therapy, and progressive muscle relaxation. More invasive choices, such as surgery, should be considered only if those other treatments don't help.

图 7-2　从专业社会和消费者的角度患者可利用资源

引自 Consumers Union of U.S., Inc. Yonkers, NY 10703-1057, a nonprofit organization. Reprinted with permission of Consumer Reports® for educational purposes only. www.ConsumerReports.org

5. 团队和资源管理

沙阿是一名皮肤科医生，他接诊了一位 32 岁的患者，据她的家庭医生说，在过去的 4 个月里，她一直在大片脱发。当她洗澡的时候头发脱落更严重，早晨在枕头上也发现了头发。沙阿医生猜测可能是因为一种常见的原因造成她的脱发—机体总铁储存量减低或甲状腺功能减退症。他想要让患者检测一下促甲状腺激素和血清铁蛋白，但是患者说家庭医生已经让她做了一系列的血液检查，她觉着这两项已经做过了。沙阿医生让患者先等待，他的办公团队尝试和她的家庭医生取得联系以得到检验结果。尽管这可能比再次预约要快，但他认为也十分浪费时间。

除了个人，团队对有限的医疗资源管理也扮演了一个重要的角色。尽管一些不贵的血液检验常被认为是无关紧要的，但重复也会造成浪费。沙阿医生的当时的处理方法是正确的，但是实施起来却很麻烦，因为它花费了办公团队珍贵的时间去打电话并试图去找到实验结果。长远来看，沙阿医生和她的同事应该去发现提高系统效率的途径，以便一个患者的检验结果、问题列表和药物列表可以被需要信息的团队所及——因此避免重叠和浪费。在综合健康系统工作的医生或许会发现协调策略是简单的，像分享电子医疗记录。单独行医医生可能需要和同事一块儿来建立一个重要的交流信息的模型，通过确保患者拿着信息，或者在医疗团体间规范化转诊。

在2001年，美国医学研究所发表了一篇名为“跨越质量鸿沟（Crossings the Quality Chasm）”的报告，其中把美国的健康医疗保健服务系统比作每隔几公里就改变轨距的铁路。“医疗保健是许多方面共同形成的整合系统——护理、紧急情况、门诊、住院、家庭保健、检验、实验室和药房等。”（Institute of Medicine，2001）。在各系统转换过程中几乎没可能协调好所有环节，相信这并不让人感到惊讶。目前在医院和门诊之间转换问题的处理得到越来越多的关注。另外，在任何医疗点，患者被各类医疗服务人员管理，但是团队的成员间交流经常会有障碍，如在医院不同部门进行切换时。患者的每一次转诊都是高风险的，经常是这个医疗服务人员不知道上一个医疗服务人员所知的信息或已为患者做了什么。强调患者安全转诊对不同医疗点和医护人员之间信息传递的重要性，也已经发展起用一些工具来优化这些交接。例如，清单可以用来确保信息完整地传递，特别是在患者出院的时候。（表7-3）。

不同医疗点和不同医务人员之间的这种不连续性不仅会导致医疗质量的降低，而且会导致医疗成本的增加和资源的浪费。医生们可能会开前一个团队已经开过或者停掉的药物。他们可能会重复已经做过、正在等待结果的检验。医疗点之间的医疗网络系统的不对接使得良好的沟通比较困难。然而，一项特别高的花费是短暂出院后的再入院。詹克斯，威廉和科尔曼（Jencks，Williams & Coleman，2009）的一项研究发现，20%的医保患者在出院后1个月内重新入院，1/3在90天内重入院。做出报告的人估计可预防患者住院的费用是每年17亿美元。研究发现出院的信息质量的缺口导致45%的患者有化验结果的延迟，并且很多人甚至看不到化验结果；15%的药品清单有较大的差异；第一次复诊的时候患者的出院总结也很少能被医生所看到。防止再入院得到越来越多的关注，而且在某些情况下，经济处罚在防止再入院上也有着重要作用。创新性的方法涉及了许多内容，自出院清单到建立专门医疗团队以提供严密的出院后管理。虽然更严密的方法可能会由于需要更多的人力资源来创建团队而造成更高花费，但它们有希望能够有效降低急诊就诊和再入院率。还有一些新兴的方法证明是有效的（Hansen et al，2011；Epstein，Jha，& Orav，2011）。

表 7-3 一份出院清单
出院带药
患者用药情况
住院期间的变化
知会患者药物副作用
出院总结
及时总结
包括出院治疗（标注自入院变化情况）
列出需要随访检查检验
给所有给患者提供一份包括护理在内的出院病历复印件
和患者 / 家庭交流
向患者说明药品说明，需要随访的指标，可能出现的需要警惕的症状及不良反应如何处理
确保患者理解你的说明
可能的话尽量保证一位家属在场
和首诊医生的交流
在患者出院前和首诊医生通电话
随访计划
出院门诊
电话随访
首诊医生的预约

引自 Wachter RM. Understanding Patient Safety. 2nd ed. New York, NY: McGraw Hill Professional; 2012, p. 136.

大城市医院的专家试图减少急诊科那些不必要的就诊。因为一些家庭医生频繁向急诊送患者而让他们感到烦恼。为了找到原因，他们要求医院去访问这些家庭医生们以了解有什么内因。结果让人惊讶。因为家庭医生也很烦恼，他们也不想将患者送急诊科。然而，合并多种疾病的患者总是来得很晚，他们又需要专家提供紧急检查或治疗。专家们的电话下午 4：30 或 5：00 就关闭了，家庭医生们不能得到专家们提供的关于患者诊疗的建议，所以他们只好把患者送到急诊科以得到紧急医疗服务。如果他们能咨询一位专家，并得到一个替代计划，那么第二天就没必要送患者去急诊科了。专家们同意设立一个专门的电话号供家庭医生拨打以获取紧急的建议。医院也同意以此方案来收集相关数据进行统计，统计执行这种新方案前后急诊科就诊的数量和来源。

这又是一个团队中医生发挥领导角色，制定策略来降低急诊科访问数的例子。问题的解决要求医生不仅仅考虑照顾自己的患者，并且要联系家庭医生了解他们怎么看待这个问题。通过了解，他们制定了符合成本效益和可行的新方法。这种方法既可以提高患者治疗质量，又避免急诊科资源的浪费。

霍珀·琼斯医生是第三年的神经科住院医师。她目前参与了一个由医生、护士和神经科重症加强监护病房的主管组成的工作质量小组。他们发现其中一家医院使用静脉注射尼卡地平来管理出血性高血压脑卒中后血压波动的比率比其他所有医院都要多。小组审查了脑卒中后血压管理的最新的证据，反映到了血压管理的过程，分析了血压管理的过程和每个住院患者的特点。他们发现尼卡地平的高使用率的医院每天仅调整一次药物使用。由此他们实施了一个快速循环质量改进项目，在该项目中，每天评估血压和调整药量两次。2 个月后，该医院的尼卡地平的使用呈下降趋势，患者的预后也有提高，并通过降低药费帮助医院实现每年节省 50 万美元的目标。

使用结构化的质量改进过程在专业项目的成功中起着至关重要的作用。合适的医疗标准，阅读最新发表的文献和评估所有重要结果（质量、满意度和成本）有助于确保在医疗过程中的改良是为了改善医疗服务，而不仅仅是降低花费。我们认为高效医疗中最重要的一个构成因素是医疗团队尽最大努力提高医疗质量的改良。以我们的经验来看，卫生保健专业人员要把循证依据的质量提高作为工作重心，而非仅仅是节约成本使得工作更高效。此处专门提出住院医生的重要性是因为——住院医生在主治医生的指导下和医院管理层的支持下，通过其自身努力对医疗质量提高有着重要作用。住院医生可以意识到系统中的低效的部分，通过变通的方法来处理这些问题。我们发现住院医们对参与提高工作效率的行动十分热情。

练习 7-2

1. 想想你和你的团队同事经常做的，你认为是效率低下和浪费资源（人力或财力资源）的一件事情。
2. 你可以做什么评估问题的严重程度？
3. 谁需要参与讨论审议数据和考虑提高它的方法？
4. 在你的行动下，这个障碍会发生怎么样的变化，如何改进？

6. 医疗保健系统在公平中的作用以及公正分配资源

卫生保健系统从公平公正分配资源的角度反映向专业化的进步。先前若干关于管理有限资源的例子其实是体系问题。比如，关于一个地区不同地点之间缺乏电子医疗信息共享的问题可以很好地在地区医疗部门、医院和附属医疗科室解决，或者被一个整合的信息传递系统解决。电子病历的实施，尽管在任何环境下都比较困难，在一个整合系统内却相对容易。然而，医疗保险和医疗救助服务中心（Centers for Medicare & Medicaid，CMS）最近成立了国家医疗信息技术协调办公室（National Coordinator for Information technology），用以加强医疗信息技术，通过提供对医疗保健系统的财政激励来实施高效率的信息技术。他们对一个信息技术解决方案的每个部分设立了标准，比如一个电子病历系统，为了得到财政支持需要达到相应的考核标准。事实证明，电子病历的应用可以提高医疗质量；例如，对糖尿病的治疗质量在应用电子保健病例的社区要明显好于使用纸质病例的社区（Cebul et al，2011）。然而，对施行这些信息系统的地方能否有效节省开支，并不是十分明确。电子健康病例的实施是一个可以展示医疗保健系统向专业化进步的例子，即从“追求卓越”的价值方面，又从合理利用有限资源的方面。还有许多其他相关的例子，例如，给提供方展示预后的结果差异和花费，支持不同系统的整合，或者采用支持有各种检查和操作价格信息的临床决策。

7. 医生倡导和专业组织

美国心脏病协会的总裁被要求参加一个关于医疗成本增加和医疗系统中浪费现象的讨论会。每个医疗组织，如美国心脏病学会，都要检查其成员经常使用的检验检查是否存在未能让患者获益的情况，防止增加不必要的成本。总裁也知道很多常规检查仅仅是被作为一种诊疗常规，并不是一定需要。然而，他也知道这些检查给心脏科医生们带来了可观的收入。他如何在不破坏成员收益的情况下提出这一问题？他最该为谁负责——患者，心脏病学家或整个社会？如果一旦有冲突，谁的利益应该放在第一位？

领导人有责任用社团的力量来鼓励和支持医生要做正确的事。这些社团受其成员的尊重和为成员提供继续教育的传统。这种正力量让社团在医生教育中处于领导地位——既符合循证诊疗标准，又有正确价值观传递的意义。

“明智选择”运动（of Choosing Wisely Campaign），由阿比姆基金会（ABIM Foundation）于2012年推出，由有敬业精神的医师组织及其成员领导。这场运动基于伦理学家、医师米勒布罗迪（Dr. Howard Brody）的理论，他鼓励医生从使用极具争议性术语”配给”（在限制医疗上如何选择，即便医疗是合理的）改正为“避免浪费”（BRODY，2012）。根据这个观点，每个患者应该基于他自己的利益和选择接受循证指导的治疗，而不应该接受对他们没有好处甚至是有害的检查，尤其是侵入性操作的副作用会给患者带来伤害或并发症。从这种不必要的检验检查中省出来的资金理论上和实践中都可以直接让更多的患者收益。

“明智选择”运动的目标是促进医生和患者之间关于过度使用检查和治疗的对话。作为运动的一部分，医学专业组织（n=50）被要求依据专业和循证数据建立一个“医生和患者五问”的列表。如本章前面所述，“消费者报告”与“明智选择”以及一些其他为此设计的资料可以有效地帮助患者们参与到这场对话中来。列表侧重于那些对患者无益甚至有害的常规诊疗或检查。每个列表力求简单明了。美国家庭医生协会列表如图 7-3。

Choosing Wisely®
An initiative of the ABIM Foundation

美国家庭医生协会
AMERICAN ACADEMY OF FAMILY PHYSICIANS

医生和患者五问

1 不要给六周内的腰背痛做影像学检查，除非存在警示体征。

2 不要给急性轻中度鼻窦炎使用抗生素，除非症状持续 7 天或更久，或症状在初步的临床诊疗后继续加重

3 对于年龄小于 65 岁的女性或小于 70 岁男性，如无危险因素者，不需要常规做骨密度 X 线检查（DEXA）。

4 低风险无症状患者不需要超声心动图（DKGs）或其他心脏学筛查。

5 低于 21 岁女性或行过子宫全切者不需要做子宫颈涂片检查。

图 7-3　医疗专业组织医生患者五问举例

引自 Consumers Union of U. S. , Inc. Yonkers, NY 10703-1057, a nonprofit organization. Reprinted with permission of Consumer Reports® for educational purposes only. www. ConsumerReports. org

医生患者五问

例如，美国医师协会（内科学分会）和美国家庭医生协会提出 X 线和 CT 不应该作为腰背痛患者的常规检查，因为这些检验不仅不能改善患者的预后，还让患者暴露于不必要的 X 线辐射之中。

这是一个领导力在医疗专业中的作用的典型例子，利用其成员的专业水平和以循证为基础，根据患者需要做出合理诊疗的承诺，达到合理使用资源

的目的。

8. 公正分配资源

在本节中，我们主要关注公正分配资源以说明专业化在“医疗资源的公平和公正分配资源”中的作用。然而，我们也讨论了医师个人、团队、医疗环境和专业组织为改善资源的公平利用情况所扮演的角色。医疗保健研究质量机构（The Agoncy for Healthcane Researchand Qudlity，2012）定期公布”国家医疗保健差异报告”，报告提出基于民族和种族群体的医疗保健差距——少数族裔和低收入患者的医疗保健质量一直都很低。图 7-4 展示了自 2011 年以来的重要结果。

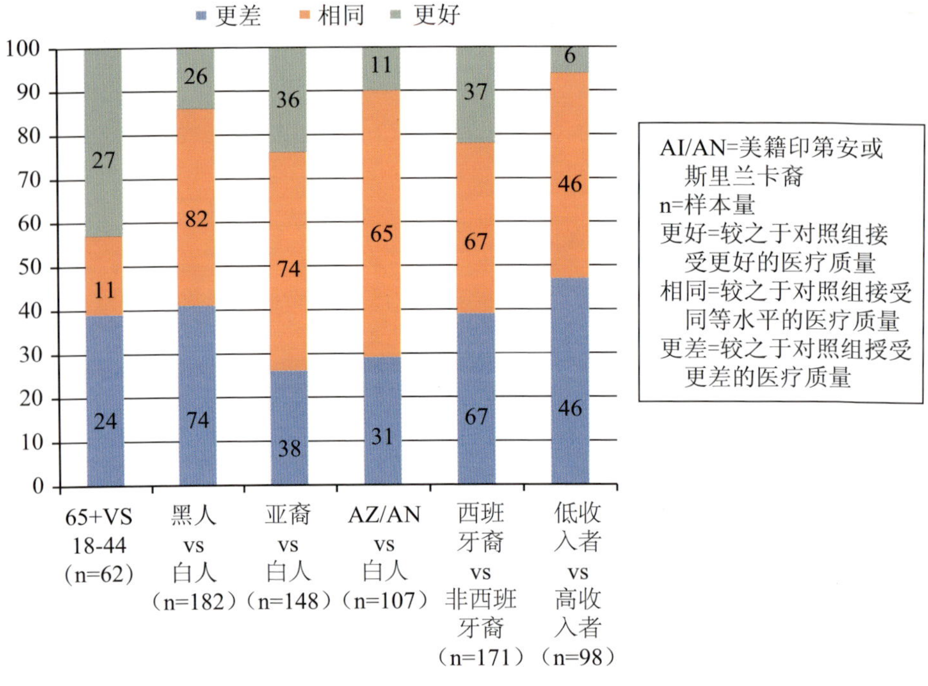

图 7-4 所选组较之于对照组的所有医疗质量测量指标数目和比例

引自 Agency for Healthcare Research and Quality. National Healthcare Disparities Report 2011. Rockville (MD); 2012. Available at: www.ahrq.gov/qual/qrdr11.htm.

在职业素养的框架里，系统（医学生、住院医师、执业医师、执业护士、医师助理、团队、医疗设置和专业组织）中的每个成员都可以证明他们致力于改善这些差距。医生和团队可以确保他们有能力满足非英语母语的少数民族患者的需要。医疗设置可以开发程序去发现那些因为语言和财务方面的问题未能就医，但有就医需求的患者。虽然关于“平等医疗”的深入讨论可能超出了本节的范围，但其基本原则类似于前面讨论有关有限资源的使用。

练习 7-3

1. 有一些患者在你的诊室，或在你的社区接受的医疗质量比其他患者低吗？想一想基于种族、族裔、收入、性别或年龄的差别。
2. 你能收集相关数据去检测是否存在这种差别吗？
3. 收集这些数据需要谁的帮助？
4. 基于这些数据，哪些利益相关者能够共同努力处理调查数据，以便理解和制定改进计划？

9. 结语

传统上，医生都被认为有照顾患者的责任，他们并没有考虑其有进行公正分配有限资源的管理责任。2002 年，医师宪章更广泛地阐明了医师对个人和整个社会的责任。我们从公正和道德的角度观察到，医师和医疗组织对社会正义的原则和有限资源的利用的关注度有了巨大变化。“明智选择”运动，以及许许多多其他的医疗团体组织，对医生的看法和行为都发生了很大的改变。但是，面临的挑战依然严峻，主要在于不断增加的医疗成本的需求和持久的基于种族和收入的医疗差距。这些挑战真正需要所有利益攸关者来塑造一个公平和未来的可持续的承诺。

案例

最近，加西亚医生取得了心血管病研究员资格，她加入了一个由多名心血管医师组成的医疗团队，这个团队位于一个中型城市，距离她完成自己职业训练的医学院大约 30 英里。她一直在进行心脏介入手术方面的训练，最近她通过了在心血管和心脏介入方面的资格认证考试。在这个医疗团队工作一个月后，加西亚注意到几个同事所做的有创操作与她培训的完全不一样。在她与其中一个同事共事一段时间后，她注意到有一个特殊患者所接受的有创操作是现有文献所没有提及的。并且，在最近的一次组会上，一个高年资心血管病医师展示了一些关于团队最近表现方面的经济数据。这些数据显示，与以往创收相比，近六个月，团队创收不断下降。他建议团队内所有医师必须努力提高创收，否则他们只能裁员。

这个事件中存在哪些职业素养方面的挑战？

这位心血管病医师面临这几个职业素养方面的问题。尽管在临床实践中她没有这个患者所有的病历资料，但她仍然认为她同事的介入操作超出“推荐做法”的范畴。她要保证团队中的患者得到最好的照顾和治疗（比如减少一些冒险方法带来的不必要的伤害），但她也希望能作为一名“优秀的同事”得到大家认可，她不知道这个团队是否欢迎大家提出在临床实践中遇到的疑惑和想法。在她之前的医疗中心，疑难病案会在病案研讨会上讨论。但在这个医疗团队中却不能如此。此外，她怀疑做得那些所谓的“检查”是因为可以给医生或医院带来利润，形成了一种微妙的压力促成了这种情况的发生。即便是这样，她又能去批判谁呢？她刚刚加入到这个团队，其他人都是老成员了。她应该提出这个问题还是任其听之任之？但即便如此她可以批判，如果想要提出问题她如何表现得不像是批判（虽然她心里确实是持批判态度的）？

一个应对这种进退两难的情景的可能有用的模板详见第二章，应对职业素养问题的态度，表 2-2。根据这个模板，该情景需要：

该系统在这种情况下有什么作用？

诊所没有进行系统的病例回顾或教授们来评估患者的结局。这个由心血管病医师、护士和技术人员组成的团队尚未建立起基于通过对比团队近期与之前的成果来提升策略，也没有提出任何提高工作质量的方法。由于缺乏外部数据，团队中的某一个医师无法知道自己的个人表现。

自我意识（认识到个人的情绪或触发因素，了解个人的技能和知识的不足之处）

- 加西亚医生承认这种情况让她感到不舒服。她也应该意识到此刻她没有足够信息来判断团队的这个做法是否遵循了“推荐做法”。她或许还记得曾经的教导——“若疑问，请质疑。”

自律（保持冷静，复杂问题复杂分析）

- 加西亚医生应该试着保持冷静和客观，尽管她忧心忡忡。尤其是作为一个新人，她应该认识到除了需要收集更多的信息，她还需要从中寻找最佳的方式来帮助这个团队。

社会意识（考虑事件中所有人需求和状态的重要性）

- 加西亚医生应该明白如果指出问题时表现得太苛刻，团队中其他成员会产生防御心理，并且如果她太认真，他们可能回避所指出问题。但是加西亚也知道，她最重要的责任在于对患者负责，保证他们能接受到安全、高质量的诊疗。

社会调节（寻求多种解决方案，尽量以积极的方向理解他人的行为，培养危机沟通和谈判能力，并能指导他人）

加西亚医生应该控制自己消极地批判他人的冲动。也许这是她的第一感觉，她应该试图提出一些备选方案。她或许可以往积极的方向去想，也许她的同事们仅仅是太努力，竭尽全力想让患者康复呢？也许他们认为这是按照操作指南而工作呢？实际上，这是很有可能的。她需要考虑如何以一个开放的而非批判的心态提出这个问题，通过在肯定他们工作的同时寻求解决方案而获得双赢。这很容易让他们意识到存在的问题，并且在与其他医院的竞争上也会更有动力。

行动

加西亚医生决定在每月的会议上提出这个议题。“在我培训的时候，我们有一个数据库，以审查组里做的有创操作并以此了解指征、过程中遇到的技术挑战和患者7~30天的预后。我们把自己的数据和美国心脏病学会公布的数据做了比较。我们都发现它非常有用，我觉得我们是否也可以考虑这么做？”

心脏病学家认为这是一个合理的想法，并决定从心脏病医疗中心邀请一名负责他们的数据库专家，来帮助他们处理和展示数据。

学习要点

1. 美国卫生保健质量的投入占国民生产总值（GNP）的比例比其他任何工业化国家都高，但很多医疗质量评估指标反而更差。据估计有30%的花费是被浪费掉了，并未产生医疗价值。
2. 许多医疗培训项目中的文化是鼓励不必要的检查，住院医师们接受的这种训练可能会影响未来的执业生涯。
3. 医生可以保持以患者为中心的专业性，同时也可以实现其对有限资源管理战略的承诺，以实现社会公平正义。
4. 医生可以学习特定的沟通技巧，以便能够与患者讨论检查或操作是否必要或有害。
5. 专业团队间成员的合作可以减少资源浪费，尤其是在患者在不同诊疗单位间就医时。
6. 专业组织在有限的资源管理中起着重要的作用，“明智选择”运动就是一个例子。

参考文献

1. ABIM Foundation. Choosing Wisely. Available at: http: //www. choosingwisely. org/
2. ABIM Foundation. Choosing Wisely Lists. Available at: http: //www. choosingwisely. org/doctor-patient-lists/
3. Agency for Healthcare Research and Quality. National Healthcare Disparities Report 2011. Rockville (MD); 2012. Available at: www. ahrq. gov/qual/qrdr11. htm
4. Arora A, True A. What kind of physician will you be? Variation in health care and its

importance for residency training. Hanover, NH: The Dartmouth Institute for Health Policy and Clinical Practice; 2012.

5. Asch DA, Nicholson S, Srinivas S, Herrin J, Epstein AJ. Evaluating obstetrical residency programs using patient outcomes. *JAMA*. 2009 Sep 23;302(12):1277-1283.

6. Berwick DM, Hackbarth AD. Eliminating waste in US health care. *JAMA*. 2012 Apr 11;307(14):1513-1516.

7. Bodenheimer T, Grumbach K. *Understanding Health Policy: A Clinical Approach*, 6th ed. New York, NY: McGraw Hill Professional; 2012.

8. Brody H. From an ethics of rationing to an ethics of waste avoidance. *N Engl J Med*. 2012 May 24;366(21):1949-1951.

9. Cebul RD, Love TE, Jain AK, Hebert CJ. Electronic health records and quality of diabetes care. *N Engl J Med*. 2011 Sep 1;365(9):825-833.

10. Epstein AM, Jha AK, Orav EJ. The relationship between hospital admission rates and rehospitalizations. *N Engl J Med*. 2011 Dec 15;365(24):2287-2295.

11. Feldman LS, Shihab HM, Thiemann D, Yeh HC, Ardolino M, Mandell S, Brotman DJ. Impact of providing fee data on laboratory test ordering: a controlled clinical trial. *JAMA Intern Med*. 2013 May 27;173(10):903-908.

12. Ginsburg S, Bernabeo E, Holmboe ES. Doing what might be "wrong": Internists' struggles in response to professional challenges. 2013. In press.

13. Ginsburg S, Bernabeo E, Ross KM, Holmboe ES. "It depends": results of a qualitative study investigating how practicing internists approach professional dilemmas. *Acad Med*. 2012 Dec;87(12):1685-1693.

14. Hansen LO, Strater A, Smith L, Lee J, Press R, Ward N, Weigelt JA, Boling P, Williams MV. Hospital discharge documentation and risk of rehospitalisation. *BMJ Qual Saf*. 2011 Sep;20(9):773-778.

15. Institute of Medicine. *Crossing the Quality Chasm: A New Health System for the 21st Century*. Washington, DC: National Academies Press; 2001.

16. Jencks SF, Williams MV, Coleman EA. Rehospitalizations among patients in the Medicare fee-for-service program. *N Engl J Med*. 2009 Apr 2;360(14):1418-1428.

17. Keehan SP, Sisko AM, Truffer CJ, Poisal JA, Cuckler GA, Madison AJ, Lizonitz JM, Smith

SD. National health spending projections through 2020: economic recovery and reform drive faster spending growth. *Health Aff (Millwood)*. 2011;30(8):1594–1605.

18. Nolte E, McKee CM. Measuring the health of nations: updating an earlier analysis. *Health Aff (Millwood)*. 2008 Jan-Feb;27(1):58–71.

19. Organisation for Economic Co-operation and Development (OECD). Health expenditure: Total expenditure on health, % gross domestic product, 2012. Available at: http: //www. oecd. org/els/health-systems/oecdhealthdata2012-frequentlyrequesteddata. htm

20. Shatto JD, Clemens MK. Projected Medicare Expenditures Under an Illustrative Scenario with Alternative Payment Updates to Medicare Providers. Washington, DC: Centers for Medicare & Medicaid Services, Office of the Actuary; 2011. Available at: https: //www. cms. gov/ReportsTrustFunds/Downloads/2011TRAlternativeScenario. pdf

21. U. S. Census Bureau. Income, Poverty, and Health Insurance Coverage in the United States: 2009. Washington, DC: U. S. Government Printing Office; 2010. Available at: http: //www. census. gov/prod/2010pubs/p60–238. pdf

22. Wachter RM. *Understanding Patient Safety*. 2nd ed. New York, NY: McGraw Hill Professional; 2012.

第八章 隐性课程和职业素养

学习目标

1. 描述正式课程、非正式课程和隐性课程间的复杂相互关系是如何形成医学学习环境的。
2. 了解在这些医学院校或者是医疗组织中的隐性课程如何影响学员和执业医师的职业素养。
3. 举例说明应该如何来评价和指出这些在学习环境中的隐含规律。

新住院医师以及新职工入学培训的第一天，在校长以及副院长发表了一系列欢迎致辞之后，安排学生们进行了2小时的职业素养模块培训。模块的负责人在此之前一直在坚持不懈地游说课程安排小组，希望这两天的培训能将这个模块放在整个住院医师培训的重要位置。最终她如愿以偿了，模块被安排到校长和副院长的开场讲话之后。

在这个模块教学第一次休息时，两个新来的住院医师，和模块教师打了个招呼，其中一人说:“你要知道，模块培训无论如何没有像你说的那么重要，”紧随着另一个人说:“这只会把我们变得更愤世嫉俗。”尽管这位教师对话题有疑问，但还是回应说“会怎么样呢？”后面那位医师接着说:“主要是我们周三将要开始的第一次临床轮转。你刚刚教了我们在医学院学习的基本准则，即：关注行为多于言论，个人思想在行动中得以充分体现。

在这个例子中，这两个住院医师表达了一个他们通过研究生教育的隐性课程中所学习到关于职业素养的关键信息。他们阐述了在专业课和真实实践下所学到的差异—而后者恰恰是所谓的真实课程。很明显，相关人士们并没有低估这个课程，训练项目也有这种课程的模拟训练。那么，隐性课程是如何开展、可以应用于哪些范围、又有哪些方面需要提高呢？

在过去的几十年中，职业素养逐渐被提出（见第三章现代医学职业素养运动简史），它有着不同的定义：一种课程，一种守则，详细阐释的规范以及教育家们给出的解释和各种素养里程碑。尽管已经做了大量的工作，也收获了良好的效果，职业素养教育中仍存在着矛盾。教师们在医学生和住院医们的教育中热情很高，但在课程及评估工具创造上仍走着捷径。实际操作中，在住院医轮转过程里找两个小时上课，远较如下事情容易得多：①改变医师们在实际工作中的医疗行为；②改变医师们的工作环境；简而言之，守则、规范的制定远比创造一个新的操作规范容易。这种结果让学生们着实体验了互为矛盾的情景。学生们也许早上刚学了一个有关在临床决策中如何避免偏倚的课程，然后就发现自己的导师会见了三名来自不同赞助商的医药代表，这些机构都需要把患者纳入临床试验中，这些试验均可以给导师带来经济效益。更让学生们迷惑的是，这个导师还可能解释为何他和医药公司的合作对患者是有好处的，因为公司可以提供更多免费的药品给诊所，最终患者获得的医疗服务质量会由此提高。

学生们现在发现自己常常处于两种课程中——一个正式的、理想化的版本和一个更实际、更贴近临床工作的版本。在一些情况下，学生们从两个课程中学习到的东西是同步的，可以相互加强；但也有时候，学生们在理想化的版本中学习到了理想的职业素养知识，但在临床工作中反而看到了相矛盾的情况。

练习 8-1

1. 在你当前的工作环境中，找出一个实例，说明职业素养要求你“这样”做，而你看到的实践中却是“那样”做的。
2. 目前正式学习内容有哪些？是如何传达的？
3. 相反，人们是如何领会那些隐含学习内容的？
4. 以上两种形式之间有区别吗？
5. 如果确有区别，那么如何能使其协调一致？

1．什么是隐性课程?

“隐性课程（Hidden Curriculum）”这个名词是为了帮助理解复杂医学学习环境中有潜在矛盾的信息而设的一个概念。用这个概念，我们就可以剖析每个学生个体接收不同信息的范围——当他们每天例行与教师、朋友、同事、患者以及机构打交道的时候。总的来说，学生们接收到的信息可以分为两类：常规的（正式的）和隐含的（非正式）。

一些主宰日常生活的规则本质上就是正式的，在法律以及其他正式的书面文件中有很多实例。这些正式规则可以通过正式的训练得知，而且通过一系列的奖惩措施巩固。然而，我们也会用一些暗中的、非正式的“潜规则”来安排社交和工作。相对正式规则这些不会在任何正式场合中提到，但是它们对个人或是群体行为的影响和前者一样显著。往往，我们只能通过看别人每天实际做的事来得知它们的存在 —— 一直小心观察这些“潜规则”是否与事实不符。

定义

（1）**正式课程（formal curriculum with）**：每个学院的正式课程都包含在它的学习要求、课程目标和课程材料中。它包含了教授们心中希望教授而且学生愿意学习的内容。

（2）**非正式课程（informal curriculum）**：在正式课程之外，非正式课程包含了多样的内容，比如病房轮转，这些是不会写在书面上，而且是针对个案。非正式课程的学习内容可能和正式课程一致，也可能不一致。

（3）**隐性课程（hidden curriculum）**：隐性课程是会被学习到，但是不会被直截了当表述的课程内容。这些课程也许和正式课程的主旨相反。隐性课程深深埋藏在整个医学组织结构和整个文化里，影响着学生们的价值观、处事原则。

日常有数不清的非正式规则的例子，以及它们是如何在我们日常生活中施加影响的。对它们中的大多数，我们已经习以为常了，觉得理所当然。比如一个例子：登上公交车或者列车时，即使没有明文规定，那些非正式规范，所谓“不成文的规矩”也会约束我们的行为。考虑一个情形：A城市中，公交车乘客在站台周边散乱地站着，等公交来。在地上等待区会被圈出来，乘客们也就会认为公交车在这儿会开门。当公交车来的时候，乘客们蜂拥向前，在公交车门两侧挤成一堆，努力找到一个好位置上车——迫使下车乘客艰难地从两侧的狭缝挤过。这确是一个人各为己的场景。即使那些天性腼腆、不愿被挤的人，也会在此刻瞬间明白他们必须像别人一样挤下去，否则就会被落在后面。在B城市中，乘客们按照来的先后顺序，排成一队。当公交到来时，车上乘客非常容易下车，因为门口只有一侧有人排队。相应的，上车的乘客也有序地上车。但是，具有A城市习惯的乘客，一旦来到了B城市，将会违背B城市的这些“非正式规则”。

驾驶汽车时也有另一个正式规则和非正式规则相互作用的例子。在一方面，驾驶员必须有驾照而且参与保险（每个都由一机构来管理）。你驾驶的权利要服从诸多约束的。你必须通过驾驶考试，接受一系列机构提供并教授的驾驶技能课程学习，以及道路行驶规则。那些不守规则的人将会受到惩罚，比如被逮捕或者被拘禁。公路上到处可见限速标志牌，以及告诉你是否可以向哪儿转向的标志牌等。司机们知道这些正式规则，但并不是全部。举个例子，过不了多久，大多数司机就会发现，比如在某处有一个限速标志，但事实上比限速要高一点点——大多数开得比限速高个10英里/每小时并不会得到罚单。一些正式规则，在违背后，并不会承担什么后果。

想想你在其中的某个城市过的第一天，你此刻需要乘车。你怎样才能知道你应采取何种策略？

答案是：观察、学习，然后相应地去做。

在一个习惯排队有序上车的城市里，用力挤出一条路是对排队人的不尊重，可能会招来公众指责。相反，在一个习惯蜂拥而上的城市里，排队上车会使你成为大家的笑料，或者至少会让你在大家拥挤上车时进退两难。

这些情形在医学教育中也屡见不鲜。学生们来到医学院校，知道在学校里获得的知识绝不仅仅是在学生手册或者一系列课程中，同样也可以以“周围的事情就是这样做”的方式来体现。他们也知道根据老师或者是条件的不同，规则也会发生变化。如此，在学生们完成医学培训中成百上千次情景转换时，他们会花费相当多的时间和经历来琢磨如何驾驭新课程或新诊疗环境。除了不断变换的学习环境需要投入精力外，学生们还要花费相当多的精力去理解，即他们总琢磨着将新班级、诊疗环境以及专业领域中正式、非正式的规则一探究竟。学生们甚至会针对某个特定的教师，了解他平日里的交流风格和他所特有的非正式规则，这就要求学生们要更广泛地熟练掌握多种风格和偏好。成为一个好的医学生不仅仅是要掌握正式课程，也必须掌握介乎正式课程和隐性课程之间的非正式课程（Snyder，1971）。

当学生们掌握这个附加的课程时，他们学到了什么呢？假如他们都是正式课程与隐性课程之间成功的导航员，他们知道不仅仅有这样一个“空间”存在，而且更重要的，他们“生存”的好坏和他们理解这个“空间”的能力高度相关。最适应这种环境的学生通常不是学术上最好的学生，而是那些能够理解他们所处的世俗文化环境并且能够无视正式规则的学生。学生们学到的是，要让教师们了解已经学到了教师们希望他们学到的东西；考试或者是提问的“正确”答案；在患者面前和背后的“正确”态度；或者登记值班时间的正确（错误）的方式（Brainard&Brislen 2007；Prentice，2012）。学生们了解如何去“玩这个游戏”。

成为社会学家所谓的“印象管理”（Giacalone & Rosenfeld，1989）的专家。也许是理解隐秘规则的学生们知道如何去“玩这个游戏”，教师们默认（假如直白些更好）这种游戏伎俩是当下的流行规则。在一个最基础的层面讲，那些学生们了解到成为一个“环境变色龙”的战略重要性（Dalfen，1999；Hafferty & Hafler，2011）。

隐性课程练习示例

在某医学院校中，四年级的学生被要求搜集整理一下“X圈子里的各种规则”——就是这四年他们在校学习到的潜在规则，同样也可以被传授给下一届将入学新生。这些学生甄别出了103条，其中的8条如下所示：

1. 学习如何表现出你知道很多事情一样，无论是否真的知道很多。
2. 在第一天，就要从评价反馈中询问出期望建议到底是什么。
3. 要擅长让别人喜欢你，并且知道这在不同的情况中具体意味着什么。
4. 不要主动请求下班，但假如你被主动告知说可以下班了，一定要在离开之前问一下是不是还有其他事情可以做。
5. 政治人际关系很重要。一定要在最厉害的人上花费最多的时间。
6. 主治医生是正确的，即便她/他错了。
7. 每个主治医生都对记笔记的方式有不同的要求。

2. 在哪里可以找到隐性课程?

在两天的入学教育之后，这个班级开始正式上课。学生们被分成几个小组，每个小组都配有两名教师做指导和一位患者。这堂课的目的，就像教师们正式陈述中所说的，就是让学生们听一下“患者的故事”，然后再问患者一些问题。教师们在这儿充当一个“调解员”的角色。患者们被要求尽可能讲述他们的求医经历以及回答学生们的问题。

> 在一个小组中，两人的教师队伍是由一个执业医师和一个助教组成的。这个课程的总览和格式是医生提供的，介绍部分是在共同讨论中做的（隐性课第一条）。之后患者被邀请到医生旁边讲述。几乎就在患者开始她的陈述之后，医师“悄悄地”把他的iphone拿到桌子下面，然后开始查看有没有短信（隐性课程第2、第3条）——持续到患者的15分钟陈述说完。在这段时间中，助教绝对不可以提醒医生他的行为不合适，或者试图采取任何措施让医生的注意力回到课堂上（隐性课程第4条）。最终，医生也绝不可以在课中或者课后询问学生关于和患者交流的之后的想法或者是反响（隐性课程第5~第7条）。

从上面示例可以得到的隐性课程

1. 助教不如执业医师更有分量。
2. 医师都是很忙的，不需要为他的时间挪用进行任何解释、道歉。
3. 在此刻，教员参与什么比学生或患者要求什么更重要。
4. 助教知道并且已经默许这种等级差距。
5. 临床医师已经心中有数，因此不需要当患者或者学生讲话时保持“整个人都在场”的状态。
6. 学生的反馈，既不必要，也不受鼓励。
7. 学生不应该对教员的“不专业”表达任何看法。

我们确定在上面这个场景中的医师不需要在教学中，带着一个“备课本”来沟通这些隐性课程。然而，不幸的是，从上面所说的进入医学院校的第一天，到实际的临床实习，隐性课程在任何教育相关的环境中都起作用。事实上，每个学习环境都有正式规则、非正式规则的相互作用，以及那些参与者期盼的不和谐讯息的潜在可能性。这些期望，不仅包含行为（即做什么），也包含其所作所为背后的准则。尽管经典及隐性课程的差别就在一个是在课堂上教的，另一个是在临床中实际发生的；正式及非正式、直接及非直接的规则在每一个设定时都非常重要。隐性课程可能会在学生的考试中出现。举个例子，一个教员发现学生在一个单项选择测试中更可能把女性患者描写为有神经疾病，而非男性患者。

另一个常见的隐性课程的例子是学生们很快就学习到不是实际所见的正式途径里所教的“好的沟通技能”，如在模范教师和他们的患者交流范例中（Browning et al，2007）。学生们也许会得知，不佳的沟通风格是可以接受的，包括在应当表示同情时却不表示出来，或者匆匆在交谈中做出一个明智的决定。如果一个实习导师说她实习的一个关键目标是学习以患者为中心的诊疗原则，这就是一个正式的课程。同时，学生们也会观察模范教师以患者为中心的诊疗，观察中，他们有可能觉得正式课程所教授的内容会被这些非正式学习看到的行为所支持或者削弱。学生们也有可能认为他们亲眼所见教师示范的“以患者为中心”的诊疗确实是货真价实的，即使这并非与正式授课习得的内容相符。

因为这个两面性，学生们始终沉浸于——我们可能认为的“差异分析”，之后就积极地观察他们在正式途径中所习得的内容与实际在日常经历之间的差异。这个差异越小，学生们越觉得有所领悟。这个差异越大，学生们就会更加茫然于自我“判断”，这种情形就会对于学业发生作用，并且长期存在。

3. 医学院校会被要求传授隐性课程及职业素养吗？

在官方许可的情况下，医学院校被要求在正式规则下运转，这些规则要求学校必须将传授信息的类型呈交给医学教育联络委员会（LCME）。这一系列标准和要求（一个十分正式课程）很详细地列出了医学院校应当怎样指导医学教育，同时对以下问题表示尊重：控制、课程传授、架构、管理、学生和课程评价制度、许可制度、学生服务、学生生活、教师要求和教育资源。在这一些标准中，LCME 已经有了一个报告（MS-31-A）间接地指出了隐性课程（hidden curriculum）。关于这个标准在文件里标明“学习环境”的一章中，呼吁学校讲授以下内容。

“MS-31-A：医学教育必须确保它的学习环境可以促进医学生的定位和专业性（例如：态度、行为和身份）。这个标准继续指出，学习环境包括正式的学习活动、学习态度和价值观，以及非正式的经由人际交往传授的“课程”。医学教育和其教师、职工、学生、住院医师也必须经常评价学习环境，此类甄别对培养专业素养有着积极和消极的影响，并可以通过引导和发展合适的策略来加强积极影响、减弱消极影响。

这个标准承认在正式课程之外，还有别的学习方式；它以正式的方式将它们与专业素养相关联。下面的练习通过记录发放奖励的方法呈现了医学研究生院学习环境。奖励制度是一个很有力的并公开指出什么应当得到鼓励和称赞的方式。

必须提到，MS-31-A（2009）是一个相对较新的标准，学校甚至 LCME 仅能在缺乏追踪调查记录的情况下理解 MS-31-A。正如，为何 LCME 指导医学院校评价这些积极和消极影响但却没有解决问题？目前的标准尚缺乏经验指导。

练习 8-2

1. 将你的学校宣布发放的所有奖励记录下来。
2. 并记录奖励的名称和奖励目的（包括授奖者、获奖者）。
3. 记录下该种奖励的“可见性”，包括它的放置方式（比如是放在了学生休息室，还是后面的过道）。
4. 下一步，尝试和辨别这个奖励是在何时何处授予的（例如是在私下里或是在一个重要典礼，比如毕业典礼上），以及消息是如何向公众发布的（比如是通过新闻稿件、学校群发邮件，还是教师会议）。
5. 检查你的记录列表，对比学校正式发放的奖励，找出那些授予了但是没有公开的奖励。
6. 最后，与同事、同学们一同思考这些奖励应不应当授予，找出一些应当授予但实际没有授予的奖励。

4. 学生们在学习隐性课程后的结果

这是第三年早春的时候，一组学生正要开始第六个实习任务（一年共有七个实习任务）。在早晨的指导课程中，主任进来欢迎同学们，并且直白地提到她认为患者的安全、诊疗质量是她的服务中最重要的。她期望学生在他们看到一些会对患者的安全和诊疗质量有负面影响的东西时一定要“讲出来”。主任还明确地将质量、安全以及同学们应有的专业素养和专业责任（即作为“健康陪护队伍的成员有责任“讲出来”）联系到一起。

在被她的话语所激励时，学生们有一点点疑惑和敬畏，因为他们刚刚从她最近一次巡回中学到的一个核心隐含规则正是“参与总是好的，即使参与是错误的。”

当她出了房间以后，一个学生对另一个学生说：“太好了！现在我所要做的就是找出当我直白地“讲出来”时，谁很激动，谁看起来不是那么的高兴。”

很明显地，主任不希望给学生们留下这种困惑的感觉。学生们的解决方法也许就在课后询问主任，然后寻求一些指导，如何在质量和安全方面提出一些灵活的建议。他们也许会问，当学生们对质量或者安全问题存在疑惑时，他们应怎样坦率地讲出来——因为他们没有经验。这个对话也许会帮助学生们表达对隐性课程的关注。

医学院校作为社会和心理环境经常会有这样特征：对学生们来说，是一个充满超乎寻常的压力、创伤和焦虑的环境；有很大强度的记忆量要求、时间要求，并且同家庭成员、过去的交往圈子隔开（Robert，2009）。因此医学生有很大程度的抑郁、疲惫以及其他形式的心理焦虑（Dyrbye et al，2006）。这并不让人感到惊讶，临床药物和医学教育都常被做为军队比喻，以战争和屠杀之类作为这个经历的特征（Fuks，2009；Harrington，2012）如果我们假定教师们不努力创造一个充满压力的教育环境，我们大多得到的是不想要的结果。正式课程和隐性课程之间的差距越大，学生们就越多地承受压力，学习该学的课程时候，也会变得越折中。对此，教师们希望找到一个对抗现状的方式，当学生们遇到困惑时，可以通过发展自己的“阅读”兴趣并构建自己的小圈子来解决。

简而言之，学生们会明白如何适应规则以及做什么才能“生存”。然而，这需要代价，即学生需要付出巨大的精力以及学会如何面对压力。

5. 对于教师来说存在隐性课程吗?

马特医生很高兴地收到一个邮件，内容是她的同事不久将在专业领域年度全国会议上演讲最新研究和发现。她刚刚从临床诊疗出来，想用更多时间来陪她的孩子，因此不能去参加那个大会，感到非常遗憾。因此，能够和她的同行们交流看起来是一个很好的方法，来追上科技发展的最前沿。当她正打算去按 RSVP（收到请回复）按钮时，她发现在邮件的底部有一行小字，说这个演讲是由 XYZ 药业资助的，将在附近一个昂贵的酒店举办。这很让她惊奇，因为她的大学有一个很严厉的政策控制医生和药代们的关系。她查看那个政策，里面清楚地说，产业资助的餐会，尤其是以教育为目的的，是不被允许的。马特医生感到很矛盾，在一方面，政策说这样的餐会不应当存在；但在另外一方面，这个邀请是从她的分部领导发来的。她很想追上最新的研究，不愿意被圈子落下，但这样又很矛盾。

我们觉得有一些选项可以替代使用，让马特医生克服窘境。她可以跟她的分部领导商谈，看看是不是她误解了这个政策，或者同更有经验的其他同事请教一下他们是如何解决这个问题的。还有，她还可以考虑参加这个演讲，但是为自己用餐付费。如果她感到这个做法和学校政策不一致，她可以请她的分部领导在分部会议上提出并讨论一下。如果其他的方法都失败了，她可以考虑向校长办公室“举报”这个违规行为。

尽管这个不如给学生的案例那样详细，教师们也有针对他们自己的隐性课程的话题。事实上，教师们已经组建了一些有趣的小组，当面对这样的隐性课程时：在其中，教师们作为主体（在学生中），也可作为自己的隐性课程的客体（Hafler et al，2011）。就像学生们，教师们不是生来就知道如何做教师的，如何像教师一样的行为、思考。他们必须学习如何做教师，而且大部分学习都是“在工作中”。这些学习中的一部分是正式教师发展课程的结果，然而大多数其实本质上是心照不宣的。

6. 对于隐性课程，个人能做些什么呢？

当处理隐性课程时，答案并不容易。不是咬文嚼字，其实隐性课程的大多数毕竟还是隐含着的。隐性课程多与偶然事件和非书面的社会交往紧密相连。试图揭秘隐性课程是一个很困难的工作。同时，假装可以讲授正式课程而不解释发生在隐性课程的学习也将是无益的。

传授隐藏课程的机会，一旦来临，就必须抓住。这些行为可以被一位教师执行，其他则需要一部分甚至整个学校的集体努力。这里有一些例子：

案例 1

在班级中应用的客观结构化临床考试（Objective Structured Clinical Examinations，OSCEs）或者案例研究需要被检查，不仅是为找到一些可能嵌在语句中的隐含信息，也是为教师们指导提供相应的信息。

案例 2

教师应该很谨慎地询问学生们的职业生涯选择。像这种叙述“为什么你要从事家庭医生，当你可以去一个更有竞争力的专业？”是很不合适的。

案例 3

当一个教师发现（通过一个学生的提问）他与另外一位教师在基础科学或者是临床教学内容上的说法不一致时，不要当学生们面指出，因为这样看起来显得有些居心不良。反过来，抱着学习的心态告知那位教师，找出问题根源，最终尝试和同学们一起来解决这个问题。

教师们能指出关系到隐性课程的关键——比如，评价体系。考试可以作为一个信息来源，告诉学生们“什么才是真正重要的”；有一个事实是，这些信息更多存在于课程目标、评分政策的官方陈述文件中，比如课程大纲中。考试中涉及有关职业素养的问题，可以提示这个领域很重要，而且应当掌握。课程评价体系也提供了学习隐性课程的机会。询问学生对课程的满意程度不如在课程中调查他们的特殊经验更有益。问一些这样的问题，“描述一下在这次轮转示范中，你体会到怎样的以患者为中心的诊疗原则？”或者“在这次轮转中，选出一个值得尊敬的（不值得尊敬的）沟通事例？”这些问题造就了剖析隐性课程的机会。

被美国医学院协会（AAMC）管理和分析的医学院校毕业问卷（Graduation Questionnaire，GQ）对这些问题已经很有经验了。现在，问卷已经不再问有关隐性课程的任何问题，但是这些问题仍在被考量。这将允许医学院校可以在隐性课程问题上进行结果比较，从彼此之间学习“最佳实践”。

练习 8-3

1. 想象一个情景，你在其中可以听见一位教师正在贬低另一位医师或者护士提供的诊疗服务。
2. 谁听到了这些贬低的评论？他很可能会想些什么？
3. 你这时候会如何感觉？如果是你，会直接表述这个话题吗？为什么？
4. 在这里隐性课程的内容是什么，向谁传达？
5. 在这个学习环境中，暗示了什么？
6. 在未来的一个类似情景中，你将会如何选择？

7. Arnold P. Gold 基金会

这一章到此已经展示了许多隐性课程的事例，在日常行为、在实习之前、实习中，住院医师工作中以及在执业医师层次上。所有这些例子在一起，或许可以绘制一个有说服力的相对于培养专业人员的理想来说的“负面”文化图景。然而，这个图景还不完整，因为它无视了隐性课程对改善文化的一些积极、成功的尝试，无视了其对负面影响的抵制。也许关于这个的最好例子就是 Arnold P. Gold 基金会（译者注：基金会名字叫 Arnold P. Gold Foundation，由 Arnold P. Gold 医生创立）的“黄金人文主义荣誉学会（Gold Humanism Honor Society，GHHS）。基金会致力于支持和提升对患者的人文主义医疗服务。在 2002 年，基金会建立了 GHHS，一个由个人和医学院校分会组成的国际协会，其成员都是作为同情、怜悯、利他、诚实，还有患者服务及医药等其他领域的模范。GHHS 创建就是为了“提升医药领域的人文主义、专业素养”。通过建立 GHHS 的一个分会，一个学院向学生和教师们表示，学院很看重诊疗患者所必需的技能和态度。

学生、住院医师和教师都可以被提名成为 GHHS 的成员，通常是被同行推选，或者经过类似的过程选出。这是一个非常高威望的擢升，通常一个毕业班的人数不会超过 10%~15%，还有一小部分是选出的教师和住院医师。与建设良好的 Alpha Omega Alpha 医学荣誉学会类似，进入 GHHS，将会写在每个学生的推荐信上。

一个医学院校可以申请成为一个“分会”，通过填一个表格，提出人文主义项目以及可持续性计划方式阐述，使GHHS进驻到学校的组织结构以及文化里。一个分会一旦被批准，它就成为现存分会网络的一部分，也有资格获得援助和支持来提升患者诊疗中的人文性。看一下GHHS的网页，就会发现它示例的分会活动经费已经由基金会所支持，所有的活动都聚焦于改善人文主义的以患者为中心的诊疗。这一年基金会举办了它的第三届年度“关怀患者国际日”，在此期间国内（甚至国际）的分会都同时举办了一些活动来赞美关怀的力量。基金会的这个例子很好呈现了如何改变一个学校的文化、减少隐性课程，更多的例子在第12章“组织的专业素养”中展现。

8．结语

鉴于近20年来在隐性课程和医学教育方面已经做的工作，认为医学训练完全可以被“教师们的课程”得以满足不再恰当了。焦点已经转移到了学生（教师）学习如何去做一个好的医学生、一个好的讲师或者一个好的医师，以及意义何在。这个焦点的转移提倡了作为有着“学习环境”的医学院校和这个环境是如何培养专业素质。

学习要点

1. 隐性课程这个概念使得我们能理解正式途径传授的课程，以及更多通过医学教育潜在的非正式传授课程。
2. 隐性课程可以通过观察人际交往行为、群体实践和文化传递。
3. 教和学是不同的。
4. 学生们一直都试图“明白”他们的医学训练，然后试图在那些相互矛盾的经验教训中找平衡——但其中很多根本不可协调。医学教育就此成为一个难以协调的环境。
5. 教师个体，以及教师集体，当相对于正式课程时都可以甄别并且指出隐性课程。

参考文献

1. Brainard AH, Brislen HC. Viewpoint: learning professionalism: a view from the trenches. *Acad Med.* 2007 Nov;82(11):1010–1014.
2. Browning DM, Meyer EC, Truog RD, Solomon MZ. Difficult conversations in health care: cultivating relational learning to address the hidden curriculum. *Acad Med.* 2007 Sep;82(9):905–913.
3. Dalfen AK. Med students as emotional chameleons. *CMAJ.* 1999 Jan 26;160(2):182–183.
4. Dyrbye LN, Thomas MR, Huntington JL, Lawson KL, Novotny PJ, Sloan JA, Shanafelt TD. Personal life events and medical student burnout: a multicenter study. *Acad Med.* 2006 Apr;81(4):374–384.
5. Fuks, A. The Military Metaphors of Modern Medicine. Available at: http://www.inter-disciplinary.net/wp-content/uploads/2009/06/hid_fuks.pdf
6. Giacalone R A, Rosenfeld P. *Impression Management in the Organization.* Hillsdale, NJ: Lawrence Erlbaum; 1989.
7. Hafferty FW, Hafler JP. The hidden curriculum, structural disconnects, and socialization of new professionals, in extraordinary learning in the workplace. In Hafler JP (Ed.), *Innovation and Change in Professional Education (Volume 6).* New York, NY: Springer; 2011.
8. Hafler JP, Ownby AR, Thompson BM, Fasser CE, Grigsby K, Haidet P, Kahn MJ, Hafferty FW. Decoding the learning environment of medical education: a hidden curriculum perspective for faculty development. *Acad Med.* 2011 Apr;86(4):440–444.
9. Harrington KJ. The use of metaphor in discourse about cancer: a review of the literature. *Clin J Oncol Nurs.* 2012 Aug;16(4):408–412.
10. Hirsh, D. Longitudinal integrated clerkships: embracing the hidden curriculum, stemming ethical erosion, transforming medical education. In Hafferty FW, O'Donnell JE (Eds.), *The Hidden Curriculum in Health Professions Education.* Hanover, NH: Dartmouth College Press; 2013. (In press).
11. Liaison Committee on Medical Education (LCME). *Functions and Structure of a Medical School: Standards for Accreditation of Medical Education Programs Leading to the MD*

Degree. May, 2012. Available at: http://www.lcme.org/functions.pdf.

12. Prentice, R. *Bodies in Formation: An Ethnography of Anatomy and Surgery Education.* Durham NC: Duke University Press; 2012.
13. Roberts LW. Hard duty. *Acad Psychiatry.* 2009 Jul–Aug;33(4):274–277.
14. Snyder BR. *The Hidden Curriculum.* New York, NY: Alfred A. Knopf; 1971.
15. The Arnold P. Gold Foundation. *Gold Humanism Honor Society (GHHS)*. 2010. Available at: http://www.humanism-in-medicine.org

第九章

职业素养教育

学习目标

1. 对职业素养的教育项目、教育理论和卓越实践的概述。
2. 阐述培养职业素养的正式课程所需要的要素。
3. 说明在职业素养教育中正式课程和非正式课程的关系。
4. 分析与职业素养相关的非正式课程的主要构成。

> 弗雷泽医生是一位资深教授，对他最近的教学工作很沮丧。多年以来他一直以小组教学的方式教授医学生临床技术，但是今年新增加了一个职业素养教育的模块，要求所有的导师都参与教学。这个模块包括职业素养的概念以及学生们应该达到的行为要求。弗雷泽先生认为这些并不包含在“技巧”的范畴，因为在他看来，“这些东西不是教出来的——有的人就是会做得很好，而有些人就是做不到”。此外，通过观察主治医师与住院医师的行为，他们应该已经知道该如何采取正确的行动。”

弗雷泽医生认为职业素养不是一个可以被学习的能力或者技术，相反，他认为职业素养是一个人生来就有的品质。相关的证据并不支持他的观点，这本书目标之一就是为了证明如果职业素养被正确地作为一个能力来看待，它就可以被教授，被学习，然后随着时间培养出来。弗雷泽医生也错误地假设职业素养是可以通过多观察上级医师从而被模仿学习的。这个观点部分正确，那些非常积极的正面的（不幸还有是负面的）角色当然可以给学生们留下非常深刻的印象并且影响他们的行为。但是往好了说，仅仅依赖被动的观察显而易见是不够的；往坏了说，这甚至是有潜在危害的（参阅第八章，隐性课程和职业素养）。

有趣的是，有人认为学生们对于现存的职业素养的教育方式也不满意。一个学校报道了在教授职业素养时的经验，发现大部分学生感觉“职业素养”这个词被滥用了，课程内容感觉起来就像是“过度的指令、演说、规则和道德宣讲的总和，他们觉得重复然而也就屈尊俯就（Goldstein et al，2006）。一些学者把关注的重点主要放在评估和支持对于犯错的零容忍政策上。这导致了学生害怕承认困难。学生们经常反映在课堂上学习到的课程与基于临床环境（和行为模仿）实际学到的脱节。这会让人觉得没有方向感，很迷惑，也可能导致他们认为学习职业素养没有用处，并且愤世嫉俗（例如，如果在实践中不可能发生为什么还要学它？）反对的另一个原因是人们经常以消极的方式来培养职业素养，总是关注“过失”和出现错误的时候——医学过失、引起混乱的医生、损害、恐吓和骚扰等。这会使学生们从他们的导师和同事身上期待最坏的而不是最好的。也会传达这样一种假设，就是每个人都容易做出不专业的行为。尽管事实上可能是正确的，但是会使年轻的学生们感到不安，他们绝不能想象医生不是利他主义、有同情心并且优秀的精英。

有关职业素养的教育方法的全面的论述已经超出了这本书的范围。在这章里，我们对用来创造一个全面综合的职业素养的教育项目的教育理论和卓越实践做一个概述。虽然文献表明没有一个最好的方法来教授职业素养，但是有很多建立在被大家所接受的教育学基础上的新兴方法可以帮助教育者们发展并开展一个有关职业素养的强大项目。在一篇名为医学教育最佳证据（Best Evidence in Medical Education and，BEME）的综述中提出来的主要观点包括，挑选具有高度人道主义的学生；对他们的道德培养给予关注；使用严格反馈指引下的实验性学习方法；将职业素养培养纳入到正式医学教育的课程中；在指导下进行自我反思并结合经验性的学习，以及优化承担教学任务的机构的文化和价值理念的重要性（Binden，Glass，& Wilson，2013）。

1．指导我们工作的教育理论

成为一名杰出的医生是一个复杂的任务。不仅因为医生被期待能够掌握复杂的知识体系，同时行为举止又要符合职业素养的要求，而且医生也被期待着能够在动态的医疗环境中，在日益多元化的与患者交往时展现出这些能力。考虑医生面临任务的复杂性，职业素养的培养还没有摸索出一套成功的教育方法也就不足为奇了。正如（哈德 Huddle，2005）所描述的，培养职业素养需要一套方法，它能够产生“个人的转变——学习者道德形象的塑造”。要达到这个转变的要求，仅仅依靠想要表现专业的意愿是不够的。它需要知识、态度、辨别力和技巧。医生和医学生需要了解职业素养的要求，他们需要遵守这些要求，他们需要辨别力，使之能够在考验职业素养的情况下，理解情况的复杂性，他们必须要在稍显混乱的医学界中有运用他们的知识、态度和辨别力的能力。库克、奥布莱恩和艾比（2011）还有其他人（Cruess & Cruess，2009）就职业素养的教育和职业素养的准确定义仍有分歧。描述年轻医生如何学习专业知识以及如何发展的教育理论强有力地支持了对职业素养培养的最成功的方法（Yardley, Teunissen, & Dornan，2012）。皮亚杰（Piaget's，1985）的建构理论阐述了我们在新想法和经验的碰撞中“构建”知识体系。新的经验或者被吸收或者被改变来适应我们当前的模式。科尔布（Kolb，1984）通过描述一个学习环路更进一步地阐释了这个想法，在这个环路中学习者参与到一种情境中去，对情境做出反应，提炼出可以在未来应用到的规则，并且在重复发生时就对这种规则加以检验。在学习者比较现在和过去的经验并且发现其中不同的过程中，这个学习环路（图 9-1）就这样形成了。

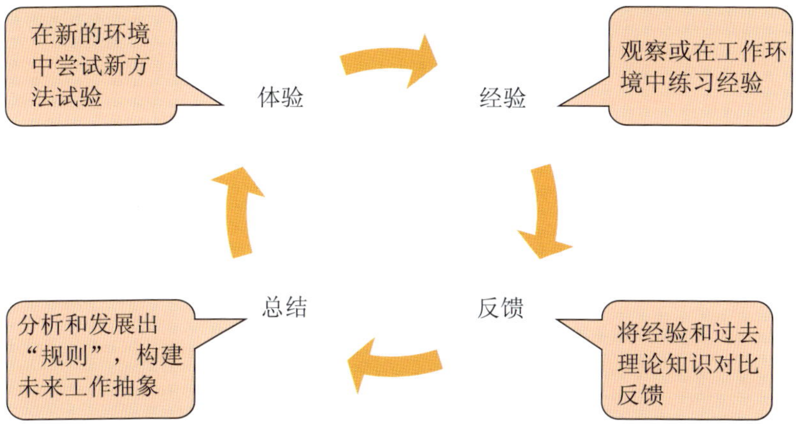

图 9-1 交互式学习环路中的学习过程

麦基罗（Mezirow，2009）称为“令人困惑的难题”，其中包括一些并不恰当的东西，学习者会尽量理解其中的不同，并且决定建立在这种新经验基础上的现存方法是否应该改变。从事成人教育和职业素养教育的专家发现在工作中最有可能出现大量令人困惑的难题，只有真正从事工作的时候，学生们以及工作环境中的其他人才会被看作是可信并且有价值的——这就是所谓的“合理的外部参与”（Lave & wenger 1991）。比起带着问题的学习者，在工作场景中学习课程需要的是有更多经验的专业人士的指导。人们认为利用“最近发展区”学习可以取得最好的效果，“最近发展区”是由维果斯基提出的（Vygotsky, 1978），它是指学生在别人指导下能够完成的任务与独立完成的任务之间的差距。在“最近发展区”这个理论中，鼓励学生们练习一些超出他们现有能力的技巧，这一过程会获得工作场景中相关专家的支持。在一个支撑式教学的过程中，老师们开始提供强有力的支撑，随着学习者们对他们的工作越来越熟练，老师们慢慢地撤掉这种支撑和指导。表 9-1 总结了指导职业素养课程构建的重要教育理论。

表 9-1　指导职业素养课程构建的教育理论

皮亚杰	建构主义理论	学习来源于新想法与过去经验所形成的心理模式的碰撞
科尔布	经验学习	认知源于一个适应性学习环路；在反思、提炼、检验的过程中，经验形成了
诺尔斯	成年人学习理论	成年人在学习过程中融入过去的经验，当他们有明确的学习目标，发现课程与实际情况的关联，并且参与到解决问题中时，学得最有效率
麦基罗	转化学习理论	当学习者遇到令人困惑的难题，并且发现过去的知识不足以解决问题的时候，他们就会去构建新的心理模式，学习和转化就发生了
拉书和威戈	情境学习理论	当学习者合法地参与到工作环境的实践中的时候学习产生了
维果斯基	社会文化学习理论	“最近发展区”是学生能够独立完成的任务与在有经验人的指导下完成的任务的差距
德雷福思兄弟	技能获得模型	学习者以一种可以被预知的方式培养技巧，首先在学习环境中学习基本规则，最终培养出实践的智慧，可以在任何情况下得体地处理问题
爱立信	专业技能培养理论	专业技能的培养，与经验相反，需要在指导下反复练习

研究专业知识培养的教育专家强调了真实的工作情境的重要性。德雷福斯兄弟（1980）认为人类如何掌握技能的阶段划分，与职业素养的培养过程高度相关（Batalden et al，2002）。医学生们是新手，他们能够背诵职业素养的“基本规则”（无私，尊重，诚实），然而当他们在临床情境中应用这些规则的时候可能会犯错。实习生和住院医师他们可以被称为胜任者。他们能够在标准化的情境中应用这些规则，但是他们面对更加复杂更加多样化的情境时仍然会遇到困难。精通是一个更高级的表现形式，住院医师和执业医师在工作生涯中的早期阶段可以被认为是精通者。精通者能够全面考虑各种情况，并且平衡很多彼此冲突的需求。当一个精通者面对一个职业素养的问题时，他能够构建一个框架使之能够契合当前的情境。只有经过大量的实践才有可能达到专家的水准。在这个阶段，医生能够本能地对复杂的环境作出正确的反应，运用通过经验获得的知识和技巧。很多人称这种凭直觉获得的表现为实践智慧。爱立信（Ericsson, 2004）在德雷福斯兄弟的成果中补充了很重要的一点。他认为常规的实践，也就是简单地重复同样的工作，并不帮助人们培养面对新情境的技巧。为了成功达到德雷福斯的技能掌握的阶段，医生和在培训中的医生必须谨慎实践，也就是说应该鼓励他们参与越来越复杂的工作，在这个过程中他们会接受来自更专业的个人的指导（图 9-2）。

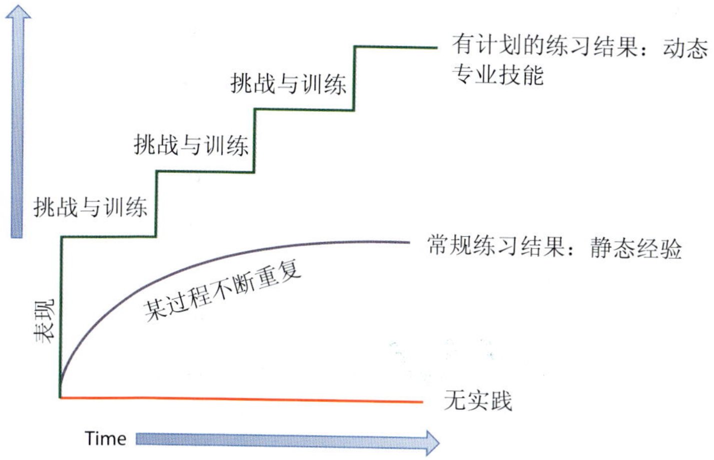

图 9-2　练习和专业技能累积发展图

引自 Ericsson KA. Deliberate practice and the acquisition and maintenance of expert performance in medicine and related domains. Acad Med. 2004 Oct;79(10 Suppl):S70-S81.

把这些理论应用到实践中意味着职业素养的培养不能终止于课堂，它也不是临床情境中的偶然之举。在培养职业素养的理想方法中，各阶段的学习者都应该做好准备参与到真实的临床情境中来，同时利用课堂和相应的活动，然后在临床环境中被指定任务，在这个过程中会有临床专家的指导。临床工作者必须做好准备随时欢迎学习者接触临床实践，在临床情境中真实扮演正确的角色，起到角色模范和指导的作用，对学习者会经历的不可避免的困惑中给予正确的引导。

2. 开设一门职业素养的正式课程

一门正规的课程包括了老师认为学生应该学习的知识，他们用来帮助学生学习的方法以及老师们探索的用来评估学习者和课程的工具和策略。像其他课程一样，一门职业素养的正式课程的开设必须采取一种结构化的方式，运用一种模型，例如克恩（kern's，2009）提出的关于课程的六步走模型。不像其他课程那样集中于对独立的生物医学科学原理的阐述，职业素养的正式课程在很大程度上受学习者所在的教育和临床环境的文化和氛围的影响。非正规的课程，包括在很多不用讲稿的特别临床情境中的教育（例如，查房，床旁等）；潜在的课程，包括可以被学习到，但是没有被明确地划入到课程体系和文化中的课程，可以强化或者淡化正式课程的影响。职业素养教育的专家已经列出一系列必须被提出的原则，以此来保证正式的、非正式的以及潜在的课程对于学习者的影响中的一致性和同步性（表 9-2）。第十二章，医疗机构的职业素养，此章中列出了一些我们合作的机构，保证他们的组织理念与职业素养课程的理念相一致。

表 9-2 指导课程设立的原则

课程要素	指南
职业素养的定义	应该在整个机构中保持一致，应该大力发扬
机构支持	应该被强有力地公开地表达
责任分配	课程负责人应该被尊重，具有高级行政职责和领导力

续表

课程要素	指南
环境	应该与职业精神的价值要求和机构的目标相一致
认知基础	在各个水平上都应该清楚地说明，例如职业精神的价值、属性、历史以及组织机构的作用
能力培养	职业素养要求的所有能力都应该被培养，对于如何教学和怎样评价给出具体的方法

引自 Cruess RL, Cruess SR. Principles for designing a program for the teaching and learning of professionalism at the undergraduate level. In: Cruess RL, Cruess SR, Steinert Y, editors. Teaching Medical Professionalism. 1st ed. New York, NY: Cambridge University Press; 2009. p.73-93.

计划开设一门职业素养的正式课程对以下问题应开始仔细思考：如何阐述在工作场所中完美体现了职业素养要求的医生的行为和职责；教育专家们确立一系列合适的教育活动使学生们从课堂学习（立志成为专业人员）转换到模拟真实的工作场所的学习（像专业人员那样表现）；最终达到工作环境中完美的表现（成为专业人员）。

3. 职业素养正式课程的内容

职业素养的认知基础包括内在的美德、价值、职业素养的行为、存在的合理性，以及没能遵守给个人和职业带来的后果（Cruess & Cruess，2009）。学习者们必须始终谨记职业素养的驱动力是我们对于患者的道德责任。

除了理解职业素养的基本要求，学生们必须学习这些价值要求如何转变为行动。在一篇文献，威尔金森，韦德和诺克（Wilkinson，Wade，& Knock，2009）总结了与职业素养相关的行为能力的主题分类（图 9-3）。

除了教授伦理学和医患交流外，来自社会行为科学和工程科学的课程也可以用来保证课程具有职业素养的多样性，使学习者能够面对很多不同的且具有挑战性的情境。心智觉知训练可以帮助学习者们关注他们瞬间的想法和情绪，降低他们在面对有挑战性的情境时过度反应的可能性（Epsteiw，1999）。对于不确定性的管理和交流可以帮助医生们保持诚实，避免自大（Smith，White & Arnold，2013）。有关界限的课程，在精神病研究中很常见，但是在其他训练环境中很少见，可以用来帮助学生和住院医师识别并且处理在不恰当的情绪中所提出来的要求。健康意识项目可以提醒学习者和职业医师关注个人健康的重要性，因为健康是保证精力充沛和高质量医疗服务的必需品。认知心理学和组织开发的信息可以帮助在培训中的医生学习认知基础和思考推理，这些可以解释人类（包括医生和患者）在应激情况下是如何反应的（Senge，2006；Croskerry，2013）。领导力和改革管理的培训可以帮助学习者培养作为领导者、参与者的技巧，并且不断提升团队和组织的工作能力。冲突解决技巧可以帮助医生学习处理与同级、来自其他科室的医生、其他领域的专业人员、患者、家庭以及领导的不同意见。“关键对话”训练可以帮助医生在不同对话中以一种尊重但是直接的方式解决问题（Patterson et al，2002）。反馈技巧可以帮助医学生和住院医生处理好在职业素养不起作用时同伴互助的关系。

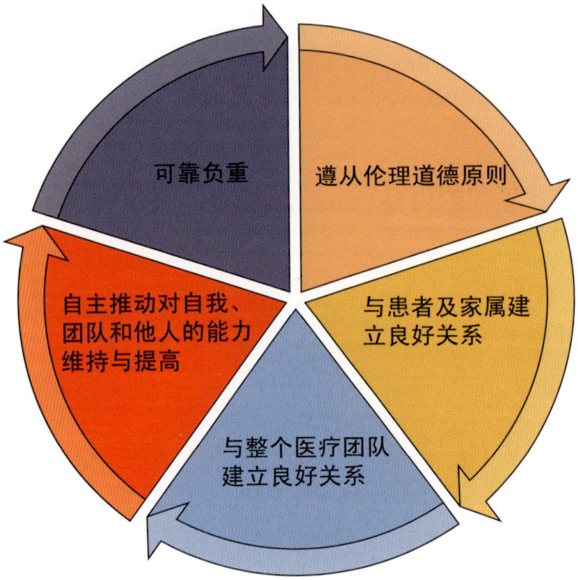

图 9-3 职业素养相关能力

引自 Wilkinson TJ, Wade WB, Knock LD. A blueprint to assess professionalism: results of a systematic review. Acad Med. 2009 May;84(5):551-558.

有很多关于正规职业素养课程指导方法的案例研究。在课程开设的早期，职业素养教育的背景就应该提供给学生，使他们将职业素养作为一种生存指导。成功的干预包括帮助学生们关注患者的需求和从患者的视角看问题（Kumagai，2008；Stern，2008）。教室、电影、诗歌和散文都可以作为案例研究的补充资料，提示学生们他们渴求的想法（Coulehan，2004；Kumagai，2008）。由于医学生要经历从课程到真实的工作经验的转化过程，他们会逐渐补充自己的经历。虽然有这些促进因素，但是批判性反思仍然是学习的一个重要工具。为了使它的效果最大化，必须由学生所信任的老师进行（Coulehan & Zarconi，2008；Hatem & Ferrara，2001；2007）。有证据表明口头上的汇报反思要比老师的手写的评注更有效（Baernstein & Fryer-Edwards，2003）。在本章的后面会有关于反思的更广泛的讨论。

课程的组织结构直接影响到职业素养教育的成功。人们已经达成共识，医学生在他们进入医学院的早期接触患者和临床工作者可以显著增强他们对于职业素养的理解（Monrouxe，Rees & Hu，2011；Kumagai，2008；Hatem，2003）。在职业素养培养的整个过程中融入正式的教育活动的重要性是无可争辩的。在紧张的临床阶段中进行结构化的学习活动是必要的，但也是远远不够。一门真正成功的正式课程必须同时关注到非正规的课程。

4. 优化的非正式课程：有效地在工作场所中学习的方法

苏珊娜，一个三年级的医学生，感到极度不安。几天来，她和团队一直照料安妮塔，一个26岁患有哮喘女人，她已经逐渐好起来。这已经是安妮塔一年内由于哮喘第三次住院了。当她和团队进病房时，安妮塔的父亲在里面，他对医疗团队非常愤怒，因为他们没有请胸科医生进行会诊，并且投诉他们因为安妮塔的经济问题没有给安妮塔最好的治疗。苏珊娜不知道该怎么办。他竟然控告他们歧视！虽然她记得参加过关于如何对待愤怒的患者的讲座，但是现在大脑一片空白不知道该作何反应。她想看看她的主治医生——金思迈斯特医生，是怎样处理这件事的，希望能找到办法来解决而不要把事情变得更糟。

由于专业的表现依赖于医疗工作者和他们的患者之间有效的人际关系和

互动，学习的大部分内容必须是在复杂的、高度情感投入的医疗环境中的亲身体验。在这个案例中，苏珊娜意识到怎样与一个难缠的患者交流是一个问题，这与在病房中主动参与到疑难病例的诊治是完全不一样的经历。正如诺尔斯（Knowels，1978）提到的那样，成年人觉得有必要学习被授的课程以及当他们真正参与到解决问题中的时候学习地最好。苏珊娜已经准备好去学习，她的主治医生必须做好准备，同时满足患者对于临床治疗的需要以及学习者对于教育的需要。

工作场所，也就是亲身体验的学习是非正式课程的地点。由于它出现在患者需要最迫切的时候（有时甚至是人命关天），这些非正规的互动就变得既难以预测又影响深远。与潜在的课程（见第 8 章“隐性课程和职业素养”）不同，非正式课程很明确，但没有约定俗成的答案。例如，在正式课程中，在处理一个涉及医疗预案的伦理学难题时，学生们会学习教科书中的方法，包括相关的法规、政策以及指南。在非正式课程中，对于如何终止生命的讨论，他们会学习到很多技术和策略。

在临床环境中承担教学任务的老师必须明白在正式课程中都传授了什么，允许学生们在与患者接触过程中申请那些帮助他们探索并且解决令人困惑的难题的课程（以往知识与现在经历相脱节）（Mezirow，2009；Kilminster & Jolly，2000）。他们会在角色示范、监督和批判性反思中运用有效的方法。

4.1 角色模型

在职业精神中角色模型的建立通常是以负面的角度来评价的。学生们更容易记住当他们的角色模型的表现与在教室里学到的职业精神相违背的时候的生动的例子，却回想不起角色模型的行为很好诠释了职业精神的时刻。一项研究表明 40% 的学生认为他们的老师没能按照人道主义医疗工作者那样表现，并且他们的老师没有以很好的角色来示范如何处理医患关系（Maheux，et al，2000）。在另一项研究中，大多数的临床实习生反映他们的老师对于患者们如何看待疾病表现得毫不关心（Beaudoin et al，1998）。然而，当有效地实施时，角色模型对于娴熟的医疗工作者处理棘手的问题是一个精彩的例子。角色模型被定义为“我们可以效仿的人，他具有我们想要学习的品质，居于我们想要达到的高度”（Paice，Heard & Moss，2002）。为了有意识把角色模型作为一种潜在教育方法，（Althoase，Stritter & Steiner，1999）几位学者已经将角色模型中的教育过程总结为注意（attention）、保持（retention）、生产（production）和动机（motivation）。为了保证学生们注意到正确的行为，老师应该将角色模型模拟的目标明确地告诉学生。例如，老师可以在进入教室之前这样对学生说，“我将要与琼斯女士谈谈她的手术结果。当我与她交谈时，注意她对我所说的话的反应，我们会在谈话后讨论这个问题”。或者可以说，“我会在告诉患者坏消息的过程中采取三个步骤。考验一下你们是否能够发现我所采取的步骤。我很有兴趣听听你们认为我哪些方面做得好，哪些地方需要改进。”前面一个对话的目标是指导学生们把注意力放在情境里最重要的部分。它也可以通过鼓励学生分析并且讨论医生对于情境的处理方式，使学生们积极参与到解决问题中来。角色模型也可以通过情境结束后分析情境来帮助学生们加深对于课堂学习的知识的记忆。这对老师来说是一个很好的机会，能够与学生们对他们目睹的情境展开一场深刻的对话；特别是分析情境中哪些方面是成功的，哪些地方不是很有效。生产就是学生们将学到的东西从一个案例应用到另一个案例中去的过程。老师可以通过与学生们一起设想他们是怎样将新方法应用到另一个情境中，或者与学生们一起讨论怎样鉴别一个好的患者来指导这个过程。学生们在工作场所中继续学习并应用他们学到的知识的动力可以被角色模范易化，这些角色模范对学生们表现出关心和帮助，明确地谈论他们作为一个医生所获得的乐趣，并且开明地讨论处理专业领域上的挑战所采取的策略。

苏珊娜看着金思迈斯特医生向前迈了一步。她坐在这位愤怒的父亲身边说：“我很高兴你在这里，你很关心你的女儿。看着你爱的人由于呼吸疾患躺在医院里，这一定非常痛苦。那多谈谈你所关心的问题，我们会确保你的女儿得到了她所需要的一切医疗救助。行吗？”这位父亲明显冷静下来，最后他感谢团队为他女儿所做的一切。当他们离开房间时，金思迈斯特先生把他们叫到一边说，“让我们作为一个团队来总结这个案例，找出帮助安妮塔和她父亲的方法。我想要确定你们中所有人在我不在的时候能处理类似的问题。谁想要写一份观察报告分析哪里做得好，哪里需要改进？”

金思迈斯特医生在帮助她的团队注意、保持并且再利用在这个案例中学到的东西。虽然她不能够在意料外的事件发生之前提前知会学生，但是她在事后给出了一个开放式的问题来鼓励对于有挑战性的情境的反思，在这个情境中尊重、移情和利他等职业素养都得到了充分体现。她对于这位父亲的宽容和她所采取方法都能成功地作为学生们在未来模仿这种策略的动机。

格林医生对于他与团队在刚下了夜班后就要收新患者感觉有些匆忙。格林先生在之前的接诊中认识了上一位患者和她的家属，这位患者这次也是因为同样的原因找他看病。由于格林医生熟知患者和她家人的情况，在医疗小组走进房间之前，他已告诉患者家属他明白患者这次住院的原因，并且他已经有了一个治疗方案。告诉他们在做完一些检查之后他会回来，然后走了出去。住院医师们有些吃惊，因为格林医生经常会在患者的床边花费很长时间，包括给患者做体格检查。他们猜测也许因为格林医生不喜欢那个患者，他们也不知道该采取怎样的临床处置。

格林医生也许没有意识到他的团队正对他那天早晨的行为作推断，并且潜意识中用一种负面的眼光去解释它们——认为格林医生不在意那个患者，他不善于与患者交流。但事实上格林医生与患者和她的家属已经建立起了持久的关系，患者家属相信他能够迅速治疗患者，让她早些出院。事实上，患者和其家属对于向不同的医生一遍又一遍地重复病史感觉很烦，他们对于由格林医生接管患者，不用再次重复病史感觉很宽慰。如果格林医生对于这位患者他采取的特殊方式作一个简短的说明，整个团队就会对他的行为作出完全不同的解读。没有了恰当的说明，对于下一位患者，他们可能会不恰当地模仿格林医生对于这位患者采取的做法。

这个案例带给我们的启示是即使老师和医生们并没有打算教学生们一些

东西，他们也已经被当作角色模型（role modeling）。他们的行为很快影响了敬仰他们的学生和住院医师们的态度和行为。好消息是我们可以充分利用这一点使职业素养的培养效果最大化。贝拉克和他的同事们（Barack，1999）发现在临床轮转中与一个从不使用轻视性语言的上级医师在一起相处只要一个月，就可以大大降低学生们使用轻视性语言的频率。

练习 9-1

1. 回想一次你所目睹的角色模范做一些与个性不相符的行为时的经历。
2. 你对那样行为有什么想法？你了解行为背后的原因吗？
3. 你的角色模范有没有解释为什么他 / 她做出那些意料之外的事？
4. 如果你再次碰到类似的情况，你会采取什么不同的方式？

4.2　有效监管

尼古拉斯•格拉进入临床实习已经三个月了。今天是特别的一天。他的主管马斯特斯医生告诉他，我会给你成为一名优秀的医生所需要的一切帮助。马斯特斯医生查看了格拉昨晚与新入院患者的谈话以及体格检查。格拉感到被人监督很不爽——主管医生难道不相信自己已经懂得如何询问病史以及给患者做体格检查吗？但是在接触患者之前格拉的态度转变了，马斯特斯医生询问她想要给患者做哪些部位的体格检查。看起来确实她想要患者提供帮助！格拉请教他如何高效准确地得到信息。整个检查用了不到十五分钟，但是对格拉的帮助非常巨大。马斯特斯医生甚至指出了一些她从来没意识到的问题——比如她试图站在患者床尾。格拉确确实实学到了一些东西，希望以后还能有这样的体验。

真正的现场学习不仅需要学生们观察别人如何工作，而且要求他们在一个有经验的临床教师的密切监督下亲自投入到临床工作中（Kilminster & Joly，2000）在临床环境中的教育监管专家强调老师和学生之间的人际关系的质量是极其重要的。只要可能的话，老师和学生之间的关系应该维持足够长的时间来建立彼此间的信任。学生、教师以及临床工作者之间纵向关系的连续性可以易化现场学习，因为临床教师可以对他们学生的能力产生信心，以便给他们布置真实的临床工作任务（Haueret et al，2012）。此外，这种工作关系可以产生信任，使学生们更有可能去反馈，表达他们的学习需求的时候更诚实。当学习一些可以产生强烈感情的课程的时候，这就显得尤为重要，比如评判学生是否与他（或她）的患者进行了有效的沟通，是否跟患者间产生了情感的共鸣。如果一个纵向的关系不大可能维持，那么老师必须采取措施来表达他们对于学生们个人目标的尊重以及对于学生们成功的兴趣，以便快速建立起信任，就像马斯特斯医生在前面描述的案例中做的那样。

在临床环境中，监管的一个重要构成就是当学生们参与一个真实的工作情景中的时候对他们的直接观察，不幸的是这种事情发生的概率太低了（Kogan，Holmboe & Hauer，2009）。尼古拉斯已经实习三个月了，每个月上级医生在询问病史和体格检查中给他打出的成绩都要高于平均水平。然而，这还是尼古拉斯印象中第一次被老师监督！老师们总是会根据学生们的临床表现对他们的临床技巧加以推断。当评价学生们与患者的交流技巧的时候，老师亲自观察学生如何与患者互动并且给学生们提供及时的帮助对于提高学生的技巧是非常重要的。对学生们行为的观察，指出不恰当或者无效的交流方式或者肢体语言，就像老师对尼古拉斯做的那样。表 9-3 摘自 Kilminster 和他同事的成果，对比了在临床监管中有效的和无效的监管行为。

表 9-3 在临床情境中老师的行为

	有益的	无效的
与学生的关系	支持的，鼓励的	冷淡的，挑剔的
课程的模式	以学生或者患者为中心	以老师为中心
教学场所	在患者床旁，直接观察监督	走廊或者会议室，不直接观察监督学生
教学方式	通过对话与学生一起解决问题	演讲和提问

续表

	有益的	无效的
教学内容	理论联系实际，教授通用的规则	独特的方法
反馈	格式化的	总结性的

引自 Kilminster S, Cottrell D, Grant J, Jolly B. AMEE Guide No. 27: Effective educational and clinical supervision. Med Teach. 2007 Feb; 29(1): 2-19.

4.3 反思

在行为中和行为后的反思一直以来都被当作培养职业素养的重要方面。在行为中的某一时刻或者行为后的某一时刻对自己行为的反思是从自己的成功或者失败中总结经验教训的有效方法，能促进专业性的养成（Lingand et al，2001）。反思有不同的形式，从在一个事件中对自己行为的简单思考，与一个同辈或者长辈交流，到记录（私人或者公开）等。在反思中最重要的是对于整个事件的再复述（也就是回忆），它应该包括一些表明学习发生过的迹象。很多医学院和培训基地都把反思作为他们课程的一部分，例如，应用文件夹、反思报告和与同事讨论作为提高自我意识的方法。反思写作已经是一种被广为接受的提高学习和表现能力的方法，同样适用于职业素养的培养。然而，对于“反思”这个词的概念人们经常感到疑惑，也不知道它需要人们怎样做。评论家认为强制性的反思，尤其是当它与成绩挂钩的时候，是非常肤浅的并且没有太大意义。也就是说，学生们可能会在没有真正认识并改变他们的思考方式的情况下，应用所谓正确的语言来完成反思报告。也有人认为当反思被用作一种评价手段的时候，人们往往会强化某些被接受的事实而忽视了其他的事实。比如，相对一件具有积极学习意义的“好”结果的事情来说，当学生们面对一件可能会使自己感到愤世嫉俗或者无助的事情的时候，可能很难作出诚实的反思。因此，清楚地认识到反思要达到什么目的或者它可能的用途就显得尤为重要，这样会达到学习收益的最大化。

阿伦森（Aronson，2011）编制了一套指南来使反思的收益最大化，同时使它潜在的缺点最小化（图 9-4）。

1. 以一种学生们理解的方式给反思下定义。
2. 为练习设定目标。
3. 选择一种合适的有指导性的方式（在哪里、怎么样、文字形式还是电子形式等）。
4. 明确反思是结构化的还是非结构化的，引导他们做出正确的反应。
5. 对于可能会出现在学生们记录中的伦理学和情感上的问题，提前做好解决计划。
6. 运用一种途径来追踪学生们的计划。
7. 为评价反思创造一种支持性的、非批判性的环境。
8. 在让学生们反思（在此之前，告诉他们该如何去做）。
9. 对任何问题都及时提供反馈和追踪。
10. 评价反思。
11. 将这种练习纳入更大的体系 / 课程中去，鼓励职业素养的培养。
12. 对你的反思进行进一步的思考。

图 9-4　在医学教育中教授反思的建议

引 自 Aronson L. Twelve tips for teaching reflection at all levels of medical education. Med Teach. 2011; 33(3): 200–205.

在某种程度上评价学生的反思练习是很有用的。即使这些练习作为形式化评估的一部分，某种形式的评价与反馈可以帮助学生和住院医师学习怎样才能具有批判性思维。此外，评估毫无疑问会保证学生们认真对待这些练习。一些评分标准已经被改良，用来评估反思的深度和程度，例如下面的评分标准，改编自雷尔曼，奥特里和奥苏利文（Learman，Autry & O'Sullivan，2008）的妇产科评分标准（图 9-5）。

1. 对事件进行描述但没有提及所学到的知识。
2. 提及了学习到的观点，但没有给出支持观点的例子。
3. 对学到的知识给出了一些解释。
4. 对于现存的挑战、技术以及学习的课程，运用例子进行了很好的解释和讨论。
5. 根据自己的经验分析造成这种结果的原因。
6. 对于我们运用的方法的阐释及证明此方法有效性的证据。

图 9-5　从 1 级（最差）到 6 级（最好）评分标准举例

引自 Aronson L. Twelve tips for teaching reflection at all levels of medical education. Med Teach. 2011; 33(3): 200–205.

人们或许认为学生们的写作或者语言表达能力会对评估结果产生影响，当评估涉及写作的时候（比如，写作能力强的人会比那些文笔差的人得到更高的分数），这个问题已经被解决 —— 如果采取恰当的评分标准，反思能力不会受写作能力的影响（Aronson et al，2010）。然而，我们可以采用其他根本不涉及写作能力的方法来评价反思能力，促进专业意识的养成。这些工具可以帮助学生们获得洞察力和自我意识，它们都是职业素养的重要构成。表9-4 中的评级方法已经运用在医学生中。用来评价对于反思的态度、洞察力以及自我效能。它们还比较新，不确定它们的应用范围到底有多广泛，但是它们具有良好的内部一致性和有效性，也许可以作为一种有效的方法来告诉学生反思到底是什么。

表 9-4 反思评分表举例

评分表	对象	评价内容	质量
自我评价表（Roberts & Stark，2008；Grant，Franklin & Langford，2002)	医学生，自我评价	评价当反思需求产生时的态度，参与程度及深刻程度	30 条，内在可信度高
Groningen 反思能力评价表（Aukes et al,2007)	医学生，自我评价	自我反思，移情反思，沟通反思	23 条，内部一致性较好
学习反馈评价（Sobral,2005)	医学生，自我评价	学习态度，效率反思	14 条，结构效度

4.4 反思是认识自己无意识偏见的方法

马修斯医生是小城市里的家庭医生，她每周上四天班，从上午九点到下午五点接诊患者，主要关注于女性的健康问题。她的诊所总是人满为患，因为她总是诊治可能有需要的患者。更重要的是，她的患者从不抱怨在她诊所里排队太久，因为他们知道当轮到时候，他们会得到马修斯医生全心全意的诊治。最近，马修斯医生被要求接管一些从附近的减肥中心来的新患者。这些患者没有家庭医生，在他们减肥过程中需要基本的医疗服务。一些患者是超重的，很多人都有运动问题（比如，一些患者需要小型助力车四处走动，很多人不能自己走到检查台)。马修斯医生担心她可能没有足够的空间和资源来充分地安全地照顾这些患者。但是她又开始感觉到罪恶，因为她意识到这些患者确实需要长期的护理。她从没对于肥胖或者超重的患者有任何偏见，尽管通过反思她意识到自己的患者都是相对健康、有活力、体型正常的。这些想法困扰着她，她不知道该怎样做。

存有偏见这是人类的本性。他们来自于我们的父母、家庭、教育和其他方面。在临床决策中的偏见已经被描述过，因为已经有了消除偏见的策略(Elstein，1999；Croskerry，2013)。然而，偏见可能会影响到与患者相处过程中的其他方面，例如获得医疗服务的平等性，或者区别对待某些患者。这些偏见通常是无意识的，意识到我们自身以及我们同事身上存在的偏见是很重要的。因此，明确地关注我们的偏见是反思的重要组成部分。

语言和行为可以传达我们的感受——包括我们对于某些患者或者其他医疗工作者的期望值。有一些患者总是被更加消极的词汇来描述，包括急救室的“常客”、药物成瘾者、依从性差的患者、目中无人的人以及老人(Higashi et al，2013)。相对那些体重正常的患者来说，医生可能会区别对待那些超重患者(Gudzune et al，2013)。美国内科医学委员会的一项研究发现，医生们会由于一些微妙的，甚至是无意识的因素来区别对待患者(Ginsburg et al，2012)。影响医生临床决策之一是来自患者的因素包括与患者的关系、医生接触患者的时间、患者对于医生建议的依从性、他们是否对医生的权威提出异议等。这些因素会或多或少地影响医生接收新患者、预约特定的检查或者治疗，或者给他们提供更加优质的医疗服务。来自医生的因素包括医生个人的舒适度、对其他人在类似情况中做法的了解、时间和效率问题以及对于诉讼的担心。这些因素经常会同时起作用，可能会使医生在处理两个类似的情况时采取非常不同的方式。此外，医生们经常对于他们自己处理棘手问题时的“不一致性”感到惊讶，他们会发现这种经历很有启示意义。

马修斯医生在这种情况下应该怎样做呢？她已经开始自我反思了，通过考虑她当前的患者，质问自己有无意识的偏见。一个学生告诉她一个网站可以进行一项测试，“隐含假定测试(Implicit Assumption Test，IAT)”来了解自己有无意识的偏见（Project Implicit，2011）。她决定进行一项跟肥胖有关的测试，惊讶地发现她对于身材苗条的人有中等程度的偏爱。这促使了她产生了之前的反应，也促使她意识到自己对于体重的潜在偏见。她与她的工作伙伴展开了讨论，来决定他们是否应该更新他们的设备和资源来满足肥胖患者的需求。

有很多评估个人偏见的工具，它们都是有不同针对性的。例如，有专门评价人们对于精神疾病、慈善事业、肥胖或者处理无保险人群的态度的评测工具。这些自我评价工具的目的是为了反映和发现一个人内在的偏见，并努力更好地理解他们，希望能够改变他们。尽管这里主要关注的是消极的偏见，但是对于积极的偏见也许同样存在问题，也就是说，那些很"好"很"重要"而被我们区别对待的患者，可能实际上接受了不太恰当的关注，因为他们可能被过度诊断和过度治疗（Detsky & Baerlocher，2011）。

练习 9-2

1. 想一想你对一个患者（或者学生）特殊关照的经历，例如，给他更多的时间，优先安排或更多便利。
2. 你的理由是什么？
3. 为什么对这个患者或学生特殊对待？
4. 在那个时候，你意识到自己在"特殊关照"他们吗？它会使你感到有些不舒服吗？
5. 如果再次出现类似的情况你会怎么做？

5. 结语

总之，职业素养的培养需要为学生提供真实的工作环境，通过将学生们引入需要复杂技巧的情景中来帮助他们把他们的职业价值应用到实际中。必须使学生们扮演一个合适的并且真实的角色，在他们将学习到的新知识应用到临床环境中的同时，为医疗服务系统做贡献。临床导师通过有效示范良好的行为，监督学生所做的临床工作，教导学生们将批判性反思作为一门终身学习的课程，为优化学习环境做好准备。最后，教育部门必须开发有效的评估程序，积累有意义并且可靠的数据，学生们可以用这些数据来提高他们的表现，系统可以用这些数据来评估学生们是否可以独立从事临床工作。

学习要点

1. 通过正规和非正式课程中的很多不同方法，职业素养是可以被教授和培养的。
2. 现存的完善的教育理论可以指导一门课程的建设，比如能力培养理论、专业知识的学习理论和以工作环境为基础的学习理论。
3. 正式课程的教育应该以公认的概念为基础，在机构内部应该保持一致（包括老师，行政机构的领导者，及所有的医疗工作者）。
4. 可以通过建立明确的角色模型、专家监管和自我反思等进行非正规的教育。

参考文献

1. Althouse LA, Stritter FT, Steiner BD. Attitudes and approaches of influential role models in clinical education. *Adv Health Sci Educ Theory Pract*. 1999;4(2):111-122.
2. Aronson L. Twelve tips for teaching reflection at all levels of medical education. *Med Teach*. 2011;33(3):200-205.
3. Aronson L, Niehaus B, DeVries CD, Siegel JR, O'Sullivan PS. Do writing and storytelling skill influence assessment of reflective ability in medical students' written reflections? *Acad Med*. 2010 Oct;85(10 Suppl):S29-S32.
4. Aukes LC, Geertsma J, Cohen-Schotanus J, Zwierstra RP, Slaets JP. The development of a scale to measure personal reflection in medical practice and education. *Med Teach*. 2007 Mar;29(2-3):177-182.
5. Baernstein A, Fryer-Edwards K. Promoting reflection on professionalism: a comparison trial of educational interventions for medical students. *Acad Med*. 2003 Jul;78(7):742-747.
6. Batalden P, Leach D, Swing S, Dreyfus H, Dreyfus S. General competencies and

accreditation in graduate medical education. *Health Aff* (*Millwood*) . 2002 Sep-Oct;21(5):103-111.

7. Beaudoin C, Maheux B, Côté L, Des Marchais JE, Jean P, Berkson L. Clinical teachers as humanistic caregivers and educators: perceptions of senior clerks and second-year residents. *CMAJ*. 1998 Oct 6;159(7):765-769.
8. Birden H, Glass N, Wilson I. Teaching professionalism in medical education: a Best Evidence Medical Education (BEME) systematic review. BEME Guide No. 25. *Med Teach*. 2013 Jul;35(7):e1252-e1266.
9. Burack JH, Irby DM, Carline JD, Root RK, Larson EB. Teaching compassion and respect. Attending physicians' responses to problematic behaviors. *J Gen Intern Med*. 1999 Jan;14(1):49-55.
10. Cooke M, O'Brien B, Irby DM. *Educating Physicians*: *A Call For Reform of Medical School and Residency*. San Francisco, CA: Jossey-Bass; 2011.
11. Coulehan J. The possible dream: a commentary on the Don Quixote effect. *Fam Syst Health*. 2004;22: 453-456.
12. Croskerry P. From mindless to mindful practice—cognitive bias and clinical decision making. *N Engl J Med*. 2013 Jun 27;368(26):2445-2448.
13. Cruess RL, Cruess SR. Principles for designing a program for the teaching and learning of professionalism at the undergraduate level. In: Cruess RL, Cruess SR, Steinert Y, editors. *Teaching Medical Professionalism*. 1st ed. New York, NY: Cambridge University Press; 2009.
14. Detsky AS, Baerlocher MO. Do nice patients receive better care? *JAMA*. 2011 Jul 6;306(1):94-95.
15. Dreyfus SE, Dreyfus HL. *A Five-Stage Model of the Mental Activities Involved in Directed Skill Acquisition*. Washington, DC: Storming Media; 1980.
16. Elstein AS. Heuristics and biases: selected errors in clinical reasoning. *Acad Med*. 1999 Jul;74(7):791-794.
17. Epstein RM. Mindful practice. *JAMA*. 1999 Sep 1;282(9):833-839.
18. Ericsson KA. Deliberate practice and the acquisition and maintenance of expert performance in medicine and related domains. *Acad Med*. 2004 Oct;79(10 Suppl):S70-S81.

19. Ginsburg S, Bernabeo E, Ross KM, Holmboe ES. "It depends": results of a qualitative study investigating how practicing internists approach professional dilemmas. *Acad Med.* 2012 Dec;87(12):1685-1693.

20. Goldie J, Dowie A, Cotton P, Morrison J. Teaching professionalism in the early years of a medical curriculum: a qualitative study. *Med Educ*. 2007 Jun;41(6):610-617.

21. Goldstein EA, Maestas RR, Fryer-Edwards K, Wenrich MD, Oelschlager AM, Baernstein A, Kimball HR. Professionalism in medical education: an institutional challenge. *Acad Med.* 2006 Oct;81(10):871-876.

22. Grant AM, Franklin J, Langford P. The self-reflection and insight scale: a new measure of private self-consciousness. *Soc Behav Pers*. 2002;30(8):821-835.

23. Gudzune KA, Beach MC, Roter DL, Cooper LA. Physicians build less rapport with obese patients. *Obesity* 2013;21(10):2146-52.

24. Hatem CJ. Teaching approaches that reflect and promote professionalism. *Acad Med.* 2003 Jul;78(7):709-13.

25. Hatem D, Ferrara E. Becoming a doctor: fostering humane caregivers through creative writing. *Patient Educ Couns*. 2001 Oct;45(1):13-22.

26. Hauer KE, Hirsh D, Ma I, Hansen L, Ogur B, Poncelet AN, Alexander EK, O'Brien BC. The role of role: learning in longitudinal integrated and traditional block clerkships. *Med Educ*. 2012 Jul;46(7):698-710.

27. Higashi RT, Tillack A, Steinman MA, Johnston CB, Harper GM. The "worthy" patient: rethinking the "hidden curriculum" in medical education. *Anthropol Med.* 2013 Apr;20(1):13-23.

28. Huddle TS; Accreditation Council for Graduate Medical Education (ACGME). Viewpoint: teaching professionalism: is medical morality a competency? *Acad Med.* 2005 Oct;80(10):885-891.

29. Kern DE, Thomas PA. *Curriculum Development for Medical Education: A Six Step Approach.* Baltimore, MD: Johns Hopkins University Press; 2009.

30. Kilminster S, Cottrell D, Grant J, Jolly B. AMEE Guide No. 27: effective educational and clinical supervision. *Med Teach*. 2007;29(1):2-19.

31. Kilminster SM, Jolly BC. Effective supervision in clinical practice settings: a literature

review. *Med Educ*. 2000 Oct;34(10):827-840.

32. Knowles M. *The Adult Learner. A Neglected Species*. 2nd ed. Oxford, UK: Gulf Publishing; 1978.

33. Kogan JR, Holmboe ES, Hauer KE. Tools for direct observation and assessment of clinical skills of medical trainees: a systematic review. *JAMA*. 2009 Sep 23;302(12):1316-1326.

34. Kolb DA. *Experiential Learning：Experience as the Source of Learning and Development*. Englewood Cliffs, NJ: Prentice-Hall; 1984.

35. Kumagai AK. A conceptual framework for the use of illness narratives in medical education. *Acad Med*. 2008 Jul;83(7):653-658.

36. Lave J, Wenger E. *Situated Learning：Legitimate Peripheral Participation*. Cambridge, UK: Cambridge University Press; 1991.

37. Learman LA, Autry AM, O'Sullivan P. Reliability and validity of reflection exercises for obstetrics and gynecology residents. *Am J Obstet Gynecol*. 2008 Apr;198(4):461. e1-8; discussion 461. e8-10.

38. Lingard L, Garwood K, Szauter K, Stern D. The rhetoric of rationalization: how students grapple with professional dilemmas. *Acad Med*. 2001 Oct;76(10 Suppl):S45-S47.

39. Maheux B, Beaudoin C, Berkson L, Côté L, Des Marchais J, Jean P. Medical faculty as humanistic physicians and teachers: the perceptions of students at innovative and traditional medical schools. *Med Educ*. 2000 Aug;34(8):630-634.

40. Mezirow J. *Transformative Learning in Practice：Insights from Community, Workplace, and Higher Education*. 1st ed. San Francisco, CA: Jossey-Bass; 2009.

41. Monrouxe LV, Rees CE, Hu W. Differences in medical students' explicit discourses of professionalism: acting, representing, becoming. *Med Educ*. 2011 Jun;45(6):585-602.

42. Paice E, Heard S, Moss F. How important are role models in making good doctors? *BMJ*. 2002 Sep 28;325(7366):707-710.

43. Patterson K, Grenny J, McMillan R, Swizler A. *Crucial Conversations：Tools for Talking When Stakes Are High*. 1st ed. New York, NY: McGraw-Hill; 2002.

44. Piaget J. *The Equilibration of Cognitive Structures*. Chicago, IL: University of Chicago Press; 1985.

45. Project Implicit. 2011. Available at: https: //implicit. harvard. edu/implicit/demo/takeatest.

html

46. Roberts C, Stark P. Readiness for self-directed change in professional behaviours: factorial validation of the Self-Reflection and Insight Scale. *Med Educ*. 2008 Nov;42(11):1054-1063.

47. Senge P. *The Fifth Discipline: The Art and Practice of the Learning Organization*. New York, NY: Doubleday; 2006.

48. Smith AK, White DB, Arnold RM. Uncertainty—the other side of prognosis. *N Engl J Med*. 2013 Jun 27;368(26):2448-2450.

49. Sobral DT. Medical students' mindset for reflective learning: a revalidation study of the reflection-in-learning scale. *Adv Health Sci Educ Theory Pract*. 2005 Nov;10(4):303-314.

50. Stern DT, Cohen JJ, Bruder A, Packer B, Sole A. Teaching humanism. *Perspect Biol Med*. 2008 Autumn;51(4):495-507.

51. Vygotsky L. *Interaction Between Learning and Development. Mind in Society*. 1st ed. Cambridge, MA: Harvard University Press; 1978.

52. Wear D, Zarconi J. Can compassion be taught? Let's ask our students. *J Gen Intern Med*. 2008 Jul;23(7):948-953.

53. Wilkinson TJ, Wade WB, Knock LD. A blueprint to assess professionalism: results of a systematic review. *Acad Med*. 2009 May;84(5):551-558.

54. Yardley S, Teunissen PW, Dornan T. Experiential learning: AMEE Guide No. 63. *Med Teach*. 2012;34(2):e102-e115.

第十章 职业素养评价

学习目标

1. 了解职业素养评价的重要性。
2. 阐述职业素养评价过程中的困难。
3. 介绍职业素养评价的常用方法。

医学院大四的露西正和她的上级医师，外科主治王医生走出医院大厅，进行查房。露西告诉王医生有一个患者和她说想知道关于自己检查的最新结果。这名患者肝移植术后几天，但术后的片子上发现了术前未被发现的一个肺部肿物，并没有人告诉患者这件事情。每次患者问起新的检查结果时，露西对此总是很内疚。王医生说结果是整个医疗团队的决定，是他们改变不了的，他们能做的只是负责患者的手术和术后的护理。此时，王医生的呼机响了，他要立刻赶去手术室，只留下露西一个人走进患者的病房。这名患者精神状况很好，想要早点出院回家。她问露西，"我的检查没什么事儿吧？"（Gingsburg，Regehr & Lingard，2003）。

这时露西如何是好？看上去她只能选择"告诉她"或者"不告诉她"，实际上远比这要复杂。假设露西刚刚听过一个"对患者要坦诚相待"的主题讲座，之后可能会决定告诉她胸片上的肺部肿物一事。露西这么做了，患者也全面了解了自己的病情，但她可能会被患者诸多的后续问题问倒。露西是否有能力处理患者激动的情绪，回答她提出的关于诊断、预后等方面的问题？如果露西一时口误，患者对这些实际上不存在的风险作何感受？更糟的是，如果患者认为其他医生都知道这件事却对她隐瞒，会不会造成患者对医生和医疗系统的不信任？

如果露西选择听王医生的话，不告诉患者实情会怎样？露西陷入两难之地，这件事也会由另外的主治医生告诉患者。患者依然会觉得医生们（包括医学生）对他隐瞒事实，会对此感到不安。但主治医生更有能力掌控患者的情绪，能更好地回答她关于诊断、治疗等方面的问题，从而达成双方认同的诊治计划。

此例和职业素养评价有何联系？如果露西选择向患者隐瞒胸片的结果，应如何评价她的行为？如果有人认为无论如何对患者掩盖事实都是错误的，那露西没有开诚布公的行为可以算作职业素养的缺失；但也会有人认为更好的办法是暂时掩盖事实直到更有经验的人来处理此事，这样看来，露西的行为则很具备职业素养，因为她的行为将患者的担忧降到最低。这一种行为，虽然可以视为“不诚实”，但评价者对情境的不同解读，可以得出两种截然相反的评价（Gingsburg，Regehr & Lingard，2004）。

这个例子很好诠释了为何职业素养评价并非易事。如果仅仅关注对患者的诚实，那么“忠于患者”说起来轻松，实践起来复杂。不考虑患者的感受，贸然说出“真相”，有时会造成和说谎相同程度的伤害。这个例子告诉我们分析人的行为要考虑所处的环境，后面会详细阐述这个观点（Gingsburg et al，2000）。

1. 职业素养评价的困难之处

和其他方面的知识和技能相比，职业素养的教育方式在过去各不相同，甚至从不被传授。究其原因，是职业素养一直很难定义，也很难通过一个人的行为看出其职业素养的好坏。本书中提出的框架就可以用于发现并评价实践职业素养过程中的一系列行为。实际上，关于职业素养的主要问题已有共识，人们不难通过各种渠道得知其定义。但关于职业素养各方面的重要内容和各自权重的问题，依然存在争论。例如，加拿大和一些欧洲国家建立了

CanMEDS 体系来评价学生和住院医师，主要内容涉及医生必需的包括“专业”在内的七种素质（Frank，2005）。CanMEDS 的体系定义了“重要”和“掌握”两种不同的要求，如下表（图 10-1）所示。而在美国，毕业后医学教育认证委员会（Accreditation Council for Continuing Medical Education，ACCME）则有自己的体系（图 10-2），涵盖了包括职业素养在内的六种能力（毕业后医学教育认证委员会，2012）。这两种体系在研究生教育的过程中能指导学习的方向并对其进行评价。

核心能力：

以合乎伦理的行为展示出对患者、职业和社会的态度

具体内容：

1.1 在职业中恰当表现出职业素养行为，如正直，同情，忠诚，尊重和无私奉献；

1.2 表现出能够持续提供优质服务和提升能力的素质；

1.3 合理应对医患之间的道德问题，并进行处理；

1.4 采用恰当的办法化解利益冲突；

1.5 了解患者具有职业素养要求和法律支持的隐私权，并清楚隐私的范围；

1.6 和患者保持恰当的距离感

核心能力：

通过职业素养要求下的自身调控展示出对患者、职业和社会的态度

具体内容：

2.1 理解执业中的规章制度、法律和道德要求；

2.2 达到行医过程中自我调整和法律责任的要求；

2.3 对自身的不断调整负起责任；

2.4 对于他人的不正当行为有所回应；

2.5 参加同行审议

核心能力：

表现出自身健康和持续工作的态度

具体内容：

3.1 平衡好个人事务和工作的优先权，保证健康地工作下去；

3.2 致力于增加自身和职业方面的领悟和远见；

3.3 发现其他人员的需求，合理做出回应

图 10-1 CanMEDS 职业素养要求

引自 Frank JR. The CanMEDS 2005 Physician Competency Framework. Better standards. Better physicians. Better Care; 2005. Available at: http://www.royalcollege.ca/portal/page/portal/rc/common/documents/canmeds/resources/publications/framework_full_e.pdf. Copyright © 2005 The Royal College of Physicians and Surgeons of Canada http://rcpsc.medical.org/canmeds. Reproduced with permission.

> 教育项目需要将下列能力要求加入课程中：即职业素养要求住院医生需要在执业过程中表现自己的责任心，时刻牢记道德准则。具体要求有：
> 1. 同情心，正义感和对他人的尊重；
> 2. 将患者的要求放在自身利益之上；
> 3. 尊重患者的隐私权和自主权；
> 4. 对患者、社会和整体职业形象负责；
> 5. 对于不同类型的患者保持同样的反应和敏感程度，不论他们的性别，年龄，文化背景，种族，宗教信仰，伤残程度和性取向差异

图 10-2 ACGME 能力要求

引自 Accreditation Council for Graduate Medical Education (ACGME). Program Director Guide to the Common Program Requirements September, 2012.

CanMEDS 体系包括了比 ACGME 体系更多的内容，不仅有常见的行为（诚实，伦理行为等），还包括积极自我调节（例如同行审议）和保持自己身心健康的责任。可以看出尽管很多行为要求未直接提及“有效地交流”一项，但实际都包含其中。这不意味着交流对职业素养评价不重要，只是说明关于交流的评价潜在于这两个体系的其他评价要点之中。无论如何，设计评价之前，明确职业素养的定义是至关重要的。

还有其他因素造成职业素养评价的困难。首先，像之前提到的例子那样，如果评价标准是抽象的（例如诚实），在具体情境中实施这些评价标准会很困难。我们常常看事物太过绝对——他说谎了或者没有说谎，他专业或者不专业——往往不考虑事情发生的背景，得不到比较全面的评价（Ginsburg et al，2000）。此外更重要的是，关于职业素养的评价并不局限于他的行为，经常和人的性格、个性或者行事风格混为一谈。没有人愿意把别人的性格草率地定义成好或坏，因而这个原因也就成为局限职业素养评价的壁垒。实际上缺乏职业素养的行为都发生在“好”人（或者心怀善意的人）处于两难境地时；利用这些标准能够有效避免武断的结论，进行更准确而高效的评价（详见第二章，应对医学职业素养挑战的应变能力）。

2. 评价过程中态度与行为之间的关系

里德医生是普外科的一名女主治医师，住院医师凯文在她手下

完成了两周的工作任务，近期她必须完成对他的评价。但她认为自己没有好好观察凯文在值班时，门诊或者病房的表现。凯文的患者说他确实每天都能高效完成工作，而且在手术室表现也令人满意。里德觉得他满足了对职业素养准则的要求，但是当她填写评价表时却隐隐有些担心。虽然她从没听到过凯文抱怨些什么，也没看到过他犯下严重的错误，但有一次在休息室，当他提起一个肥胖的患者时说了些过分的话。她不停地听到凯文说“这全都是患者自己的错，他应该去找减重专科看”。在场的其他医生并没有什么反应。现在里德医生虽然没什么能够说明他对患者态度改变的证据，但想起此事，还是很在意那次凯文不佳的态度。

为什么里德医生感觉有所顾忌？一方面她意识到（虽然为时已晚）自己没有注意到住院医师的行为和他尚未表现出的“危险行为”，另一个原因则是她不清楚不良的态度和目击到凯文的行为哪个比较重要。并不是只有她一个人会这么想——实际上许多研究都证实人的态度和行为的联系并不紧密。一个总结了近800个心理学研究的荟萃分析证实人们的态度和行为相关强度仅为中等（相关系数为0.4）（Wallace et al，2005）。当采取某种行为受到较大压力时相关系数变得更低（Rees & Khight，2007）。有证据表明如果态度不足够强烈，形成与其关联的行为并不容易，加以各方面压力的影响，态度对人行为的影响就会变得更小。这很好地解释了为什么我们眼中的“好”人偶尔也做“坏”事。实际上当我们置身于医疗情境中，这恰恰是那些有着善意，但因为面对各种压力而做出背道而驰行为的医学生的典型事例；即使做出这些行为困难重重（比如做和上级医生指示相反的事情）。而当我们评价一个人时选择忽略这些起重要作用的各方面影响，抽离情景，仅仅关注个案中的行为 —— 换个说法，也就是相信医学生内心强大到能够克服那些外界因素（Ginsburg，Lingard & Regehr，2008）。

凯文对肥胖患者的消极态度则从另一个角度证明了这个观点，一个持如此态度工作的住院医不一定真的会做错什么事。既然对患者来说并无大碍，里德医生是否应该忽略此事？答案当然是不能！这种情景很典型，我们应该分析凯文的心理活动。可能凯文听别人这么说然后效仿仅仅是为了和同事们有话聊，而自己并没有任何负面情绪；又或者凯文仅仅是开个玩笑，并没有考虑给那些以他为榜样的学生们带来的负面影响；又或者凯文只是以一种黑色幽默的方式来处理这种压力，而所有这些都是里德发现不了的。如果里德医生想更好理解凯文的表现，她应当从其他渠道（例如医生、护士、学生等）收集信息，来证明这样的事是偶发还是常态。这种态度在这个例子中并没有造成任何后果，并不代表以后也如此，所以观察行为的习惯或者连续性比观察某一时刻的表现要重要得多。

3. 在医疗系统的背景中进行评价

主治医生布朗在病房里，看到他的一个住院医师凯斯勒（Kessler）纠结地在电脑上开检查处方。凯斯勒的密码似乎登陆不到系统中，她也没有时间叫信息部去修理。类似的事情曾经浪费了她20分钟。这时她发现另外一名住院医用完了电脑而且忘记注销账号，于是她走过去用他的账号预约了自己患者的检查，之后她注销了账号去做其他事了。

布朗医生应该如何是好？凯斯勒显然违反了医院里不能用其他人账户的规定。她的行为可以成为过错。但布朗也想起来新的系统有时用起来效率很低，最近也总出现密码错误的问题。他应该如何评价凯斯勒的职业素养？如果将系统的因素考虑在内，又会如何？要记住，这张评价表仅仅关注人的表现。

值得庆幸的是，人们渐渐意识到应当关注职业素养评价时的环境因素。例如，一个关于职业素养评价的国际小组建议在测评的时候有三个层次要考虑（Hodges et al，2011）：

（1）职业素养是个人特征、性格、行为的表现；

（2）职业素养是在人的交流之间展现的（师生之间、学生之间、医患之间）；

（3）职业素养也是一种和权力、机构、社会相关联而产生的现象。

我们很容易仅仅考虑其中之一（通常是个人水平），而忽略其他层面的影响。实际上个人的责任心和机构组织的影响在这其中同等重要。这个观点和本书中强调日常执业中的团队、背景和外部环境影响的标准是一致的。

在前面住院医师用其他账号登陆系统的例子中，住院医师确实有自己的过错，但还有其他的事情牵扯其中：陌生的操作系统，信息部门不完善的服务，其他住院医师没有注销，可能还有疏于宣传这方面知识和资源的原因，才导致他这样做。

尽管最近有所进展，大多数职业素养的评价还是仅仅关注个人，很大程度上是因为在实践中需要保证每个人都能做得很好。过去这些评价常常陷入评价态度的泥淖中，而近年已经明显转移到了对行为的关注上。正如本书之前提到的那样，这可能是因为“态度和行为并不绝对相关”的认识渐渐深入人心。曾有人认为评价行为更为简便和“客观”，但我们也看到了同样的行为却有不同的看法（之前对患者诚实的例子），这是因为不同的人认为背后的动机是不同的（Ginsburg，Regehr & lingard，2004）。有研究发现，和评价对象的行为相比，评价者们往往更看重他们的初衷和动机。如果某种行为是出于“好意”的，我们也常常认为这是“善举”，反之亦然。当然大多数情况下我们无法得知他们的本意，因而无法推测他们的想法。

看到这里你可能会觉得如果我们知道了行为动机之后会更好理解和评价他们的行为。但实际中人们很难决定是行为还是动机更为重要（Ginsburg，regehr & mylopoulos，2009）。一个学生因为正确的动机做了错事，或者动机是不正确的却得到好的结果，哪种情况更好？正如 Hafferty（2006）问道：我们是需要专业水平高的医生，还是致力于培养能够举止有职业素养的医生？患者或许更加倾向于“正确的”行为，但从教育和发展的角度则更加关注学生行为的初衷，基于此我们才有教育的理论系统（Rees & Knight，2008）。

或许现有框架要强调正确行为的情况下批判以行为作为标准是一件奇怪的事。但这两件事并不矛盾——我们主张在情境中评价行为。可能更加重要的是评价行为的习惯性和连续性，而不是一次性的事件，因为仅仅出现一次，不管好的还是坏的意义都不大。在凯斯勒的案例中，她用别人的账号登陆了系统，此时她的上级医生要和她谈谈关于刚才她的做法。布朗医生已经和她共事三周，之前从未看到过有问题的行为，所以这件事仅仅是一过性的，而不是她的一贯行为。就算凯斯勒意识到这是违反规章制度的，事实上很多人早已习以为常。布朗应该意识到应该让凯斯勒以后学会其他的处理方法（比如有点耐心等电脑空出来，或者问别人能不能占用一下，或者去护士站等），而不是记录这次过失。最终他们一起找到信息部门解决系统密码的问题，之后也就再也不会有类似的问题了。

练习 10-1

1. 设想一个学生、住院医师或者其他医生可能有缺乏职业素养行为的情境；
2. 描述当时在场人们的反应，包括语言和非语言的；
3. 你认为这是正当的反应么？为什么？
4. 是否应该在评价过程中记录下来？为什么？
5. 如果再次发生，你会做什么和他们不一样的事情？

4. 评价职业素养的方法

仅用一章的篇幅全面分析关于所有职业素养评价的方法非常困难。不过我们已经有很多关于这方面的资源（Lynch，Surdyk & Eiser，2004；Stern，2006；Goldie，2013）。首先，没有一种方法能够在所有可能的情境中针对多个要点评价职业素养的所有方面。因此一个有多种强度等级，能够整合对每人不同能力评价的系统尤为重要（Schuwirth & van der Vleuten，2012）。如果大家都知道职业素养是一种包括个人教育、素养和职业等多维度的能力，就可以想到什么是好的评价系统。

首先，弄清评价的目的十分重要。原因如下：

- 确保有执业的能力的需求（或下个学习阶段的需求）；
- 设计查漏补缺的方案；
- 发现系统的不足后反馈到课程教育中。

最近人们达成了用于考察执业资格的共识：不仅评价学习本身，还是为了更好地学习（Schuwirth & van der Vleuten，2011）。评价的过程和评价本身都是一种学习的经历。我们通常认为评价包括形成性的和总结性的（形成性指不算做最后结果，但用于反馈的评价；总结性则用于决策）。图 10-3 描述了评价应当涵盖的内容。

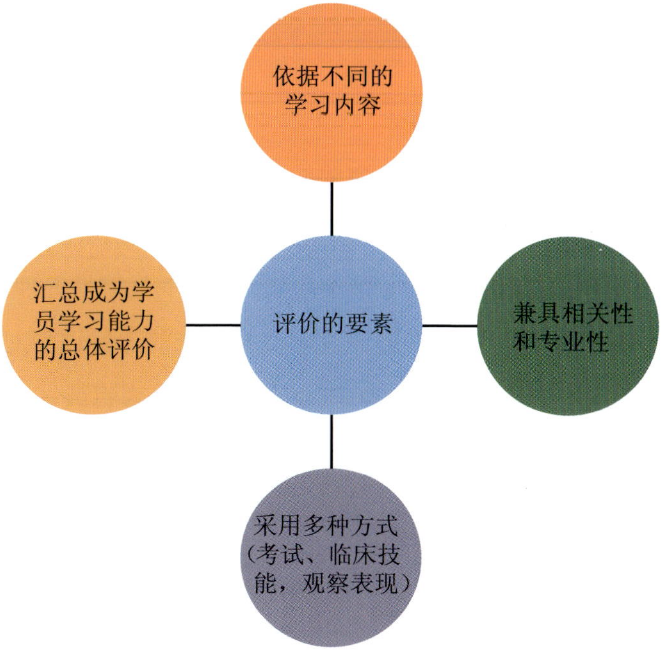

图 10-3 有效进行职业素养评价的要素

因此我们应该考虑评价的系统而不是具体的评价工具（van der Vleuten & Schuwirth，2005）。职业素养是一种不断发展变化的能力，不同的阶段应采取不同的方法。图 10-4 提供了一种考虑此事的方法，涉及“米勒三角”和发展轨道。评议每个层次都很重要，而且各自需要不同的方法。

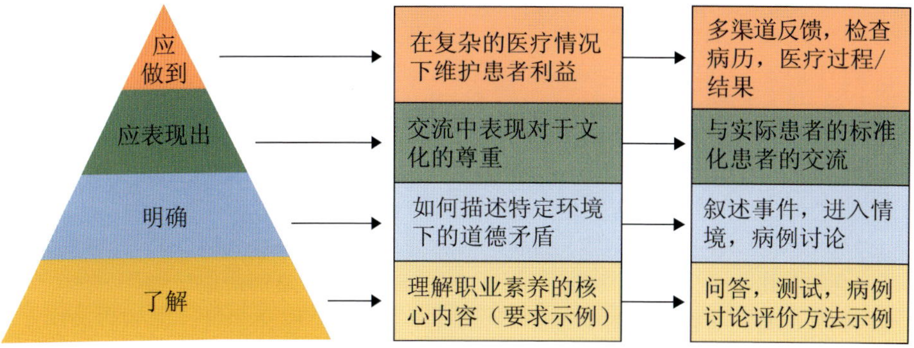

图 10-4 能力层次和评价方法之间的关系

引自 Hawkins RE, Katsufrakis PJ, Holtman MC, Clauser BE. Assessment of medical professionalism: who, what, when, where, how, and . . . why? Med Teach. 2009 Apr;31(4):348–361.

5. 具体的评价方案

最常用的职业素养评价方法有哪些？他们各有什么优点和缺点？考虑上文提到的误区，我们应认识到，针对同一种方案有时应采用形成性的评价，而某些情况应采取总结性的评价（用于决策）。10-1 总结了各种评价的方法，它们的优缺点以及如何使用它们的建议。这些方法的主要评价对象是医学生和住院医师，也有一些可以用于已经执业的医生和正式职员（以 * 标出）。

表 10-1 各种评价方式的优缺点及建议

评价方法 简要描述	优点	缺点	使用方面的建议
培训期间的评价报告			
通常在轮转最后，职工对于住院医生 / 学生职业素养方面的评价	简单，普遍，评价了对象的实际行为，包括多种能力指标，样本量大增加其可信度	不经常根据亲眼所见； 回顾性偏倚； 光环效应和其他类型偏倚； 过于主观，可信度降低； 难以筛选出职业素养的评价内容	鼓励直接观察写出报告； 根据表现打分，而不是根据预期打分； 给予足够的评论空间
同伴互评 *			
来自住院医生 / 学生的评价，也可以是职工	同伴的视角独到，不同情境下都能观察到； 合理运用会受到欢迎； 可信度高	影响两人关系，令人担忧； 对于奖励或者指导并无关系	考虑实名还是匿名；需要培训和安全和环境
多渠道反馈 *			
整合同伴、自己、患者和其他医护人员的反馈	使他人的观察发挥价值，可行、有效；来自多方面的反馈可信度高	需要良好的组织结构；需要对医护人员大量的前期培训；需要大量评价才可信	用于形成性反馈； 培训过的团队能起到好的效果； 牢记使用方法，明确观察人员

续表

评价方法 简要描述	优点	缺点	使用方面的建议
标准化患者（SP）和客观结构化临床考试（OSCE）			
可用于教学和评价，包含对职业素养评价的结构化评价方法	SP 训练有素，容易让人表现出同情，人道主义和其他职业素养； 较为普及	对于学生学法有真实性和可靠性； SP 更关注某些行为，而不是评价要点； 会导致学生产生在医院不会出现的回应，并将其固化； 成本较高	必须明白通过这种方式要评价的某些特定职业素养而不是试着去评价所有方面
共事记录			
在每天的最后或者换班的时候使用；类似于小型的培训评价报告	涵盖职业素养行为； 填写简单； 易于收集评价； 整体评价系统的一部分	通常不会记录职业素养问题； 记录的事件过多，许多不相关的记录和被夸大的不重要的事情出现	用于安排好或者并未安排的职业素养行为观察
重大事件报告			
用于过失发生时	记录下过失； 使用简单，易于理解； 用于不同阶段和行为模式的观察	对于大多数学生没有用处； 轮转之间难以采用； 记录负面事件，而不是良好的行为	需要整合在一个评价体系中； 不同阶段之间进行标准化
小型职业素养评价测试（professionalism mini-evaluation exercise，P-MEX）			
与小型临床评价测试并行，包括直接观察的内容和对受训者的反馈	仅关注职业素养； 直接关注行为并写出反馈； 8 份以上较为可信； 可以随时采用	和其他评价同时进行时很难找到空隙；8 份以上难以做到	制定好职业素养行为评价
医生业绩记录 *			
一种特殊的多渠道反馈，在加拿大阿尔伯塔每五年要求进行一次	成熟的评价模式； 不同医疗机构方式不同； 有较高的可信度	医生难以接受这样的全方面度反馈； 获得反馈需要时间和资源	纳入接受训练的医生提供反馈并进行指导； 可用于奖励

续表

评价方法简要描述	优点	缺点	使用方面的建议
责任量表			
对于肩负责任重大的医生进行的认证程度并给予鼓励的评价	根据完成的任务进行客观打分； 与将来的职业素养方面相关	如果学生知道了要评价的内容效果会打折扣； 有些管理者不愿意扮演这样的角色	职业素养评价的一部分； 对于优秀的模范行为可以加分

1. 轮转后受训者评价

轮转最后的评价或者叫做培训评价报告（ITERs），是常用于评价受训者表现的方法，其中包括了很多和职业素养直接或间接相关的项目。评价表往往在病房或者门诊轮转的最后由正式员工填写。学生或者住院医师会与多个主治医生共事，因而年终会收到多份评价报告。对于主治医生来说这种形式非常常见和熟悉，且早有普及。这种关于职业素养评价形式最大的好处在于它已经深入人心，成为实习项目的常规。CanMEDS 体系和 ACGME 体系形成了这一类评价方式的基础，其中也有一部分能够评价职业素养中的多种能力。同时也有总体印象和打分，并可以写下评论。

尽管 ITERs 已经被广泛使用，还是有人认为它不够准确和可靠。但如果每个被评价者能收到足够多的表格（视不同的情况而定，一般在 8 份左右），这样总结出的结果是比较可信的。至少在内科系统的使用中可以预测将来职业中的职业素养情况（Papadakis et al，2008）。同时在内科中的研究也说明，如果受训者在训练过程中职业素养评分较低，他们更有可能在未来的执业中被美国医学委员会批评甚至惩罚。

而 ITERs 最主要的缺点之一是评价的过程中难以发现和记录职业素养的表现情况。例如，缺乏和同组成员的交流可以被视作不满足要求，同样也可以记录成交流和人际关系能力缺乏。所以把职业素养相关的因素和其他因素鉴别区分有一些困难。因此有一些项目会采取另外一个表格，仅仅用来发现和记录职业素养相关的时间。多伦多大学采用一张独立用于每次轮转中职业素养评价的表格（图 10-5）。并以行为的程度来进行等级的评价（无，次要，主要）。这些项目都和学生在实际课程中的行为相关。

81195

多伦多大学医人员职业素养评价表2001-2002

姓名　　　　　　　　　　监督人 ____________

采用以下打分方式　　　　　　W6

完全符合职业形象要求	发现1~2次执业行为上的疏忽	发现1次执业行为上的疏忽或≥3次出现疏忽	不是执业行为的观察者	mark the box with dark ink ⇨ ■
A	B	C	N	A B C N/O

	A	B	C	N/O
A 无私奉献				
1 对患者的需求作出回应	☐	☐	☐	☐
2 耐心向患者解释问题	☐	☐	☐	☐
3 悉心照顾患者	☐	☐	☐	☐
4 聆听患者的忧虑，具有同情心	☐	☐	☐	☐
5 将患者的利益置于自身之上	☐	☐	☐	☐
6 尊重患者的隐私	☐	☐	☐	☐
B 恪守职责：可靠，负责				
7 按时并较好完成任务	☐	☐	☐	☐
8 履行相应职责	☐	☐	☐	☐
9 在团队中发挥一定作用	☐	☐	☐	☐
10 完成值班任务	☐	☐	☐	☐
11 准确、完整的报告患者病情	☐	☐	☐	☐
12 始终保证患者管理责任的交接过程	☐	☐	☐	☐
13 犯下错误的时候告知团队成员或监督人	☐	☐	☐	☐
14 犯下错误的时候告知团队成员或监督人	☐	☐	☐	☐
C 进取心：自我提升和适应能力				
15 虚心接受建设性的反馈	☐	☐	☐	☐
16 认识自身不足并适当寻求帮助	☐	☐	☐	☐
17 采纳反馈和建议，修正自身行为	☐	☐	☐	☐
18 很好适应工作环境变化	☐	☐	☐	☐
19 充分了解患者病情	☐	☐	☐	☐
20 参与主治医师查房，讨论会和其他学习活动	☐	☐	☐	☐
D 尊重他人：与学生及其他员工的关系				
21 与团队成员关系融洽	☐	☐	☐	☐
22 在工作和学习中与他人保持适当的距离感	☐	☐	☐	☐
23 在学习中与学生建立良好关系	☐	☐	☐	☐
24 在学习中与其他员工建立良好关系	☐	☐	☐	☐
25 在学习中与其他医护人员建立良好关系	☐	☐	☐	☐
E尊重与正直：遵守学习和职业行为准则				
26 对于行为准则方面应做到自我约束	☐	☐	☐	☐
27 与患者和同事的对话措辞恰当	☐	☐	☐	☐
28 化解冲突的时候应顾及他人尊严	☐	☐	☐	☐
29 诚实守信，言行一致	☐	☐	☐	☐
30 对不同种族、性别、信仰、性取向、年龄、残障程度、智力水平和社会经济状态的人同等尊重	☐	☐	☐	☐
31 与患者保持适当的距离感	☐	☐	☐	☐
32 衣着符合职业形象（特定场合除外）	☐	☐	☐	☐

F 职业素养总体评价　6＝非常好　1＝非常差　　6☐ 5☐ 4☐ 3☐ 2☐ 1☐

如果得分小于4，在下面的重要评语中写出原因

重要评语（如果有特别事件应在此记录）特别事件　　☐有　☐无

此评价基于　☐ 个人完成　☐ 多人共识完成

必须在与学生讨论后完成以下签字，并且应告知学生的签字不代表成人此评价结果

学员签名：____________　　监督人签名：____________

日期：____________　　日期：____________

图 10-5　多伦多大学职业素养评价表格

（Jay Rosenfeld 授权许可）

2. 同伴互评

要求学生之间互评实际上有好处也有坏处（Norcini，2003；Arnold et al，2005）。最大的好处之一，是不论什么背景情境，不管什么时间，都是观察同伴行为最佳的角度。在身边没有其他人的时候他们在一起工作，所以能够表达出平时不能展现的行为和态度，这一点至关重要。但另一方面，学生之间也比较抗拒互评一事，因为这会影响他们的共事的感情，或者会觉得这种事情与他们无关，但现今同伴互评在教育和临床的实践中越来越为人所认可，所以让学生知道如何合理进行同伴互评是一件重要的事。

同伴互评主要有两种类型：评分和提名。评分和病房表现评价或者ITERs类似，都能够像Likert量表那样渗透到他们的能力要求中进行评价。目的是为了反映出学生在同伴眼中的能力如何（例如评价中可能不包括基础知识的内容，但会对他们的合作，交流和职业素养展现有涉及）。有人发现让学生选择评价目标之后会造成偏倚，实际上研究证实这并不正确。不论让学生去评价还是被同伴去评价，结果都是可靠且真实的（Lurie et al，2006）。如果有人安排评价的目标且有一定的隐匿性，这样会更利于观察同伴的行为。

另外一种类型是提名。顾名思义，就是让学生们选出谁是他们心目中最具职业素养的人或者是希望共事的人，甚至是希望家人能被他诊治的人，反之亦然 。这种评价系统能够可靠地选出优秀和较差的学生。某研究已证实这种正向的提名能够很好地预测出那些将来临床能力强并有同情心的人（Pohl，Hojat & Arnold，2011）。当然也有那些两种提名都不会得到的人，因此长久看来并不能用于总结性评价指导决策。

有人研究发现学生非常关注同伴互评的某些问题，尤其是匿名性和保密性，还有互评的结果会不会计入最后的总结并如何利用等。这也说明他们迫切想看到自己做出贡献的成果。当你承受压力完成了互评便对同伴行为的评价做出了贡献，你肯定会希望看到这些结果能对他们的教育和发展有帮助，而不是仅仅归档（Arnold et al，2005）。

3. 多渠道反馈（MSF）

沃玛医生是一名资深的外科医生，已经在同一家医院工作了15

年，从没有过任何抱怨。由于新的认证标准引入，正在进行对员工创建多源反馈的机制。沃玛医生刚刚收到来自他的团队第一轮评价结果，包括器械护士，麻醉医生，呼吸治疗师和其他技师和工作人员。所有人都称赞他医患沟通良好，技艺精湛，教学严谨。但其中有三份提到了他在手术室有时会因为紧张压力大而翻脸，有段时间难以沟通，他有时候会大声批评打断其他的人。一开始他对于这些略有成见的评价感到震惊，也试图找出是谁这么写的，认为别人和自己是否有些“性格不合”。但他沉下心想了一会儿，如果说三个人都看到了同样的事情并且都记录了下来，说明这样的事的确为别人带来了困扰。之后他回想最近类似的情境，意识到这些可能是因为精力集中时有别的东西打扰到他造成的。在他身上从来没发生过因为惹怒同事而对患者不负责任的事情，即使如此也会马上交流一下解决问题。之后沃玛决定类似的事情再发生会告诉大家保持安静来保证全神贯注。

什么是多渠道反馈（MSF）？ MSF不仅仅是一种工具，更是利用受试者身边多重资源进行的整体评估。因此也被叫作360度评价。设计MSF的初衷是与其不仅仅做单向的评价，而是包括从他们的上级（导师，老师），同伴（同伴互评），下级（学生），甚至周围的人（护士，行政人员，药师等）入手进行评价。MSF最主要的优势在于能够整合多种相关渠道的评价，增强可信度和权威性。对于例子中的沃玛医生来说，他不得不正视这样的结果。

MSF具体的方法有许多种，需要考虑的问题包括：

- 不同的小组采用相同还是不同的表格；
- 如何正确培训填表的人；
- 确定是否要整合所有的结果还是根据不同类别进行分组（例如患者的评价结果和护士的是否要一起考虑）。

不同组的反馈常常千差万别，如果是这样，应该选择我们比较认可的（也比较符合此人给我们的印象的）的反馈，而其他我们不认可甚至令我们惊讶的结果暂时存疑。因此，当结果反馈给本人的时候应该有一个安全的环境，能够让他有机会去提问，在了解反馈之后去计划目标，实际上这需要技巧。而且同一个人要对很多人进行评价，这样会造成他们的疲劳，这也是必须要意识到的。所以简单明了的表格，错开的评价时间能帮助评价者。此外让被评价者接受这些结果对整个系统的成功运行至关重要。

4. 标准化患者（SP）和客观结构化临床考试（OSCE）

SP 用于教学和评价临床技能已经有了很多年的历史，特别在是用于采集病史和体格检查方面。不管是独立进行还是作为 OSCE 的一部分，SP 都能够很好地评价职业素养中诸多要点。不过就像不同的人对于有职业素养的认识各有不同，SP 也是如此，这一点很重要（Zanetti et al，2010）。SP 像真实的患者一样，喜欢固定的交流和互动模式，但训练有素的 SP 也能够很公正的评价学生。这使得他们在标准化至关重要的学习中适合对于大量学生进行评价。而且在美国和加拿大也广泛用于执业医师考试。

在评价中，SP 和 OSCE 主要的不足是强迫感和不真实感，常常被人诟病为促进了“程式化行为”，学生在其中只是不停提问以获得信息，和实际中更加自然、全面但难于标准化评价的交流方式相去甚远（Hodges et al，1999）。某些权威的研究说明 OSCE 的整体得分比考卷的得分更可信，但这是以牺牲学生得不到足够且个体化的反馈为代价的，这很不利于他们的学习和技能提升。不过我们在此重申，在考试中的表现良好，和实际中能够向患者和同事展示职业素养是不同的。这种应试的做作在 OSCE 中会被放大。不过 SP 和 OSCE 确实能够用于评价学生职业素养的某些方面，例如怜悯心，处理不确定性和缓和冲突。关键在于准确定位评价中的能力目标并和实际表现中的层次相对应，训练评价者正确运用评价表，这样才能够使结果更加可信。总之 OSCE 和其他冗长的评价系统相比，可能为职业素养的评价提供最可靠的反馈。

5. 共事记录（encounter cands）

共事记录（图 10-6）可以视为“小型的培训评价报告”（Sherbino，Bandiera & Frank，2008），常常用于急诊科或者麻醉科这种学生要整天和同一个上级医生共事的情境，之后医生们会收到关于学生当天表现的评价量表。共事记录的好处在于当场完成，能够大大降低回顾性偏倚，而且每天或者每次换班都要评价，可以从同一评价者那里收集到大量的原始资料。这些直接观察得到的资料能够转化成反馈，实际上这种即时的反馈必要且有意义。共事记录已经用于职业素养评价但存在诸多问题：即使是出现问题的时候也并不是都会被记录；而且由于收集了大量的表格，关于职业素养评价的内容很有可能被湮没在文件夹中。

不过共事记录优势突出，如果合理应用，能够长期记录其他方法不容易观察的行为模式和连贯性。正如前文所说，这种模式远比单发的，一过性的事件有意义。

低年资住院医师轮转反馈卡片-急诊科（正面）

住院医师：＿＿＿＿＿　日期：＿＿＿＿＿　负责医生：＿＿＿＿＿

1.对总体表现进行评价，在下面的横线用圈或“X”标记

a. 表现不及第一年住院医水平　b. 某些方面未达到预期　c. 某些方面超出预期　d. 总体表现超过预期水平　e. 达到会诊医师水平

2. 从CanMEDS职业素养要求出发，指导住院医师应如何改进，提升至期望水平以上。并为评价提供具体事例。

N=需要关注　S=需要特别加强

医疗专业	评价	举例
-能够处理大多数临床问题	N	S＿＿＿＿＿
-安全进行临床操作	N	S＿＿＿＿＿

低年资住院医师轮转反馈卡片-急诊科（反面）

	评价	举例	
学习方面（求知欲，循证医师，计算机技能）	N	S	＿＿＿＿＿
合理规划（有效考虑资源分配）	N	S	＿＿＿＿＿
促进健康（了解健康的要素，并促进患者健康）	N	S	＿＿＿＿＿
交流沟通（与患者交流，病历汇报及条理性）	N	S	＿＿＿＿＿
团结协作（交流专业，明确明确）	N	S	＿＿＿＿＿
临床素养（穿刺技术，诚实负责，道德高尚）	N	S	＿＿＿＿＿

3. 总体评价

＿＿＿＿＿＿＿＿＿＿

＿＿＿＿＿＿＿＿＿＿

评价者签字＿＿＿＿＿　住院医师签字＿＿＿＿＿

图 10-6　多伦多大学的共事记录

6. 重大事件报告

重大事件报告是用于记录医疗过失的方法。意义在于完善评价系统，不过不适用于绝大多数学生，故不能单一使用。UCSF 的一项研究结果已经广为人接受。这种评价方式叫作医师评价表（图 10-7），填写后用于报告那些临床表现不合格的医学生们。表格中包括可靠度和责任心、适应力和上进心、人际关系医患关系和恪守医学原则等板块。有研究证实某些过失行为的记录（例如不可靠、缺乏责任心，不上进，不积极等）和未来执业中的过错相关性很强（Papadakis et al，2005）。

这个体系使学校更好地记录不良事件，迅速作出反应，如开除那些屡教不改的学生（Papakadis et al，1999）。

UCSF 医师评价表

学生姓名（书写或打印工整）____________________

科目(科室和科目编号）____________________

指导教师城区，街区和年份____________________

指导教师签名____________________

与学员讨论此表内容的日期____________________

如学生有如下行为，则可视作不符合职业形象，未达到职业素养要求：
选择符合描述的方面，并添加具体评论

1. 不符合职业责任要求
a. 学生在完成对患者和同事的责任时需要不时提醒
b. 完成任务时不值得信赖
c. 错误理解或歪曲某些行为和信息

____

____

图 10-7 医师评价表

续表

2. 在自我提升和适应环境方面不进取
a. 接受批评时有抗拒和抵触感
b. 不能正视自己的不足之处
c. 拒绝做出改变
d. 不接受失败后的责怪，不能承担错误的责任
e. 承受压力时情绪波动大
f. 有时傲慢自大

____

____

3. 与患者及家属无法建立良好关系
a. 与患者及家属不能建立良好的沟通
b. 不顾及患者或患者家属的感受，需求和期望
c. 因职业身份与患者或其家属发生亲密或性关系
d. 缺乏同情心
e. 行动上不够尊重患者的意愿

____

____

4. 与医疗人员无法建立良好关系
a. 在医疗团队中无法完成职责内容
b. 不顾及其他医护人员的感受，需求和期望

____

____

5. 与学生交流时提出改进的行动方案

____

____

图 10-7　医师评价表

续表

此部分由学生完成 6. 我的意见（选填） ____ ____ 7. 我已阅此表格，并与实习导师交流过 学生签名____________________ 日期________ 2/27/03

图 10-7 医师评价表

引自 University of California, San Francisco. Undergraduate Medical Education: Physicianship Evaluation Forms and Policies; 2013. Available at: http://meded.ucsf.edu/ume/physicianship-evaluation-forms-and-policies.

7. 小型职业素养评价测试（P–MEX）

P-MEX（图 10-8）是麦吉尔大学（McGill University）和美国内科委员会（American Board of Internal Medicine，ABIM）基金会建立的，一种关注职业素养的小型临床评价测试（CEX，clinical evaluation exercise）（Cruess et al，2006）。它仅仅关注职业素养的行为，而不是像传统考试那样包括患者问诊，查体，临床思维等。表中有 24 个项目，可以用于不同的情境中，结果真实可靠。优势在于仅仅关注职业素养方面的表现（例如尊重隐私，接受患者的反馈等）。

每个 P-MEX 都包括一段对学生当场表现的反馈。学生可以选择自己被观察的时间或者选择上级医生来记录偶然看到的事件。表格填完后直接反馈到学生手中。因此能够促进这种直接观察，目的明确的形成性评价意识。但 P-MEX 也有一定的不足，例如增加了评价者和整个系统的工作负担，需要浏览统计所有的表格和反馈，这些都限制了它的可行性。

评价者：________________________________

学生/住院医师：________________________________

年资：（请核对）医学院第三年 医学院第四年 第一年住院医 第二年住院医 第三年住院医 第三年住院医 第五年住院医

评价背景：与患者相关的内容 患者在场/患者不在场 病房 诊所 手术室 急诊科 与患者不相关的内容 例如-总体教学或小组教学

	不能接受	无法判断	低于预期	达到预期	超出预期
主动倾听患者诉求					
对患者存在兴趣					
发现并满足患者的需求					
提升自己以满足患者需求					
保证对患者的服务始终如一					
为了患者争取利益					
明确有所为有所不为					
敢于承认错误或疏漏					
要求他人的反馈					
虚心接受反馈意见					
保持合适的距离感					
困境中保持镇定					
保持外表得体					
守时					
完成任务可靠					
努力提升知识技能					
与同事相处融洽					
同事间互相尊重					
不诽谤他人					
维护患者隐私权					
合理利用医疗资源					

▶为学生/住院医师在这次共事中的总体职业素养表现打分

□ 不能接受　□ 达到预期　□ 低于预期　□ 超出预期

▶是否观察到重大事件　□ 无　□ 有（需写出意见）

意见：________________________________

____

____

评价者签名：________________________

学生/住院医师签名：________________________

日期，时间：________________________

图 10-8　小型职业素养评价测试

引自 Cruess RL, McIlroy J, Cruess SR, Ginsurg S, Steinert Y. The Professionalism Mini-evaluation Exercise: a preliminary investigation. Acad Med. 2006 Oct;81(10 Suppl):S74-78.

8．医生业绩记录（PAR）

PAR 是一种特定的多渠道反馈形式，起于加拿大的省，意义在于”让医生感受同事和服务对象眼中的自己”（Phaysician Achievement Review，2011）。对所有在 Alberta 的医生来说，这已经是每五年一次的例行常规。这种形式不仅仅评价职业素养，尊重和沟通能力等要素也包括在内。不同类型的评价者会收到不同的表格，比如 25 张来自患者，8 张来自医生同事，8 张来自其他合作者。医生也会进行自评。这些数据会由第三方统计机构整理，之后会提供总结和报告，提交给医生执业委员会。一旦医生有不良记录，委员会将帮助他们改进自己，提升医疗服务。研究显示这种形式比较真实可信，大多数医生表示反馈的结果很有益处。有长期的研究显示，随时间推移，医生同事和其他合作者的评价会渐渐提升，而来自患者的评价则不会有提升（Violato，Lockyer，Fidler，2008）。

不足之处在于评价者有限的参与 PAR 的时间，同时被评价者会因为可能收到患者同僚的差评而感到焦虑和尴尬。不过，PAR 优势更为突出，它的存在能有效增强公众眼中医疗职业素养的完整性和可靠性。

9．责任量表（CI）

史密斯医生是一名临床带教导师，他发现总是需要反复发邮件提醒一年级的雅各布才能完成简单的要求。其他学生收到确认课程表的要求后都能很快回复邮件，但秘书要发三封邮件才会收到雅各布的回复。而且上交课程评价总是很晚，至今还未提供疫苗记录，而他现在要去病房见习。史密斯医生对此事很关注但不知如何是好。雅各布会出现在教室里上课？能通过考试吗？而当史密斯和他谈话时，他却说这种情况和以后成为医生没有什么关系史密斯应该怎么办？

Stern，Frohna 和 Gruppen（2005）做了一个关于预测哪种学生在实习期间会在职业素养方面遇到困难的研究。他们研究了年级、声誉、MCAT 成绩等，最终发现其中没有明确预测性的指标。但他们注意到不能很好完成简单行政任务（就像上交课程评价，提交疫苗记录）的学生，更有可能在临床训练期间出现职业素养方面的问题。其他研究组在此基础上继续调查，最终发展为“责任量表”。这种形式有一定的可信度和真实性，而且非常客观（管理者容易根据任务来评估学生的勤奋程度）。有报告指出学生的责任量表结果和同伴互评在职业素养方面一致度很高，这使其可信度大大增加（Finn et al，2009）。

不足之一是当学生发现被记录的目标行为时他们会顺应要求做出改变，这样就会降低责任量表的真实性。另外一方面，学生也能从其他活动和志愿项目中获得加分。所以如果他们想“玩弄这种系统”时，也会得出他们表现很好的结果，不过起码他们在其中学习了很多。

练习 10-2

如果你是一个大型的儿科住院医师教学项目的主管。在浏览住院医师的评价时发现“职业素养”一栏上很少有职工去填写意见，而且大家给出的得分差别不大（几乎都是满分）。

此时你想采取新的职业素养评价系统。想制造积极的评价氛围，而且明确了目标是培养能力，不是批评不合格的人。而且住院医师和你自己都明白实际上就是挑他们的错之后你会如何实现这个目标？

1. 如何进行下一步？
2. 你会寻求谁的意见？
3. 怎样才是理想的评价系统？具体的评价类型？评价者？什么时间进行评价……
4. 哪种特定的评价方法能够满足你的目标？这些方法可行么？为什么？
5. 你希望职工或者住院医师在评价中获得怎样的收获从而做得更好？
6. 如何检测自己是否达到了既定目标？

10. 结语

职业素养评价对于建立群众对医生的信任非常必要。虽然仍存在诸多问题，但现在已经有很多的方法和策略来应对各种不同层次的临床培训，以后也一定会更加完善。

每组相关的评价者（例如患者、学生、主治医生等）都有不同的方法，不同的职业素养目标和不同的切入角度。这些方法也在尽可能的汇总为形成性的评价，也就是根据各个阶段的提升目的不断提供评价者的反馈。最佳的系统和评价项目都已经将不同的工具和方法涵盖其中。同时自我评价和反思是职业成长的关键，也必须要整合到系统里来。

最后，学生在适应新的职业和角色时，都会难免有一些过失，但重要的是这都是个例。我们都会犯错，不过也能够从中学习。这也是要避免武断地定义为“不够职业”的原因，恰恰相反，我们应该直接关注他的行为并且提供反馈，以免再次犯错。行事方式和行为的一致性比偶发的事件更有说服力。最重要的是，职业素养方面的过失大多发生在“好”人进退两难的时候，所以营造职业素养行为的培养氛围至关重要。

案例

莎拉是一名明年将毕业的医学生，现在正在护士站浏览自己的患者情况。她的上级医生刚值完班，正穿上衣服注销账号准备回家。这时他发现自己忘记给复查胸片之后就能出院的患者开医嘱。常规的 X 线检查需要 4 个小时才能出结果，所以他决定让莎拉开一个急查胸片，这样一个小时内就能拿到结果，实际上并没有急查的指征。莎拉想起自己上过的“管理有限资源”的讲座，倒霉的是她还要花半天的时间处理自己的一个在重症病房的患者。这时候主治医师听到莎拉和影像科说要急查胸片尽快拿到结果。但影像科老师因为不存在临床指征所以不同意这么干。莎拉实在没办法，和他们说患者咯血，最后才做成胸片。

如果你是主治医生，看到你的住院医师和影像科撒谎，你会怎么办？会如何评价他的职业素养表现？

我们应该从什么角度去评价莎拉在这个例子中的行为？主治医师听到了电话里的话，发现了她的过失。而评价表中有关于言行对患者诚实的条目，他可以在这里记录她的错误。实习导师也会发现这件事，所以最后可能会出现在她的成绩单上。但主治医师需要先和莎拉讨论一下为什么撒谎，而她要证明自己是被命令的或为了保护忘记预约胸片的上级医师，增加主治对自己的好感中二选一。此时她考虑的不是上级医师会对她的最终评价结果造成影响，而是对他可能对自己在细微之处报复自己，比如不给她优先学习的机会。

住院医师的评价说明什么？如果人们最终知道是主治要求莎拉这么做的，大家会认为犯错的是主治。不仅仅是因为着急检查而撒谎，更是因为让自己的学生做这么两难的事。而这样正是是缺乏领导力，没有教学意识，没有职业素养示范效应的做法。

这个案例中，如果采用多渠道反馈和同伴互评，可能使整件事情更加清晰。比如护士和其他工作人员看到这件事情，会觉得这并不算什么过失，因为他们可能会觉得这样是为了患者着想（让患者及时出院）。而学生虽然缺乏经验，但在和别人的交流中是非常负责和诚实的。实际上她的做法不是她的一贯风格。从多个因素评价的系统会把她的行为记录在案，作为形成性评价的一部分。并为莎拉以后应该如何处理类似事件进行指导。

但如果这是在 SP 和 OSCE 中，可想而知，结果会大不相同。学生会向影像科仔细解释为什么要赶快做完检查，如果还要花 4 个小时，莎拉必须要和患者及其家属解释为什么不能按时出院。如果处理得好会在职业素养方面得到很高的评价。这是因为在虚构的情境中她的行为并不会有实质性的后果，而且她知道自己正在被观察所以在这两种方法中并不能发现什么。

上面的例子提醒我们各种评价方法也只不过是一些人（学生、老师、住院医师）对另一些人（主治医师、护士、学生）看法的总结。不包括人们的自评。虽然自评一般看来不太可信，但自我反思是很有作用的。许多学校已经开展了初具规模的关于学生自我反馈的项目。而这种项目可以唤醒学生的意识，督促自我调控，这对他们的成长很重要。这是莎拉那次事件之后写下的反馈：

“周四病房里发生的事情让我惶恐。在轮转中都很顺利，也一直期待老师能对我有好印象。我甚至想过申请到要求更高的内科去实习。但这样的事情发生了。我知道老师刚值完班，有两次紧急呼叫，还有大大小小的会诊，一夜都很辛苦。我也理解他，忙得忘了开患者的胸片，但我不希望这件事的责任转移到我身上。要是他能够想起来的话那该多好，虽然这么说也于事无补。筋疲力尽的时候需要回家休息，所以这或许不仅仅是他唯一忘记的事。多亏了住院医师的时候有这样一个系统，不过我本来可以做得更好，我是诚实的人，可以不用去撒谎。本可以和影像科详细解释，和他们说我也不知道怎么办好，没准他们还能帮我一把。或者我可以问问护士怎么办，这样的事他们肯定不止见过一次。就算情况再糟，我还可以向患者和家属解释这件事情，如实告诉他们是因为我们的错耽误了出院。他们也许会理解。下次我会不那么做，而且我准备找 Y 医生，问问他这周是否有时间和我谈谈这件事，希望他不会对我有成见。”

这种自我反思立竿见影，自己写效果更好。莎拉克服了对自己和别人的失望和愤怒，并最终找到了好的解决方法。并希望在以后的住院医师培训阶段坚持这样的自我反思。这是一种见证职业成熟和能力成长的过程。虽然这样的文字和反思在职业素养发展中很重要，但也存在争议。在教育的背景下学生大多都是被观察和评判的对象，这样的自评也就派不上用场了。

学习要点

1. 职业素养应该和其他能力一样简单直接地评价。
2. 来自医生、同事、学生和患者的信息和评价应该收集和总结到一起。
3. 应尽可能达到形成性的评价，应该提供有针对性的评价，使学生知道该如何进步。
4. 采用多种而不是单一的方法来满足评价所有要素的需求。
5. 完整的项目或者系统应该从多种资源，课程和轮转反馈中整合加工出对学生的评价。

参考文献

1. Accreditation Council for Graduate Medical Education (ACGME). Program Director Guide to the Common Program Requirements September, 2012. Available at: http://www.acgme.org/acgmeweb/Portals/0/PDFs/commonguide/CompleteGuide_v2%20.pdf
2. Arnold L, Shue CK, Kritt B, Ginsburg S, Stern DT. Medical students' views on peer assessment of professionalism. *J Gen Intern Med.* 2005 Sep;20(9):819-824.
3. Cruess RL, McIlroy J, Cruess SR, Ginsburg S, Steinert Y. The Professionalism Mini-Evaluation Exercise: a preliminary investigation. *Acad Med.* 2006 Oct;81(10 Suppl):S74-78.
4. Finn G, Sawdon M, Clipsham L, McLachlan J. Peer estimation of lack of professionalism correlates with low Conscientiousness Index scores. *Med Educ.* 2009 Oct;43(10):960-967.
5. Frank JR. *The CanMEDS 2005 Physician Competency Framework. Better standards. Better physicians. Better Care;* 2005. Available at: http://www.royalcollege.ca/portal/page/portal/rc/common/documents/canmeds/resources/publications/framework_full_e.pdf
6. Ginsburg S, Lingard L, Regehr G, Underwood K. Know when to rock the boat: how faculty rationalize students' behaviors. *J Gen Intern Med.* 2008 Jul;23(7):942-947.
7. Ginsburg S, Regehr G, Hatala R, McNaughton N, Frohna A, Hodges B, Lingard L, Stern D. Context, conflict, and resolution: a new conceptual framework for evaluating professionalism. *Acad Med.* 2000 Oct;75(10 Suppl):S6-S11.
8. Ginsburg S, Regehr G, Lingard L. The disavowed curriculum: understanding students' reasoning in professionally challenging situations. *J Gen Intern Med.* 2003 Dec;18(12):1015-1022.
9. Ginsburg S, Regehr G, Lingard L. Basing the evaluation of professionalism on observable behaviors: a cautionary tale. *Acad Med.* 2004 Oct;79(10 Suppl):S1-S4.
10. Ginsburg S, Regehr G, Mylopoulos M. From behaviors to attributions: further concerns regarding the evaluation of professionalism. *Med Educ.* 2009 May;43(5):414-425.
11. Goldie J. Assessment of professionalism: a consolidation of current thinking. *Med Teach.* 2013;35(2):e952-e956.
12. Hafferty FW. Measuring professionalism: a commentary. In: Stern DT, *Measuring Medical*

Professionalism. 1st ed. New York, NY: Oxford University Press; 2006.

13. Hawkins RE, Katsufrakis PJ, Holtman MC, Clauser BE. Assessment of medical professionalism: who, what, when, where, how, and . . . why? *Med Teach.* 2009 Apr;31(4):348-361.

14. Hodges BD, Ginsburg S, Cruess R, Cruess S, Delport R, Hafferty F, Ho MJ, Holmboe E, Holtman M, Ohbu S, Rees C, Ten Cate O, Tsugawa Y, Van Mook W, Wass V, Wilkinson T, Wade W. Assessment of professionalism: recommendations from the Ottawa 2010 Conference. *Med Teach.* 2011;33(5):354-363.

15. Hodges BD, Regehr G, McNaughton N, Tiberius R, Hanson M. OSCE checklists do not capture increasing levels of expertise. *Acad Med.* 1999 Oct;74(10):1129-1134.

16. Lurie SJ, Nofziger AC, Meldrum S, Mooney C, Epstein RM. Effects of rater selection on peer assessment among medical students. *Med Educ.* 2006 Nov;40(11):1088-1097.

17. Lynch DC, Surdyk PM, Eiser AR. Assessing professionalism: a review of the literature. *Med Teach.* 2004 Jun;26(4):366-373.

18. Norcini J. Peer assessment of competence. *Med Educ.* 2003 Jun;37(6):539-543.

19. Papadakis MA, Arnold GK, Blank LL, Holmboe ES, Lipner RS. Performance during Internal Medicine Residency Training and Subsequent Disciplinary Action by State Licensing Boards. *Ann Intern Med.* 2008 Jun;148(11):869-876.

20. Papadakis MA, Osborn MC, Cooke M, Healy K. A strategy for the detection and evaluation of unprofessional behavior in medical students. *Acad Med.* 1999 Sep;74(9):980-990.

21. Papadakis MA, Teherani A, Banach MA, Knettler TR, Rattner SL, Stern DT, Veloski JJ, Hodgson CS. Disciplinary action by medical boards and prior behavior in medical school. *N Engl J Med.* 2005 Dec 22;353(25):2673-2682.

22. Physician Achievement Review (PAR). *Information About The PAR Program;* 2011. Available at: http://www.par-program.org/information/

23. Pohl CA, Hojat M, Arnold L. Peer nominations as related to academic attainment, empathy, personality, and specialty interest. *Acad Med.* 2011 Jun;86(6):747-751.

24. Rees CE, Knight LV. Viewpoint: the trouble with assessing students' professionalism: theoretical insights from sociocognitive psychology. *Acad Med.* 2007 Jan;82(1):46-50.

25. Rees CE, Knight LV. Banning, detection, attribution and reaction: the role of assessors in constructing students' unprofessional behaviors. *Med Educ.* 2008 Feb;42(2):125-127.

26. Schuwirth LW, van der Vleuten CPM. Programmatic assessment and Kane's validity perspective. *Med Educ.* 2012 Jan;46(1):38-48.

27. Schuwirth LW, van der Vleuten CP. Programmatic assessment: from assessment of learning to assessment for learning. *Med Teach.* 2011;33(6):478-485.

28. Sherbino J, Bandiera G, Frank JR. Assessing competence in emergency medicine trainees: an overview of effective methodologies. *CMEJ.* 2008 Jul;10(4):365-371.

29. Stern DT. *Measuring Medical Professionalism.* 1st ed. New York, NY: Oxford University Press; 2006.

30. Stern DT, Frohna A, Gruppen LD. The prediction of professional behavior. *Med Educ.* 2005 Jan;39(1):75-82.

31. University of California, San Francisco. *Undergraduate Medical Education: Physicianship Evaluation Forms and Policies;* 2013. Available at: http://meded.ucsf.edu/ume/physicianship-evaluation-forms-and-policies

32. van der Vleuten CP, Schuwirth LW. Assessing professional competence: from methods to programmes. *Med Educ.* 2005 Mar;39(3):309-317.

33. Violato C, Lockyer JM, Fidler H. Changes in performance: a 5-year longitudinal study of participants in a multi-source feedback programme. *Med Educ.* 2008 Oct;42(10):1007-1013.

34. Wallace DS, Paulson RM, Lord CG, Bond CF. Which behaviors do attitudes predict? Meta-analyzing the effects of social pressure and perceived difficulty. *Rev Gen Psychol.* 2005 Sep;9(3):214-227.

35. Zanetti M, Keller L, Mazor K, Carlin M, Alper E, Hatem D, Gammon W, Pugnaire M. Using standardized patients to assess professionalism: a generalizability study. *Teach Learn Med.* 2010 Oct;22(4):274-279.

第十一章 自我调节的挑战

学习目标

1. 描述职业素养中过失的性质和频率。
2. 阐述不职业的行为对患者、学生和卫生机构的影响。
3. 指出为何会出现执业过失。
4. 举例说明人们看到过失发生之后的反应。
5. 列出应对不同执业过失的策略。

在当下纷繁复杂的环境中，医生践行职业操守的过程常受到挑战。医生可能竭尽全力在面对患者生死，满足人们过高的要求，战胜工作带来的疲惫，和同僚一起共事时保持平静。作为人类，我们除了工作还要为其他事情奋斗。医生不能免俗，也会生老病死，与人勾心斗角，或因为照顾家庭分心。与其惊讶于执业过失的出现，不如接受这样的现实，准备好以一种不辜负社会赋予医学自我调节的特殊地位，以社会对医生个人和整个医疗集体的信任为荣的方式解决这些问题。

不幸的是，不管是集体还是个人都很难满足这样的期望。现在不管是金融诈骗，性侵害还是那些更为恶劣的违反社会治安的犯罪者越来越少地进入公众视野，与之相反的是医疗事故的曝光率增加。每当这样的事情出现，都有人会问为什么医学专业会让这样劣迹斑斑的人进入医疗体系。这其中较多的事件是因为违反医学伦理的行为，例如在做医学研究和为患者服务中发生的利益冲突，医生忽略了患者的利益而把金钱和职业生涯放在前面。实际上大部分执业中的过失很难成为新闻头条，文化对医疗系统有效服务患者及教育学生十分必要，但医疗过失会破坏这种被尊重的文化。在工作场所的不良事件多数是以言语粗鲁、关系紧张、不按规程做事、无视那些反对意见开始。图 11-1 描述了破坏职业素养的不同层次。

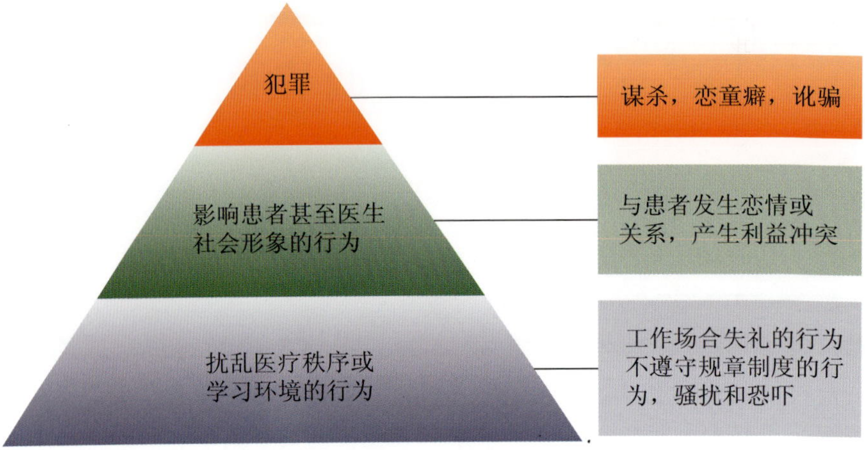

图 11-1　不职业行为的层次（附事例）

1. 职业素养的过失具体指什么？发生的频率如何？

缺乏职业素养的行为包含过失、违法、犯罪等一系列行为，因而很难统计职业过失的频率。分析此类事件的文献很多，包括专门阐述职业素养的文章、探讨隐性课程、道德困境、不良人员及行为、存在问题的住院医师、疲劳和有障碍等方面的文献中。

表 11-1　职业素养问题的相关概念

概念	定义	评论
不良行为	“通过肢体或语言的方式，由个人造成或者对患者的服务有潜在影响的行为”	不良行为不符合职业素养要求。在临床工作中，被当成榜样的人如果有类似行为，就成了反面典型
隐性课程	不是明确设定的课程，或和正式的课程相反	隐性课程比课程内容更加有效，是因为这样的事情发生在学生渴望成为的榜样身上
道德压力	道德上正确但由于政策或者其他因素不能采取合理措施而造成的	学生在课堂和工作中产生升职业方面的自我预期，但因为实际因素而不能按理想的方式去做，就会产生道德压力

续表

概念	定义	评论
疲劳	特点是疲惫，行为变化，自我要求的下降	不能解决的困境造成道德压力和愤怒，进而产生疲劳，更加愤怒，行为变化和更为不良的行为
有缺陷的医生	美国医学会联合会（FSMB）将其定义为“因精神问题，疾病或者药物滥用造成的行医能力下降，影响患者安全的医生”	生病不等于有缺陷 有缺陷指的是因疾病而不能达到要求的医生

近十年以来，不专业和破坏性行为的概念已经被普及。20 世纪人们对职业素养的评判大部分取决于医生与患者之间的交流，而不考虑他们在整个医疗环境中如何对待其他人。比如有人会说“他是很棒的医生，只不过对护士态度不太好”。以往的观点认为这样是不规范的，等同于那些语言上的谩骂威胁（斥责或者以工作不保威胁别人）或者暴力（在手术室里动刀）。而现在，我们对于破坏性的行为有更为广泛的认识，比如不遵循有循证基础的治疗方法或临床路径，对别人的咨询爱答不理甚至是讽刺，拒绝与同事交流合作，对患者或其他员工的失礼言辞以及一些不合时宜的幽默等被动攻击行为（表 11-2）。

表 11-2　各种不专业的行为

	有潜在危害的行为	消极抵抗的行为
直接影响患者的行为	与患者的男女关系； 紧急情况下拒绝救助； 超出自身能力的行为； 泄露患者隐私； 歧视； 不尊重患者的知情同意和自主权； 对患者不理睬； 对患者采用暴力、恐吓； 隐瞒重大医疗过错	拒绝回电话，工作不认真； 研究和执业之间的利益冲突； 不重视重要资源的管理； 拒绝展现出医生职业生涯所需的能力

续表

	有潜在危害的行为	消极抵抗的行为
直接影响其他医护人员，间接影响患者的行为	恐吓，有暴力行为； 人身安全恐吓； 惩罚他人； 谩骂他人； 亵渎和侮辱的言辞； 种族和性别歧视的言论； 恐吓和羞辱； 当众批评、训斥他人； 性骚扰他人	长期迟到，无故缺勤； 傲慢，讽刺他人； 隐藏重要信息； 开敏感的个体或群体的玩笑； 主动或者消极地拒绝遵守有循证依据的要求； 抨击，批评他人； 在背后谈论其他医护人员的私事； 对呼叫无回应，不能完成记录或评价； 发现不了目击的执业过失

2. 不专业的行为有多普遍?

值得庆幸的是，那些因行为恶劣受到权力机构警告的医生比例大约只有3%~5%。但在医疗系统中几乎所有的人都曾接触或者目睹过医生的不专业或者恶劣行为。95% 以上的医疗主管人员承认其所在的医疗机构中存在有问题的医生。大部分手术室、急诊和儿科的医护人员都曾上报过不良行为事件，90% 以上的护士曾在近 90 天中目击了至少一次不良事件。在一个覆盖 102 家医院的调查中发现，护士比医生更有可能目击不良事件，88% 的护士能说出医生的不良事件，而只有 51% 的医生能做到。这样的数据令人对于医护人员对不良事件的是否有共识产生怀疑。

住院医生和医学生也观察到、甚至也承认自己曾有过不专业的行为，例如篡改患者的病历、有过对别人失礼的评价或取笑。调查显示，1/4~1/2 的住院医师见过不止四次其他住院医师对患者、同行、医学生或护士有不尊重行为。而几乎所有的学生表示曾见过一部分的员工、住院医师或同伴的不专业行为。医学生自身就存在不专业的行为。美国医学院协会（AAMC）将学生的这种行为记入毕业问卷（GC）中，每年发放给所有医学生。2012 年，33% 的学生承认自己在医学院期间至少一次经历过当众被人批评，其中有

15% 的人遭受过性别歧视。那些具体描述这些事件的文章则更加令人不安。

3. 不专业的行为有何影响?

珍妮特是医院里的一名药剂师。她刚刚收到了一个对于患者的年龄和肾功能来说剂量过大的抗生素的处方，这令人很不安。她下楼找到开处方的艾思塔娜医生，但她在病房楼道里被医生当众训斥，在场的很多医生护士和患者家属都听到了。艾思塔娜医生转过头对他组员说道:“所有的药剂师都是当时没考进医学院的。”珍妮特觉得这时说些什么都太过冒险，但这件事让她觉得那些关于医疗团队的所谓职业合作只不过是说得好听罢了。

失礼的言辞、威胁、混淆视听、人身威胁甚至暴力，这些在医生护士中不专业甚至严重过错的行为只能对团队的合作和尊重造成破坏，继而影响到医疗服务的安全和质量。护士，其他员工和学生会因为害怕被上级斥责而犹豫或者推迟对患者病情变化的报告。手术室或者 ICU 里的人员也会因惧怕肢体上的教训而不会指出医生们无菌技术中的漏洞。遗憾的是，这种让人不能接受的情况很常见。在对 100 多家医院员工的调查中，有 3/4 的人表示那些不良行为会造成医疗质量的下降，甚至造成医疗事故。18% 的人表示曾观察到不良事件对医疗质量造成的恶果。而某家医院中的不良事件有 7% 源于医生对护士和药剂师的威胁。虽然在医疗系统中人员变动频繁，其中的细节需要着重关注，但超过 2/3 的儿科和手术室护士都会因为“一时走神”或者“没想到这件事情这么严重”被训斥或辱骂，这实在令人担心。那些参与到不良行为中的医生同样引人关注。来自医生或者其他护士言语上的伤害是引起护理过程错误的重要原因。而不遵守规章制度的医生也同时影响着机构的声誉。

史蒂文斯医生是一名资深的员工，现在正在 ICU 值班。这时他曾经的一名住院医师侯赛因联系了他，希望他能够收入一名普外的患者。这名患者今天因需要透析入院，但有长期的低血压，花了很久才对治疗有反应。侯赛因医生认为患者需要监护。而另外一名医生拒绝这名患者，让患者住在普通病房，并说ICU里放不下那些天天都要透析的患者。

上面的情境中，侯赛因医生认为自己的患者需要ICU的监护，而ICU的医生因为对透析患者的观点而并未接受，这让他很无助。侯赛因医生正因道德上的压力和孤立无援陷入两难。范德堡大学医学院曾有研究，较之医护人员对其他医疗服务或者不在场的患者进行不尊重的评论，学生们在认为患者得不到及时的救助时产生的心理压力要大得多。表11-3列出了造成学生心理压力的原因。值得注意的是学生不会因为目击那些失礼的行为产生负罪感，这或许是因为他们已经对此习以为常。

表11-3 造成医学生心理压力的原因	
和服务患者有关	患者因不能顺利接受治疗，疾病进展； 因为保险问题不能为患者治疗； 因为团队的沟通不力，影响患者的治疗； 即使没有明显好转的情况下仍催促患者或家属进行激进的治疗； 有团队成员歧视患者； 主治医生或者住院医师对患者的疑问回答得不好，甚至忽略掉； 团队停止了患者或家属要求的治疗，但我觉得进一步治疗会使患者生存下去； 团队成员对患者或家属不尊重；
和自身有关	上级医生做的不合理，但并未报告，是迫于主治医生或住院医生会影响自己成绩的压力； 团队中有人对下级不尊重； 进行了自认为不能做的操作，因为担心做得不好，别人认为自己没有能力

麦克尔是一名三年级的医学生。班上所有的同学都被布置了每月去一个老人的家中慰问，帮他们做些事情。每个月完成之后要上交一份简短的报告。而上半学期的最后，麦克尔在外科实习，在外

科的最后一周，他上交了关于他照顾的老年人的最终报告。但之后一天老年照顾对象给学校打来电话，问为什么两个月都没有见到麦克尔进行慰问。

那些不正确的行为同样会对每个人自己带来各种各样的后果。如果麦克尔从不进行反馈，亦不能吸取别人的意见进行改正，他未来会遇到更大的困难。研究表明，医患之间沟通的缺乏、患者的不满与医疗事故之间存在密切的联系。而受到不止一人的怨言、被说成不负责的学生在之后的工作中发生不良事件被记录在案的概率比其他人要高 8.5 倍。此外，不思进取的学生被处罚的概率比常人要高 3.1 倍。在医学生表现评价中对于过往行为的负面评价和之后住院医阶段的表现不佳之间也关系紧密。对于麦克尔，这次过失甚至需要他在学期之后来花时间弥补。

测试

1. 你是否听到过别人取笑患者或患者的病情？
2. 你有什么感受？
3. 你是和他们一起笑，还是对他说了什么？如果你是这样做的，你说了什么？是在什么时候？
4. 又是什么原因你什么都没说？是因为想私下再谈？那又是什么时候？

4. 不专业行为发生的原因

住院医师黛莉拉是小组中最聪明的一个，这个月和拉斐尔在县医院共事，但拉斐尔现在很担心。虽然对于很多的患者，黛莉拉都可以把他们照顾得很好使其病情稳定。但几乎每天黛莉拉都会冷嘲热讽某些患者，如这个没希望的酗酒者，或者那个爱捉弄别人的女人。非但没人告诉他对患者要尊重，其他成员要么配合他一起说三道四，要么置之不理。拉斐尔不知道如何是好，也许是自己太过敏感。毕竟重要的是他们在患者的病房表现如何，而在其他地方就无所谓了吧。但真的是这样么？

如果说医生都是为了帮助他人而从事这一行，很难理解那些医生或者医学生们为什么会参与到破坏医患关系的行为或医疗服务行为中来。如果能够找出那些作恶的人就应该他们全都剔除出去，行业里的问题就会被解决，但这么想太简单了。对那些真正参与到不良行为中甚至一向如此的人来说这样处理是对的。但之前也提到过，不专业的行为往往是那些初衷良好的医生因为缺乏知识和技能，或者态度不够正确做出来的坏事。也有人因为不觉得自己的行为是错的而造成过失。在我们修正的约翰霍普金斯破坏性临床行为模型中引发不专业行为的诱因包括个人因素，人际关系因素，环境因素还有政策程序和文化氛围的因素。

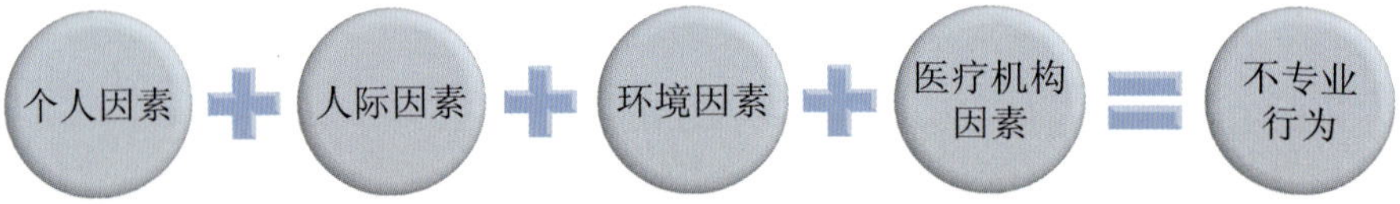

图 11-2　不专业行为诱因

表 11-4 中列出了上述因素的具体内容。尽管大多数医护人员都能够处理好避免医疗过失的发生，但以上因素同时出现时就超出了他们的能力，出现医疗服务质量和职业素养方面的问题。尤其是那些缺乏经验的年轻医生，因为不能很好处理这些因素而出现过失。

表 11-4　导致职业不良行为的因素

因素类型	例子
个人因素	没有满足需求（疲劳，饿，安全要素，孤独，痛苦）； 能力问题； 不专注（家庭，人际关系，重要的考试）； 疾病； 精神心理问题（疲倦，情感障碍，双相情感障碍，抑郁）； 药物滥用； 人格障碍

续表

因素类型	例子
人际关系因素	和其他人难以交流； 不一致的精神追求； 临床决策矛盾； 对于职位，责任和能力的理解不足； 很少的，不及时的和不准确的交流； 不能解决问题，只有相互责怪的对话； 语言障碍； 级别不同
环境因素	工作负荷大； 引起激烈情绪的情况：死亡，外伤，生病的孩子，产科危象，外科事故，暴力倾向的患者，愤怒的家属，不见效的抢救； 监督不足； 没有支援
医疗机构因素	不完善的工作流程； 人员不足； 员工缺乏培训； 官僚主义重； 相互矛盾的政策和流程； 经济压力； 新技术，新器械； 僵化的等级制度文化； 上级对不良行为的意外鼓励； 鼓励不良行为的氛围

当教育人员和上级医生看到或者听到不良事件发生在自己的学生身上时，他们首先会想到这个学生是否有精神疾病或者药物滥用。而不良事件的原因可以从不能发现到很难处理甚至到无法收场的程度。疲劳是不良事件发生的高危因素，但也是可以发现并控制的。在需要正视的严重问题中，精神原因是普遍的。包括Ⅰ类障碍中的抑郁、焦虑、双相情感障碍、药物滥用和痴呆及Ⅱ类障碍中的人格障碍（偏执型，自恋型，消极被动型，边缘型）。但精神问题并不是不良事件发生的借口，我们更需要注意预防类似事件以后发生，包括进行药物治疗、心理咨询和行为改变。

5. 通常人们对执业过失的反应如何?

辛德拉是第一年的住院医师，在毕业学校以外的一家医院外科工作。她对于手术室中学生们取笑被麻醉的患者感到担心。而几乎所有的住院医生和麻醉医生听到听到了他的担心都在大笑。难道这就是她住院医师经历中将被记住的事情么？

当你观察到其他的同事或者学生言谈举止令人生厌时，通常都有如下四种反应：默许，无视，搁置和阻止。

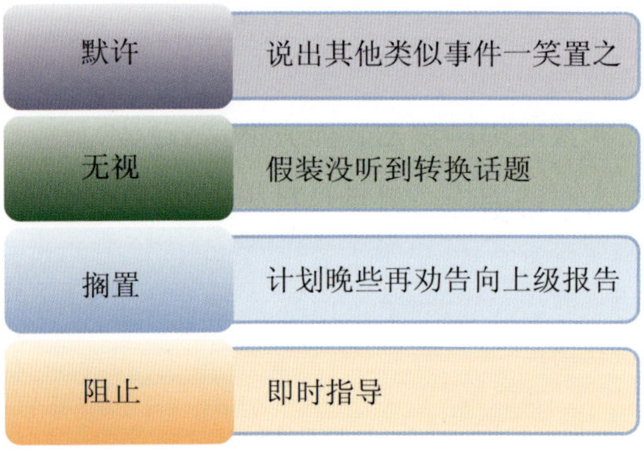
默许
说出其他类似事件一笑置之
无视
假装没听到转换话题
搁置
计划晚些再劝告向上级报告
阻止
即时指导

图 11-3 职业精神缺失的几种即刻反应

默许实际上是表示支持，强调或者扩散了这种行为的影响。他们或许会跟着发笑，对同样的事有类似的反应，对别人的行为说三道四，斥责或者忽视那些想要阻止这种默许的人。无视的反应实际上并不会强调这种行为，例如无视有问题的行为或者这时谈其他的事并不会加重这种行为的影响。搁置的反应包括观察到这种行为但计划之后再详谈或者上报职能部门。我们选择这三种消极情绪的意图或许是好的。因为会珍惜每天团队成员辛勤工作的经历；也会因为对并无过错的医生加以不适宜的言辞而感到尴尬；或认为自己没有能力和权威去阻止他们，亦或我们仅仅是不想卷入其中。但任何无视这种不良的行为的反应，尤其是在有别人在的情况下，都会传达出默许的态度。而那些计划以后讨论此事的人也都会因为没有“以后”而失败。所以看到过失发生时最好的办法莫过于认清自己的责任，有技巧地阻止不良言行的发生和继续。这相当于同时给冒犯者（有过错的的）和旁观者在职业素养方面上了一课。

但事实上这样做很困难，需要一系列的技能克服人懒惰的本性，使其有勇气帮助别人解决问题，这样才能介入并协助加强其他人对于职业素养的认知。尽管医学教育教会我们当人生命危及时（比如那些窒息的婴儿，因车祸头破血流的年轻人，心跳骤停的中年男性）施以援手，但并没有告诉我们应该停下来思考当职业价值受到挑战时应如何进行干预。

社会学的三个理论阐述了我们为什么不能在错误出现的时候不能立即采取行动：

（1）旁观者的冷淡理论。

（2）习以为常现象。

（3）潜在利益定律。

第一条旁观者冷淡理论（bystander apathy theory）源于一系列有趣的实验：观察某人看到其他人受到威胁时和自己受到威胁时的表现。实验证明旁人帮忙的概率和在场的人数成反比。放到医疗系统中，发表意见会受到在场其他团队成员的影响。关于这种现象有很多解释。其中有一种解释是责任的分摊。当身边有那些更具权威更有经验的人时这种现象更加明显。

第二条是关于异常行为如何常态化的理论。人会从其他人反应中得出自己行为的线索。当听到医生开了一个无趣的玩笑时，其他住院医生和学生会觉得这样的话不会造成什么后果，也就不会像他们想象中的那么恶劣。如果在场的每个人都接受那些恶意的话，甚至像往常以开玩笑的形式说出，这种有问题的行为就会变成新的常态。学生就会觉得这样的玩笑不会很过分（这就是隐藏的问题）。

最后一条理论叫作潜在利益定律如果有人听到了恶意的玩笑或言辞，此时他想要制止，但潜在的后果也会同时出现在他的思维中（比如我会失去我的朋友，别人会视我为眼中钉等）。相反的是，制止之后潜在的利益没有那么快并且更间接（例如：我怎么知道苏珊是否会因为我的评论改变对患者态度并且因此而高兴？）。除了这些适用于所有人的定律之外，对于学生和年轻的医生，见到上级医生的不良行为并指出时，也会害怕上级医生以降低对自己的评价来报复自己。

6. 对于职业素养缺失的行为怎样才是积极的反应?

我们已经知道了不良行为对行业文化氛围、医疗质量的提供和同行带来的影响，显然所有职业都需要正确态度和良好的技巧来支撑起自我调控的责任。将职业中的自我调控视为责任，这就意味着需要做好处理执业过失的准备，不论他们何时何地发生。学会在同事和学习者之间强调不良事件应当从对医生和接受培训的医生提出一系列关于职业化的假设开始：

（1）我们都期望达到最高的职业素养目标，虽然往往不能达到。

（2）我们时常反省自己的行为是否符合职业素养要求；是否声誉因为不良的事件和行为受到影响；是否向那些有很高职业素养的人学习。

（3）我们都可以在同伴同事的帮助下，提高自己的行为水平，端正态度。

有了这些假设在头脑中，就可以开始职业素养技巧和策略方面的培养。从 Hickson 的“不良行为三角”中，可以得到处理不同程度执业过失的方案，从而根据观察到的不良事件的严重程度进行相应程度的干预。

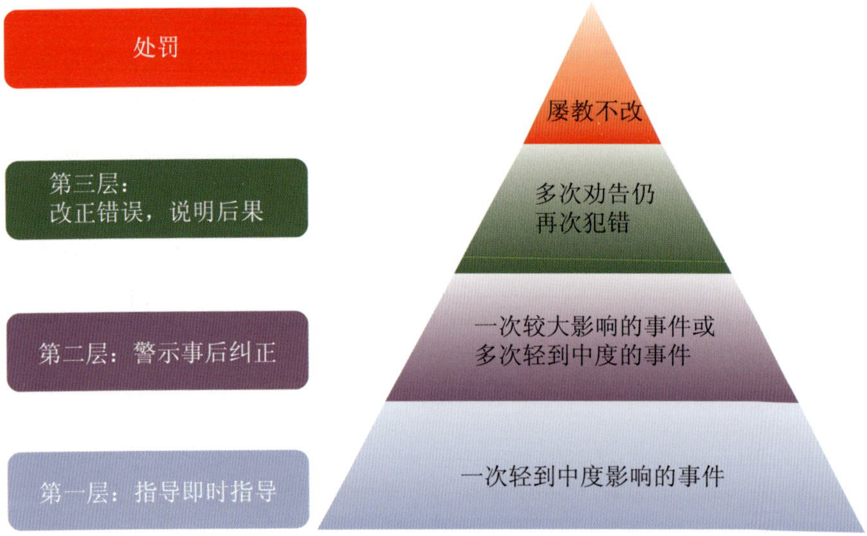

图 11-4　逐步干预的方式

在最底层的不良事件一般多为偶发，及时解决是正确的方案。对于更加严重但是依然偶发的事件，事后应该进行讨论。对于长期存在的问题，必须进行纠正和后续谈话。最后，对于那些有严重执业过失或者有长久的执业问题出现的医生，除了指导、谈话、改正和记录在案之外，严重的可以直接对其解雇。

7. 第一层干预：即时指导（CIM）

安德森是一名高年资的住院医师，正在帮他的学生玛塔向长期静注毒品的患者开放静脉通道。玛塔现在很沮丧，她失败了很多次，而且患者对于针头的刺痛喊叫的厉害。当他们走出病房要去找上级医生时，护士叫来了负责的医生和学生。玛塔说："那个静脉用注射毒品的患者真是让人上火，针管里装的是海洛因时那么高兴，装的是抗生素时怕得要死，真是不理解他们来医院干什么，也不嫌麻烦。"

安德森觉得这种状况很常见。他刚才就见到了其他医生缺乏职业素养的言辞，现在应该决定如何对其进行回应。安德森知道玛塔是一名好医生，无论如何她也曾经熬了好几个昼夜来照顾这几名患者。他也理解玛塔在找不到患者静脉时有多沮丧。许多对此有共鸣的人会选择理解这种做法（有意或者无意）并代入自己曾经的经历和情感，这样就成为了这种不正确行为的共犯。与此同时，他也在担心这时说些什么来当众让她难堪，导致两人的关系恶化。他也会想玛塔已经察觉到自己做了些无情的事情，也许自己会反省并改正自己。如果这种想法占据主动，安德森医生就会不说什么，从而成为旁观者。但被强调的或未被纠正的不合时宜的举动会重复发生。显然安德森医生应该根据事件的严重程度，以合适的方法进行干预。像这样的情况安德森医生就可以采取即时指导的干预。

即时指导（CIM）是一种指导性的干预，旨在提升他人，而不是进行惩罚。CIM 的目的在于制止过失，向所有人交流正确的职业行为。对于那些目击过失并指导整个过程的人来说这样的干预是很有必要的，能够让发生过失的人明白，尽管我们可以同情发生过失的同事，但我们必须在不职业化的行为成为模式之前阻止它。当场的指正能让指出错误的人（指导者）认识到过失产生的原因，对犯错的人（冒犯者）表示同情，重新建立职业素养的概念，之后转向对患者进行服务的讨论。CIM 的四个步骤如下所示，仅需要 90 秒来完成（表 11-5）。

表 11-5　即时指导：90 秒里的四个步骤

步骤	例子	评论
发现潜在的情绪	“我知道你对患者（护士，这家医院）有多失望”	以“我”开头的话很难反驳
转移到责任者	“有时我也对患者很失望”或者“我和你一样失望”	传达理解和同情，将说教引发的抵触和方案降到最低
重新提出职业素养要求	“但是患者此时同样有可能很灰心，也可能担心自己的原因导致我们对他不再治疗”	用“我们”暗示着大家都要提防这种情况，如果可以的话，将其联系到患者或责任者身上，进行教导
改变话题方向	“我们如何处理这名患者”	将对话继续下去，加强指导的目的

当指导者花时间来完成 CIM 时，向冒犯者或观察者说明了他不能赞同这件事。这样便阻止了组内的其他成员产生同样的问题。同时也给指导者和犯错的人一个对于发生过失表达同情和理解的机会。

对这样的指导，犯错的人回应各不相同但大多数都是积极的。没有人愿意在别人指出的时候承认错误，除非这样的指正很温和，没有贴标签式的武断，所以这样的指正他们会接受，甚至有时很开心。最理想的回应是犯错的人承认了错误，对错误的发生表示道歉，并让组内的人见到类似的事情发生时指出来。同时，迅速从错误中走出来也能够很好减少别人对于这件事的流言蜚语。当然有的犯错的人不承认自己有错、不接受别人的指正，这种情况不是最理想但也是成功的，因为其他的人能够看到这种不良的行为有人指出。另一种更加棘手但不常见的反应是反驳或者攻击指出者。如果这种情况发生，只需要强调你的不同意见，如果有必要的话需要双方冷静下来。

测试

学习一种新的交流技巧，比如在同伴发生执业过失的时候指出或提出建议，并加以练习。需要尝试多次，发现最自然的交流方式。

请在以下的例子中识别 CIM 的四个步骤：

1. 你的一个住院医师正在和一个医学生纠缠不休，仅仅因为他忘了查看 CT 的结果，这时学生已经要被说哭了。
2. 在等待会议开始的时候，你的学生正在取笑他负责的进行外科手术的肥胖患者。
3. 你在食堂吃饭的时候无意间听到别的医生对一个车祸的患者取笑。
4. 你的住院医生正在对新来的住院医生说病房的护士的坏话，告诉新住院医生不要在意她（他）们说的话，因为往往是错的。

8．第二层干预：事后纠正（CAM）

法拉比医生主管急诊科上报时间的核查工作。她发现刚来急诊科的罗兰度医生在两个月内已经收到了 6 封护士的投诉，都关于他对患者态度不好，而且有时拒绝回答患者的问题。

法拉比医生面对的问题和之前的例子有所不同。她没有见到罗兰度医生实际的不良行为，但有必要与他交流以提升他和护士之间的关系。如果法拉比收到了第一批关于罗兰度医生的投诉，这时候第二等级的干预是可以进行的，也就是进行事后纠正（CAM）的谈话。基于医生们都想做得更好、想知道是否其他人不够专业并且希望发现并解决问题从而提高业务水平这样的假设，CAM 旨在让被投诉者认清自身出现的问题并找出改变自己行为的办法。Hickson 等称其为“茶歇式”的引导性谈话。顾名思义，这种谈话发生在相互信任的同事之间，或者是上级想让下级察觉到自身的行为缺陷，能够分享彼此的感受，促进当事人的反思并给予鼓励，从而达到停止错误行为的目的。CAM 属于形成性的反馈，并不是以记录错误为目的，与当事者会话的人也要向冒犯者确保交谈的保密性，除非类似的错误再次发生。

CAM 的难点除了要私下进行谈话和尽量温和之外，在对话中谈及不良行为的投诉也比较困难。就像法拉比医生一样，当看到那些来自护士的投诉之后就会想到应该不止这些。不过罗兰度应当感谢法拉比医生，可以说一句“抱歉我没有处理好和护士之间的关系，我已经发现了自己的不足，希望您能够帮助我处理这种的问题”。这样的回应能够为同事之间的关系和对决策的认同进行良好的交流奠定了基础。但罗兰度医生也有可能说一些冷场的话，比如：

◆“我根本不知道他们在抱怨什么。”

◆“我没印象啊？有人看到过么？”

◆“我只关心患者的安危。是该有人管管那些护士了。”

◆“你为什么不找费德里克啊，抱怨他的人比我还多。”

这样的回答虽然令人沮丧但还是可以理解的。当人对自己的名誉下降有所警觉时会本能的进行抵抗或者回避。逃避反应可能看起来像默许“这种事不会再有了，你不用担心”。尽管这表面上是一种不错的回应，但很容易未深入交谈就被这种回答终止于此。产生抵抗反应的医生倾向于将投诉的真实性或者精确性打折扣，这样便需要更多的证据得以支持。如果指导者不够经验丰富对话会很难进行。

关于谈话过程中需要的证据与此次干预的结果密切相关（表 11-5）。如果医生面临着的是关乎职业资格的问题，当然也有权利去调查对他投诉的真实性。但是，CAM 的目的在于令人意识到自己的过错，而不是为了惩罚，有时也就不必要知道事实是怎样的。指导者的任务在于让医生察觉到自己的意图和别人的看法之间的差异，而不是为了仔细调查他的行为。想要做到这样需要十足的准备和熟练的交流技巧。

CAM 中的指出者需要分析投诉的内容并对谈话进行准备。因此进行交流技巧的培训对于长期担任顾问、处理棘手问题一职的人很有必要。CAM 有如下三个预期目标：

1．帮助当事医生学会理解和接受别人眼中自己的不恰当行为（对别人的理解）。

2. 对事情和上述行为发生的原因进行分析和有计划的练习；

3. 制定计划，探讨新的方案，避免错误再次发生。

如果医院能获得其他医生对此事态度的资料，还可以帮助医生认识到这种投诉在其他医院发生的概率如何。

经典的 CAM 对话包括三个阶段：构建，反思，计划。在构建阶段（表 11-6），顾问需要在合适的地方进行会话，指出投诉的内容，允许医生阐述自己对这件事情的理解，猜测医生可能的反应并进行对应的处理，说明讨论目标，提升当事人行医方面的自信。

表 11-6 CAM 的构建阶段

目的	例子
保证安全	“所有的医生都希望做得很好，我知道你也如此”
描述目标行为	“三个护士都抱怨你，说在要你申请检查的时候说他们坏话，或者态度傲慢”
得到反馈	“你之前没听别人说过么？你怎么想”
带入并控制之后的反应	“你或许不同意她们说的话，我觉得你本意也不是想那么傲慢，但在医疗环境中我们有责任理解并处理别人对我们的看法。你的护士此后怕因为遭遇冷脸就不会问你重要的问题，患者的安全可能受到影响。” “我知道你觉得这样的事情不会再发生，但还是想和你谈谈，确保之后不会发生影响你名誉的问题。”
设定目标	“今天我们的任务就是彻底解决这件事情，下次要留意如何沟通更加有效。”
与他们重复你的观点	“我觉得你希望被别人觉得是个好沟通，并且理解他们的人”

在 CAM 的反思阶段（表 11-7），顾问需要指导医生解决问题，帮助他们认识到错误的行为是如何发生的，为什么在其他人看来这是错的和以后遇到类似事件时如何处理。下面列出的问题来自于情感方面的研究。但这些并不是每种情况都适合，也不需要一一对应去解决。

表 11-7 CAM 反思阶段问题示例

例如：
1. 这次见面发生了什么？当时你还在干什么？
2. 你当时是什么感受？
3. 你觉得另一方当时是怎么想的？
4. 为什么认为他们觉得你做得不好？有什么话或者动作让他们这么觉得？
5. 如果再来一次，你会如何改变？

医生对这些问题的回答也折射出自身的自知力和社交能力。如果他们对这种形式感到厌倦，认识到自己值班之后的劳累和护士缺乏经验造成了这样的后果，意识到自己经常对别人冷嘲热讽，或者发现有些话会被不熟悉的人误解之后，就会渐渐从中吸取教训，以防止以后再犯错误。另一方面，那些拒绝认同别人对自己的错误提出批评的医生，以后可能会继续发生错误。

CAM 的最后一个阶段是计划（表 11-8）。医生此时需要对类似事件想出新的办法。指导者可以帮医生提出新的解决技巧，帮助他们掌握并找到能够帮助他们实现目标的人，最后判断事情是否很好地解决。

表 11-8 CAM 反思阶段问题示例

1. 以后如何面对这种情况？
2. 这种困难的情形下你希望谁帮你？
3. 如果需要建议你会找谁？
4. 你觉得其中什么事最困难？
5. 你需要什么帮助或者技巧才能成功？
6. 如何确定你是否成功？
7. 我能帮你什么？

Pichert 等的研究中，有 58% 的因患者屡次投诉而被叫去谈话的医生此后被投诉的次数至少降低了 40%，平均降低了 79%。10 年的随访发现，再次被投诉的人只有不到 3%。但也有 1/5 的人在谈话之后辞职离开了医院，或许是认为自己的行事风格和医院不符。虽然对医生来说是不幸的，但对医院来说达到了预期的目标。

9．第三层干预：改正错误、说明后果

妇产科的主任南妮特奥谢尔医生收到了一封让她很不安的信。因为两年前她把杰森拉切尔医生排除撤销妇科肿瘤组的组长人选一事而受到恐吓。当时科室内手术的效益不错，拉切尔医生临床工作表现也很好，但她不得不这么做。患者支持拉切尔医生并对他表示同情。但其他人都对他有意见，护士们说他总是当着患者的面对她们大呼小叫，住院医师也总是因为小的错误被他训斥，哭着走出手术室。医学院也不会安排学生去他手下轮转。奥谢尔医生于是找了一名经验丰富的医生和拉切尔医生谈话，但最终也没有什么好的结果。谈话的时候他表现不错，但是他强烈反对老师的话，觉得自己的行为是对患者的医疗质量负责任。之后每次都承诺在谈话中有礼貌却总是做不到。奥谢尔医生收到的是所有住院医师的联名信，他们表示因为拉切尔医生在手术室的表现，不想和他继续共事。

虽然大多数医生进行一次谈话就会有所改善，还是有人屡教不改。Pichert 等人的研究证实，21% 屡次被投诉的医生在谈话之后依然我行我素。拉切尔医生并非个例。他对患者风度翩翩，认真仔细，患者都能好转，但对医生护士和学生却缺乏尊重。有这样的行为，像拉切尔一样的医生会造成同事之间的恐惧和反感。这样的行为也违背了营造同事之间相互尊重相互合作的氛围，影响了医疗的质量。

为什么像他一样善于交际的人会有如此表现？如果事出偶然，一次两次的话，还可以说成是运气不好。如果总是那样的话，指导老师就会与他谈话。又或者拉切尔医生比较在意同事之间的关系，在那次谈话指出他被投诉的次数四倍于其他医生之后，肯定会有所改变。谈话和指导干预不能改变医生一贯的不良行为，原因有如下几点。①医生可能从这种令人厌烦的行为中获益。整个科室看重他的手术技术能够吸引患者，这造成了他的跋扈，从而不愿意改变自己的行为。也正是这样的态度使他的团队中没有学生；②住院医师的抱怨使得他只好任命自己的助手；③护士因为害怕，紧急的时候不敢呼他，只好让其他医生加班代劳。像他这样的医生也没有足够的能力解决这

些问题，实际上这是职业能力的一个侧面——即在环境中学会和同事之间和平共事，但显然他还没有掌握这一点。那些有精神疾病，过度劳累和有药物滥用的医生也会如此。

对拉切尔医生要采取第三层干预：就行为的改正和此种行为可能的后果进行讨论。和事后讨论相比，这种干预需要权威的人在正式场合进行，而且必须要进行记录。讨论计划的时候，奥谢尔医生应寻求人事部或者有关专家的帮助，制定讨论的策略。这种讨论关乎重大，所以奥谢尔医生应该保证谈论记录的准确性。

改正错误、说明后果的目的**在于让当事人明确怎样的行为是不被接受的，哪些是正确的做法，而那些错误的做法继续下去会有什么后果**。奥谢尔医生亟需知道的是科室和医院是如何在不经意间对拉切尔医生进行奖赏的。所以现在她的当务之急是建立一套完善的奖惩制度。

这种谈话包括很多重要的步骤。最开始的时候，权威的人应该保持严肃。这不是称赞当事人的环境，保持严肃会为预期目标的达成提供保证。之后应当描述不良行为及其对环境的破坏。并且应当阐述恰当的行为是怎样的，然后说明如果不这样做会有何种后果，如何对其行为进行监视。最终以对当事人的支持，并希望其改变的语句结尾。如表 11-9 的例子。

表 11-9　说明后果，改正错误的步骤

说明对话的严重程度	“我们需要严肃地对你的行为进行讨论。与你来说可能比较困难，但我希望你能仔细聆听，不要打断我，之后我会听你说的。”
描述不良行为	“尽管在这方面谈过很多次，我还是会收到关于你的投诉，比如在手术室里不尊重别人、对护士大呼小叫、对其他住院医师冷嘲热讽或态度傲慢。”
说明其影响	“你的这种态度已经造成了有人不想与你共事，害怕和你讨论患者的后果了。慢慢就会产生对患者的安全不利和不利于学习的氛围。这周已经有两名手术室的护士离开了，也叫不回来你想要搭档的那名妇产科医生了。”
说出应当的做法	“我想明确地说，对你的抱怨必须到此为止。我希望不再有在医院或者教学中有任何辱骂和训斥，并希望你能尊重护士和学生们。当他们在手术室指出错误或者打来和患者有关的电话，希望你能感谢他们的关注。如果你不同意，可以有礼貌地说出来，但要用你希望听别人说话的那种言辞和语调。”

续表

指出达不到要求的后果	“如果在下个月看不到你的改进，我会强制你进行改正。首先，我会指派你的上级医生在手术室替代你。除非他让你动手，否则你不能参加。他会指导你如何和手术室的工作人员相处。如果和学生的问题继续存在，我会叫停你在妇产肿瘤学的教学，因为我不让学生来到如此恶劣的工作环境，这是为了他们好。”
说明如何监控他的表现	“我们每个月会对你的表现进行全方位地监控。一旦你的表现改善了，就会将时间改为 3 个月一次。X 医生会接受这些报告，每个月就这些报告结果和你探讨。”
表明支持，要求反馈	“感谢你的聆听。我知道你是优秀的外科医生，深深关注自己的患者。我也乐意听听关于改变自己的行为，建立相互尊重的气氛有什么好的想法。我会一直帮助你改善。”

如果拉切尔医生想要打断谈话，奥谢尔医生应礼貌地告诉他要认真听她的话，告诉他之后会有让他说明观点的时间。并对他可能出现的不太好的情绪和态度有心理准备（表 11-10），也就是如 Mizrahi 所说的否认（Denial）、转移（Deflection）、和回避（Distancing）。

表 11-10　参与并回应说明后果，改正错误之后的负面回应

反应	例子	回应
否认	“我做得没错，反而是你找了一堆不行的住院医师。你看到他们的入职考试结果了么？”	“现在不是讨论他们成绩的时候，而是讨论你和他们之间的沟通问题。即使他们不符合你的要求，你也要尊重他们。有什么抱怨可以和他们的老师说。”
转移话题	“你看到我最近的业绩和奖金了么？我做得很好啊。”	“我认可你的临床和科研能力，但你的行为对你的名誉和能力都有不好的影响。”
	“上周末的聚会真棒！你的房子真漂亮。”	“谢谢你的夸奖，但希望你能够认真听我的话。”
回避	“好吧，我知道我不容易相处。我会去向她道歉，以后会改进的。”	“很高兴你愿意道歉，但这话你上次就说过。恐怕对于以后如何避免这些抱怨我们要说得更明白点。”

奥谢尔医生可以从不同的切入点来促成目标的实现抑制不良行为。可以采取调整薪水或者设置额外奖金的办法；可以调整拉切尔医生在手术室的权限和排班表；也可以考虑改变组织结构，对助手和下级医生进行调整，为拉

切尔在手术室内安排监督者。每一层的办法都能起效；而效果最好的无疑要击中了拉切尔医生的痛处，才能使他改变一贯的作风。

10. 第四层干预：惩罚和警示

这种方式针对那些最顽固的人，并需要严格根据所在机构（医院或者大学）的规章制度执行。像解雇、停止续约、终止准入特权、结束任期、甚至是吊销执照这样的永久性惩罚，执行者必须保证这样严重的处罚对行为恶劣的当事人是合适且持久的。不过这种情况比较罕见，也并不在本书的讨论范围里。

11. 组织机构在处理不良行为中的作用

11.1 医疗保健机构

正如在其他章节所说，我们所处的机构能够在无意中影响我们的行为，促成我们的不良行为或是促进职业素养的培养。Swiggart 等总结了能够对不良行为进行积极和完善反馈的组织形式、政策和流程。那些希望建立关爱患者和医疗安全的文化氛围的机构的明智的领导已经意识到，任何旨在提高员工职业素养的项目都需要多渠道的策略，需要医生参与其中并进行合作。好的方法寻求促进这种气氛的形成，帮助医生发展职业素养；提供教育和指导的活动来维持职业素养态度和行为的发展；制定并执行针对不良行为的政策；认可具备职业素养的行为，并给予鼓励（图 11-5）。

医疗保健环境应为所有职工的生活，调养和再教育提供环境。针对不同的人制定不同策略，努力实现理想化的工作流程，为面对生死无常的医生减轻内在的压力，设置休息室也是对思考有所帮助的。形成互相尊重的文化能够使医院中的新人确立自己的目标，了解自己以后未来的形象。对医疗过失、不良行为对于患者安全、自身发展的影响进行教育，对指导他人改正错误、进行干预的职工进行培训。所有的临床、教学和科研相关领导应学会纠正错误、说明后果这两种干预方式。必须对职业指导和评估策略方面的资料进行研究，以方便那些可能从中获益的人。

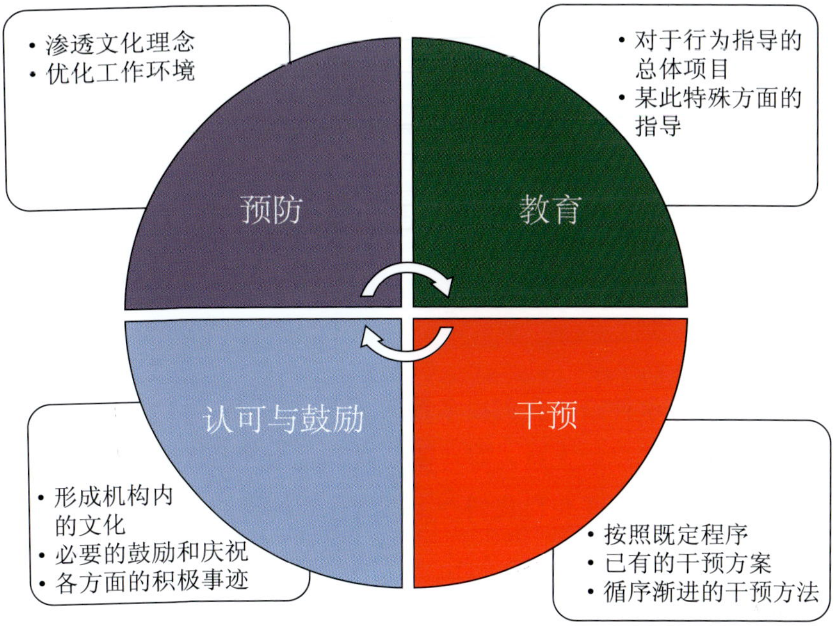

图 11-5　医疗机构职业素养的组成要素

制定关于干预严重错误的规章制度，必须由职业资格委员会和国家执业机构提出并批准，并且应当包含关于何时上报到执业委员会或国家从业者数据库的指南。许多机构要求医生在与患者、学生、员工和其他医护人员的协作中需要签署对其行为负责的文书。对医生的责任追究应建立法定流程，以保护那些被冤枉的人。但当有人违背医院的规章制度，违反了职业要求的时候，这种法定流程不能成为一种累赘，这会对上级的纠正造成困扰。建立投诉之后的恢复制度，当事人对投诉者应当在事后对其道歉并提供任何帮助。最好的情况下，医院应当投资研发数据监控程序，比如患者支持报告系统（Patient Advocate Reporting System for，PARS）。最重要的是，所有的员工应该知道职业素养文化需要长期的巩固和加强。

最后，对于不同医疗机构对于职业素养的认可和鼓励是其重视程度的有效证据。

11.2 评审和专业机构

国内的专业机构和评审机构能够为个人和机构建立职业素养意识保驾护航。联合委员会要求所有机构必须具备处理医疗不良事件的方案。教育评鉴委员会（ACGME）和医学教育联络委员会（LCME）也要求注重提升学生的能力，改进职业氛围。像内科医师协会，骨科医学会和外科医师协会等其他组织也能够为成员认识和处理执业中的不良行为提供教学材料。

12. 结语

此前那些医疗事件给予我们很多教训，告诉我们人无完人。即使是那些最优秀的医生也有不尽如人意，有违职业素养行为的时候。而此时我们的补救措施只有寄希望于那些在自我调控上有责任心的可以信赖的伙伴，希望他们能够出面并伸出援手。

学习要点

1. 职业不良行为包括扰乱工作和学习环境的行为（比如训斥患者，开患者的玩笑），甚至犯罪。大多数的医生和学生都曾看到不良行为的发生，并已经习以为常（只有3%~5%的医生在医院中会对情节严重的行为进行干预）。
2. 职业不良行为会造成团队成员不敢说出真话，指出他人错误的医疗环境，进而对患者的医疗造成不利。在不良行为习以为常的环境下，学生和其他人会感到不自在，造成错误的示范，导致医护人员的过失。
3. 有许多造成不良行为发生的原因，包括个人因素、人际关系因素、环境和机构因素。
4. 个人对于职业不良行为的反应包括默许、无视、拖延和阻止。
5. 看到过失发生时根据严重程度可以采取即时指导，事后纠正，改正错误、说明后果以及错误和警示。适时采取特定的干预措施会更有效。

参考文献

1. Adams KE, Emmons S, Romm J. How resident unprofessional behavior is identified and managed: a program director survey. *Am J Obstet Gynecol*. 2008 Jun;198(6):692. e1-4; discussion 692. e4-5.
2. American College of Physicians. Dealing with the Disruptive Physician Colleague. *ACP* Ethics Case Studies. 2009. Available at http: //www. medscape. org/viewarticle/590319_2
3. Arnold L. Responding to the professionalism of learners and faculty in orthopaedic surgery. *Clin Orthop Relat Res*. 2006 Aug;449: 205-213.
4. Billings ME, Lazarus ME, Wenrich M, Curtis JR, Engelberg RA. The effect of the hidden curriculum on resident burnout and cynicism. *J Grad Med Educ*. 2011 Dec;3(4):503-510.
5. Brainard AH, Brislen HC. Viewpoint: learning professionalism: a view from the trenches. *Acad Med*. 2007 Nov;82(11):1010-1014.
6. Brater DC. Viewpoint: infusing professionalism into a school of medicine: perspectives from the dean. *Acad Med*. 2007 Nov;82(11):1094-1097.
7. Brenner AM, Mathai S, Jain S, Mohl PC. Can we predict "problem residents"? *Acad Med*. 2010 Jul;85(7):1147-1151.
8. Brownlee S. Overtreated: *Why Too Much Medicine Is Making Us Sicker and Poorer*. 1st edition. New York (NY):Bloomsbury; 2008.
9. Buchanan AO, Stallworth J, Christy C, Garfunkel LC, Hanson JL. Professionalism in practice: strategies for assessment, remediation, and promotion. *Pediatrics*. 2012 Mar;129(3):407-409.
10. Campbell EG, Regan S, Gruen RL, Ferris TG, Rao SR, Cleary PD, Blumenthal D. Professionalism in medicine: results of a national survey of physicians. *Ann Intern Med*. 2007 Dec 4;147(11):795-802.
11. Dupras DM, Edson RS, Halvorsen AJ, Hopkins RH Jr, McDonald FS. "Problem residents": prevalence, problems and remediation in the era of core competencies. *Am J Med*. 2012 Apr;125(4):421-425.

12. Dyrbye LN, Massie FS Jr, Eacker A, Harper W, Power D, Durning SJ, Thomas MR, Moutier C, Satele D, Sloan J, Shanafelt TD. Relationship between burnout and professional conduct and attitudes among US medical students. *JAMA*. 2010 Sep 15;304(11):1173-1180.
13. Dyrbye LN, Shanafelt TD. Physician burnout: a potential threat to successful health care reform. *JAMA*. 2011 May 18;305(19):2009-2010.
14. Federation of State Medical Boards (FSMB). *Policy on Physician* Impairment. 2011. Available at: http: //www. fsmb. org/pdf/grpol_policy-on-physician-impairment. pdf
15. Garcia SM, Weaver K, Moskowitz GB, Darley JM. Crowded minds: the implicitbystander effect. *J Pers Soc Psychol*. 2002 Oct;83(4):843-853.
16. Hafferty FW. Beyond curriculum reform: confronting medicine's hidden curriculum. *Acad Med*. 1998 Apr;73(4):403-407.
17. Halverson AL, Neumayer L, Forcht Dagi, T. Leadership Skills in the OR. Part II: Recognizing disruptive behavior. *Bulletin of the American College of Surgeons*. 2012 Jun;97(6):17-23.
18. Hickson GB, Federspiel CF, Pichert JW, Miller CS, Gauld-Jaeger J, Bost P. Patient complaints and malpractice risk. *JAMA*. 2002 Jun 12;287(22):2951-2957.
19. Hickson GB, Pichert JW, Webb LE, Gabbe SG. A complementary approach to promoting professionalism: identifying, measuring, and addressing unprofessional behaviors. *Acad Med*. 2007 Nov;82(11):1040-1048.
20. Humphrey HJ, Smith K, Reddy S, Scott D, Madara JL, Arora VM. Promoting an environment of professionalism: the University of Chicago "Roadmap. " *Acad Med*. 2007 Nov;82(11):1098-1107.
21. Joint Commission. Managing Disruptive Behavior. *The Joint Commission Perspectives on Patient Safety*. 2009 Jan;29(1):8-10.
22. Kitch BT, Desroches C, Lesser C, Cunningham A, Campbell EG. Systems model of physician professionalism in practice. *J Eval Clin Pract*. 2013 Feb;19(1):1-10.
23. Leape LL, Fromson JA. Problem doctors: is there a system-level solution? *Ann Intern Med*. 2006 Jan 17;144(2):107-115.
24. Leape LL, Shore MF, Dienstag JL, Mayer RJ, Edgman-Levitan S, Meyer GS, Healy GB. Perspective: a culture of respect, part 1: the nature and causes of disrespectful behavior by

physicians. *Acad Med.* 2012a Jul;87(7):845-852.

25. Leape LL, Shore MF, Dienstag JL, Mayer RJ, Edgman-Levitan S, Meyer GS, Healy GB. Perspective: a culture of respect, part 2: creating a culture of respect. *Acad Med.* 2012b Jul;87(7):853-858.
26. Mann S. *Efforts Increase to Eradicate Student Mistreatment, Improve Culture at Medical Schools*. AAMC Reporter; September 2012. Available at: https: //www. aamc. org/newsroom/reporter/sept2012/303666/student-mistreatment. html
27. McLaren K, Lord J, Murray S. Perspective: delivering effective and engaging continuing medical education on physicians' disruptive behavior. *Acad Med.* 2011 May;86(5):612-617.
28. Mizrahi T. Managing medical mistakes: ideology, insularity and accountability among internists-in-training. *Soc Sci Med.* 1984;19(2):135-146.
29. Papadakis MA, Paauw DS, Hafferty FW, Shapiro J, Byyny RL; Alpha Omega Alpha Honor Medical Society Think Tank. Perspective: the education community must develop best practices informed by evidence-based research to remediate lapses of professionalism. *Acad Med.* 2012 Dec;87(12):1694-1698.
30. Papadakis MA, Teherani A, Banach MA, Knettler TR, Rattner SL, Stern DT, Veloski JJ, Hodgson CS. Disciplinary action by medical boards and prior behavior in medical school. *N Engl J Med.* 2005 Dec 22;353(25):2673-2682.
31. Patterson K, Grenny J, McMillan R, Switzler A. *Crucial Conversations: Tools for Talking When Stakes Are High.* 1st edition. New York, NY: McGraw-Hill; 2012.
32. Pichert JW, Hickson G, Moore I. Using Patient Complaints to Promote Patient Safety. In: Henriksen K, Battles JB, Keyes MA, Grady ML, eds. *Advances in Patient Safety: New Directions and Alternative Approaches* (Vol. 2: Culture and Redesign). Rockville, MD: Agency for Healthcare Research and Quality; 2008. Available at: http: //www. ncbi. nlm. nih. gov/books/NBK43703/
33. Porucznik MA. How to Deal with the "Problem Physician. " AAOS *Now*. January, 2013. Available at http: //www. aaos. org/news/aaosnow/jan13/managing3. asp
34. Pronovost PJ, Weast B, Holzmueller CG, Rosenstein BJ, Kidwell RP, Haller KB, Feroli ER, Sexton JB, Rubin HR. Evaluation of the culture of safety: survey of clinicians and managers in an academic medical center. *Qual Saf Health Care*. 2003 Dec;12(6):405-410.

35. Reynolds N. Disruptive physician behavior: use and misuse of the label. *Journal of Medical Regulation*. 2012;98(1):8-19.

36. Rosenstein AH. The quality and economic impact of disruptive behaviors on clinical outcomes of patient care. *Am J Med Qual*. 2011 Sep-Oct;26(5):372-379.

37. Rosenstein AH, Naylor B. Incidence and impact of physician and nurse disruptive behaviors in the emergency department. *J Emerg Med*. 2012 Jul;43(1):139-148.

38. Rosenstein AH, O'Daniel M. A survey of the impact of disruptive behaviors and communication defects on patient safety. *Jt Comm J Qual Patient Saf*. 2008 Aug;34(8):464-471.

39. Samenow CP, Worley LL, Neufeld R, Fishel T, Swiggart WH. Transformative learning in a professional development course aimed at addressing disruptive physician behavior: a composite case study. *Acad Med*. 2013 Jan;88(1):117-123.

40. Sanfey H, Darosa DA, Hickson GB, Williams B, Sudan R, Boehler ML, Klingensmith ME, Klamen D, Mellinger JD, Hebert JC, Richard KM, Roberts NK, Schwind CJ, Williams RG, Sachdeva AK, Dunnington GL. Pursuing professional accountability: an evidence-based approach to addressing residents with behavioral problems. *Arch Surg*. 2012 Jul;147(7):642-647.

41. Saxton R. Communication skills training to address disruptive physician behavior. *AORN J*. 2012 May;95(5):602-611.

42. Saxton R, Hines T, Enriquez M. The negative impact of nurse-physician disruptive behavior on patient safety: a review of the literature. *J Patient Saf*. 2009 Sep;5(3):180-183.

43. Sehgal NL, Fox M, Vidyarthi AR, Sharpe BA, Gearhart S, Bookwalter T, Barker J, Alldredge BK, Blegen MA, Wachter RM; Triad for Optimal Patient Safety Project. A multidisciplinary teamwork training program: the Triad for Optimal Patient Safety (TOPS) experience. *J Gen Intern Med*. 2008 Dec;23(12):2053-2057.

44. Silverman BC, Stern TW, Gross AF, Rosenstein DL, Stern TA. Lewd, crude, and rude behavior: the impact of manners and etiquette in the general hospital. *Psychosomatics*. 2012 Jan-Feb;53(1):13-20.

45. Smetzer JL, Cohen MR. Intimidation: practitioners speak up about this unresolved problem.

Jt Comm J Qual Patient Saf. 2005 Oct;31(10):594-599.

46. Smith KL, Saavedra R, Raeke JL, O'Donell AA. The journey to creating a campus-wide culture of professionalism. *Acad Med.* 2007 Nov;82(11):1015-1021.

47. Stewart JB. Blind Eye: *The Terrifying Story Of A Doctor Who Got Away With Murder.* 1st edition. New York, NY: Simon & Schuster; 2000.

48. Swiggart WH, Dewey CM, Hickson GB, Finlayson AJ, Spickard WA Jr. A plan for identification, treatment, and remediation of disruptive behaviors in physicians. *Front Health Serv Manage.* 2009 Summer; 25(4):3-11.

49. Teherani A, Hodgson CS, Banach M, Papadakis MA. Domains of unprofessional behavior during medical school associated with future disciplinary action by a state medical board. *Acad Med.* 2005 Oct;80(10 Suppl):S17-S20.

50. Testerman JK, Morton KR, Loo LK, Worthley JS, Lamberton HH. The natural history of cynicism in physicians. *Acad Med.* 1996 Oct;71(10 Suppl):S43-S45.

51. Viggiano TR, Pawlina W, Lindor KD, Olsen KD, Cortese DA. Putting the needs of the patient first: Mayo Clinic's core value, institutional culture, and professionalism covenant. *Acad Med.* 2007 Nov;82(11):1089-1093.

52. Walrath JM, Dang D, Nyberg D. An organizational assessment of disruptive clinician behavior: findings and implications. *J Nurs Care Qual.* 2013 Apr-Jun;28(2):110-121.

53. Wasserstein AG, Brennan PJ, Rubenstein AH. Institutional leadership and faculty response: fostering professionalism at the University of Pennsylvania School of Medicine. *Acad Med.* 2007 Nov;82(11):1049-1056.

54. Wear D, Aultman JM, Zarconi J, Varley JD. Derogatory and cynical humour directed towards patients: views of residents and attending doctors. *Med Educ.* 2009 Jan;43(1):34-41.

55. Weber DO. Poll results: doctors' disruptive behavior disturbs physician leaders. *Physician Exec.* 2004 Sep-Oct;30(5):6-14.

56. Wiggleton C, Petrusa E, Loomis K, Tarpley J, Tarpley M, O'Gorman ML, Miller B. Medical students' experiences of moral distress: development of a web-based survey. *Acad Med.* 2010 Jan;85(1):111-117.

57. Williams BW, Williams MV. The disruptive physician: a conceptual organization. *Journal of Medical Licensure and Discipline*. 2008;94(3):12-20.

58. Williams MV, William BM, Speicher M. A systems approach to disruptive behavior in physicians: a case study. *Journal of Medical Licensure and Discipline*. 2004;90(4):18-24.

59. Zbieranowski I, Takahashi SG, Verma S, Spadafora SM. Remediation of residents in difficulty: a retrospective 10-year review of the experience of a postgraduate board of examiners. *Acad Med*. 2013 Jan;88(1):111-116.

第十二章 医疗机构的职业素养

学习目标

1. 阐述卫生保健团体如何影响职业素养。
2. 成功促进职业素养发展的组织有哪些共同的要素。
3. 说出机构对职业素养的影响程度举出推动职业素养发展的组织有哪些，并说明他们是如何做到的。

本书提到的有关职业素养的内容包括了医疗机构在其中起到的作用。是因为整个系统能够通过形成职业环境，从而对医生的行为产生或好或坏的影响。在讨论以患者为中心、正直和责任感、追求卓越和公平合理利用医疗资源等内容的章节中都包括医疗保健系统对职业素养造成影响的内容。本章会就此问题进一步讨论，包括医学教育中心，急救护理中心，社区医院和整合服务系统，同时关于医疗机构如何将职业素养融入企业文化来进行举例说明。

Egener 等在 2012 年提议医疗机构，特别是非盈利机构有责任践行职业素养的要求，因为这些机构是医疗职业的代表，税务豁免也要求他们为公众的利益服务。我们也同样认为医疗机构应具有服务他人，尊重他人，公正诚实，自我约束的素质，正如对医疗系统从业者的要求。为了遵守以上准则，他们建议医疗机构应开发自身潜力，成为职业素养行为的典范。例如，服务他人的准则要求行善举，行为慷慨。对于一个医疗机构来说，这意味着不仅要对医院接受的患者，还有那些没有来到医院但同样需要帮助的人提供医疗服务。其他类似行为包括为社区里没有保险的患者提供服务，和降低社区成员的患病风险（环境危害，暴力行为，肥胖等）。换句话说，医疗机构可以通过各种行为准则和要求达到职业素养的要求。表 12-1 列出了描述医疗机构职业素养方面的各种准则，能力和行为。医疗机构也可以将其深入学习，渗透进医护人员和其他成员的工作中。从政策，奖惩制度和成文规定就能看出医疗机构的领导者对于职业素养要求的贯彻程度如何。

表 12-1　医疗机构的原则，职业素养能力和相关行为

原则	职业素养能力	相关行为
利他（行善，慷慨，仁慈）	服务（对患者，社区和行业）	促进人群健康； 减少伤害； 使人幸福； 追求集体和行业的进步
尊严（尊重自身）	尊重（对自己，患者和雇员）	对定期的患者和员工评价； 提供便利的服务； 团队合作； 促进文化形成； 奖励优秀成果
公正（不偏不倚，守法）	公平	执行并促进公正分配资源； 听取社区的意见并用以改进； 推广合理的薪资政策； 消除差异
诚实（正直，务实，直率）	正直，可信赖	政策透明； 重要事件信息公开； 消除利益冲突
自律	警觉，自我激励	参与集体的自我反思； 缩短现状和理想情况的差距； 采取协作机构的帮助，如伦理委员会，质量改进委员会

引自 Egener B, McDonald W, Rosof B, Gullen D. Perspective: organizational professionalism: relevant competencies and behaviors. Acad Med. 2012 May;87(5):668-674.

一家大型的多专科诊所对其患者提出邀请，旨在增强“以患者为中心”的意识。除此之外，也希望能够传达出医患之间，员工之间的关系至关重要这一理念。患者被邀请到门诊空间的规划中，检

查室也采用了医生患者可以并排坐着一起完成电子表格的设计。公用区域增加了医生和员工的协同性，为患者提供更好的服务。补充了多种收集患者反馈的办法如定期调查，成立调查组和顾问组。定期汇总患者的反馈，用于持续提高服务水平。为了加强员工之间的合作，医疗机构新增了对医生和行政人员全方位的考察。

在这个多专科诊所的例子中，诊所想办法提供“以患者为中心”的诊疗和服务，建立员工之间“融洽的人际关系”。以患者为中心的服务是职业素养的一部分，诊所通过让患者参与决策的办法践行了这一观点，建立了良好的服务环境和医患关系。仅仅是书面的规定不足以让医生和患者知道理想的关系是如何的。随着时间变化和管理层对这一观点的逐步加强，整个过程中并未成文的规则会渐渐成为所有员工的习惯。在这家诊所工作的医生会选择参与或者不参与其中，这取决于他们自身的理念。营造为患者服务的气氛领导和员工的认可是其中的重要步骤，这也是加快变化的推动因素。

值得关注的是，大多数医疗机构并不将他们期望的行为称为“有职业素养的”。这可以理解，因为所有员工都可以接受的准则和行为才是最终的目标。将其描述成为可以观察到的行为比空谈职业素养容易传达且不容易造成误解。医疗机构甚至可以在培养这些行为的时候忘记自己是在建立职业素养的概念。在他们的领导层中可以是“做得优秀”或者是“关注患者”。因此，就算他们的用词不同，但依然可以认为在职业素养方面有积极作用，因为这些都符合医生宣言（详见第一章“职业素养使用方法”）中的价值标准，并且他们所强调的行为也符合这些标准。

1．认同职业素养价值标准的医疗机构是怎样达到目标的?

坎宁安等（Cunningham，2011）就如何提升医生宣言（Physician Charter）一章中的价值标准对一些医疗机构的领导进行了采访。他们都是同行眼中成功营造职业素养文化的机构管理者。他们达成的共识有：

（1）明确价值标准。

（2）调整组织的系统和结构，服务于目标。

（3）在组织中培养员工之间亲密关系。

这些管理者们重要的共识是明确目标，而且这个目标在组织中广为人知；其次，这些价值标准不仅仅要写在书面上让大家了解，更重要的是要在各种活动中反复强调 —— 招聘，培训，评价，辅导等。他们认为需要建立和工资挂钩、建立不同的场所和新的技术等机制来帮助实现目标。对符合标准要求的员工的认可即视作奖励并以此强调这些要求。虽然会有经济方面的刺激，但并不是最重要的诱因；这些机构在培养员工的亲密关系，进而实现职业价值方面也有共识，有的管理者通过采取“以交流为中心的服务”[详见下文印第安纳大学的案例，而有人强调员工之间的交流参与和所有人员的沟通，来加强员工们的反馈，提升医疗机构的服务，鼓励医生和员工向期望的行为学习。表 12-2 概括了医疗机构的主要任务。

表 12-2　医疗机构推进职业素养的主要任务

任务	例子
明确并准确阐述价值标准	加强组织任务和目标的宣传； 管理者以成文的形式发布任务和目标； 使组织系统周知要求的价值标准
调整系统结构以支持服务的发展	强调行为目标的雇佣和分配流程； 有时间准备提升质量的活动； 对不专业行为的有力政策； 利于以患者为中心，团队医疗和其他核心价值的组织结构； 对于表现的定期反馈； 能激励预期行为的薪资系统
建立紧密联系	建立以交流为中心的模型； 容易沟通并参与和职工定期对话的领导者； 组织主动决策的透明度； 培养同行之间的联系，促成符合组织价值标准的模范

引自 Cunningham AT, Bernabeo EC, Wolfson DB, Lesser CS. Organizational strategies to cultivate professional values and behaviors. BMJ Qual Saf. 2011 Apr;20(4):351-358.

总而言之，医疗机构有很多办法实现培养职业素养文化的目标。例如打造形象，招聘的过程，薪资规则，对行为的反馈措施，培训项目，对于不职业行为的处罚规则和对于医生员工和引导都能维持价值标准。建立管理者、医护人员和团队成员的紧密联系在所有的案例中都是最重要的。下面介绍的是实际生活中医疗机构推进职业素养行为要求并付诸实践的案例。每个例子都讲出了采取对应措施的理由，重要的使动因素，结果和经验教训。

练习 12-1

1. 回想你所在的医疗机构。
2. 它强调哪些价值标准。
3. 它是如何在实际行动中支持这些标准的。
4. 这家医疗机构内有什么“潜规则”？这些规则对那些被强调的价值标准有何影响。
5. 哪些行为说明它认可并践行这些标准。

2．印第安纳大学医学院在职业素养的注重人际关系方面的努力

2.1 起因

印第安纳大学医学院是全美移植学科排位第二的医学院。1999 年，学校管理层开展了为期 8 年的关于研究生医学课程的自我学习和重新设计项目。最终同时调整了正式课程和隐性课程。学校实行了一个首创课程项目，要求学生熟练掌握九个核心能力。除此之外，首创项目的管理者们致力于建设学院内相互关爱，相互尊重和相互合作的文化氛围。这是因为在医学生调查数据中，他们发现尽管有正规的职业素养课程，那些未涉及的和其他方面的教学却不能达到上述的职业素养价值标准（Cottingham et al，2008）。

2.2 采取的措施——重要因素

作为正式课程的一部分，学校管理者已经发现职业素养对于所有学生来说都是核心能力。他们对于学生的期望是能把书面上抽象的要求渗透到日常的行为中。学生们参加了在教学中关于职业素养方面的自我反思和小组讨论活动。他们也要在第二、第三、第四年的最后考试中表现出特定的职业素

养能力。第二年的重要能力包括对基本要求的理解和对同行及其他工作人员行为上的尊重。第三年要求与患者、家属和医疗团队成员之间的沟通是否符合标准，第四年则需要他们能够像成为正式医生那样去处理挑战和冲突。此外，第三年和第四年的学生还会收到关于职业素养的同伴互评（Litzelman & Cottingham，2007）。

为了强调课堂之外的能力，学校采用了“以交流为中心的服务”框架，要求做到医患之间，不同的医疗团队之间，医疗系统和社区之间相互尊重，相互合作。此外这个框架还要求自我反思和自我关注。最开始的管理者采用叫作“确认性调查”的办法，旨在发现组织内优秀之处，却不能发现其中的不足。他们建立了一个由学生和员工组成的首创项目小组，对学生、住院医师和职工共 80 人进行了讨论，就学校课堂之外能力的教育进行确认性调查。之后将调查的内容通过院级的会议传达出去。

另外，这些管理者采取了其他实施方法，比如把调查小组的目标放在其他组织成员上。举例来说，第一轮确认性调查的结果激励了一部分学生，使他们对自己的同学进行同样的确认性调查。来自这些学生结果会汇总发布在医学生新生入学的宣誓活动中。

第三，管理者着眼于能够改变整个机构的细微之处，并采取措施。因此制定了许多学院内的活动，如选拔具备“以交流为中心”思想的学生；加入如员工评价等行政方面发展交流的方法；开设更换代表的活动，培训对“以交流为中心”感兴趣的社区成员（Cottingham et al，2008）。

2.3 结论

在正式课程中，导师根据学生们的自我反思，执业时的举止和他人的评价来评定学生的职业素养。学校从数据中关注所有学生的进步和成绩。调查组对于学生的调查说明以能力为基础的课程是决定他们进入印第安纳大学医学院的重要因素（Litzelman & Cottingham，2007）。而那些课堂之外的能力，要反复调查，得出学生对于这方面问题反馈的变化，统计参与项目的人数和不同类型。另外，其他的一些咨询者收集观察的和谈话中得到的信息。管理者也调查了许多项目，在团队会议中的自我反思，并将这些活动项目和自我反思内容记录在案。因此，评价过自己学校的学生显著增加，参与“交流为中心的服务”活动的人在3年之内从6人增加到300人。采访、观察和项目报告表明在日常交流中，包括接待的方式、服务要求和医疗机构文化的交流方面正在不断发生变化。

2.4 重要的经验教训

印第安纳大学医学院的经验说明常规和非理论课程都有很重要的意义。组织的管理者认为引入强调能力的课程虽然存在挑战，但能够使“希望所在的机构做到IUSM标准的学生和员工”越来越多（Litzelman & Cottingham，2007）。促进非理论课程改变的过程证明确定性调查对于医疗机构的转变有重要意义。另外，允许自由参加的活动和鼓励个人参与到其中胜于强迫那些没有准备的人。这些项目说明像如何开展会议这样的小举措，能够影响到整个医疗机构，产生深远的影响，说明蝴蝶效应（complexity theory）的应用同样有效。

3. 阿拉斯加地方医学中心推进职业素养中“以患者为中心”的理念

3.1 起因

1999年，作为有170张床位的医院和Anchorage地区的护理中心，阿拉斯加地方医学中心划归阿拉斯加当地所有。新的管理者希望能将以患者为中心的理念融入医院的日常工作中，特别是在门诊部。当他们采取行动时，却发现他们满心期待的定期复查却少有人配合，很多人放弃了预约。许多社区成员则将急诊作为第一选择。此时，他们承诺要提高对患者的服务质量。

3.2 采取的措施——重要因素

管理者建立了新的策略、目标和行为准则来指导具体的行为和年度规划。作为全新策略的一部分，“以建立紧密联系为核心”将患者视作“顾客”或者“业主”。具体条目的首字母即为“RELATIONSHIPS”：

- 必须建立和顾客/业主，患者家属和医生之间的关系；

- 重点强调个人，家庭和社区的身体、心理、情感和精神上的健康；
- 要在方便顾客 / 业主的场合，满足他们重要的需求；
- 交流最大化，等待最少化；
- 和顾客 / 业主像搭档一样合作；
- 为患者提供中南部基金会（Southcentral Foundation，SCF）提出的一体化的服务；
- 缜密的合作系统；
- 服务及相关人员无冗余（No duplication of services or roles），有责任心；
- 家庭是系统的中心；
- 以顾客 / 业主的利益至上，整个系统为其服务；
- 以群体为基础的系统和服务；
- 建立系统和服务中健康的文化氛围，并具有自己的特色。

为了开展新的计划和目标，管理者们参与其中，与社区成员进行讨论，并接受提升服务质量的培训（Gottlieb，Sylvester & Eby，2008）。

以患者为中心的门诊计划中，重点在于建立当日预约制度，和医患共同利用资料，商讨诊治计划的洽谈室制度。洽谈室非常适合进行健康宣讲，而不是用于门诊。此外，由医生，医疗助理，负责协调、护理的护士和管理者组成的医疗团队提供服务。社会机构保障，营养支持和替代疗法都被纳入到基础护理之中。患者每次来看病都由同一团队接待，能够建立长期的信任关系（Cunningham et al，2011）。机构中大多数都是阿拉斯加地方医院的职工，医疗中心也通过注重扩展服务和关注精神状态，在服务的人文方面有所进步（Institute for Healthcare Improvement，2011）。

募集职工和良好的计划也是阿拉斯加地方医学中心成功的关键。通过加强招聘过程中对患者的关注和团队合作意识等要求，本中心达到了强调价值标准和人文理念的目标。通过人员的聚合以及医护人员可以轻松商讨患者治疗方案的开放式办公空间以达到组织内的团结协作。管理者也对各个团队临床方面的表现进行定期的反馈（Gottlieb，Sylvester & Eby，2008）。

3.3 结论

这家医疗机构得到了关于运营，服务质量的保证和提升以及诸多结论。

自 1999 年起，急救和急诊部门的开支降低了 40%，咨询个人健康问题的患者的预约名单从 1300 人减少至 0。

以患者为中心的服务方面，得出患者预约和取消预约比率的结果。对患者就诊经历的调查中包括了是否认为医生认真聆听自己的倾诉，疑虑是否解决，服务是否有效率和能否感受到他们的标准和目的。这家组织也收集了许多重点调查组，专人检查和患者顾问委员会的调查结果。不管是数量还是性质上都反映出上乘的服务质量和患者较高的满意度。

3.4　重要的经验教训

阿拉斯加地方医学中心佐证了通过培养以患者为中心的意识，践行职业素养的要求，并对组织机构进行调整，为合乎要求的行为传播发展提供机会，使其成为常态以达到最终目标。包括对检查室和办公室的外观设计，招聘和培训过程，以及对社区成员反馈的收集上做出改变。达到以患者为中心的目标可能需要机构中所有级别人员的通力合作，即可以使患者得到高质量的服务和体验。

4. 加州大学旧金山分校将职业素养概念引入医学教育的各个层次

4.1　起因

近 20 年前，加州大学旧金山分校医学院进行了一项在教学和评价方面将职业素养引入医学课程的计划。当时是为了发现学生的不正确行为，及时采取补救措施。随着时间流逝，职业素养的评价已经全面铺开，下至尚未实习的学生，上至全体职员。

4.2　采取的措施——重要因素

自 20 世纪 90 年代中期，医学院就将对职业的评价引入实习和实习前阶段。重要的是这些评价体系并不是孤立的，而这是整个评价系统的一部分，其目的是为了指导和纠正其中的问题。开展的方式如老师给遵守职业素养要求但表现欠佳的学生提供“职业评价量表”（图 12-1）。学生处处长负责审阅这些表格，以对其进行指导。如果有人多次在实习中收到表格，会在处长那里有记录，给予学生留校察看的处罚。更严重的话，即使考试都通过，学生也可能因职业素养缺失被开除。

学生有如下1处或多处需要改善以符合职业素养要求。在以下方面需要进一步指和帮助。

1.可靠负责
   a.可靠地完成被指派的工作
   b.学会如何完成被指派的工作
2.自我提升和环境适应能力
   a.虚心接受建设性反馈
   b.认清自身不足并寻求帮助
   c.尊重同事和患者
   d.吸取建议，提升自我

图 12-1 第一年和第二年职业评价量表示例

引自 University of California, San Francisco. Undergraduate Medical Education: Physicianship Evaluation Forms and Policies; 2013. Available at: http://meded.ucsf.edu/ume/physicianship-evaluation-forms-and-policies.

职业素养评价系统起始的原因莫过于强调职业素养的教育和评估，保证记录和申诉过程的透明度，为日后的指正提供依据。这个系统运行几年后，发布的一部分结果证明最初的目标已经达成；如他们所说："评价系统受到全体人员的欢迎，几年后这将成为 UCSF 医学院的文化基础。"（Papadakis, Loeser & Healy，2001）

系统日趋完善的同时，他们也渐渐发现学生并不是唯一存在职业素养问题的人群。美国医学院协会（AAMC）的毕业问卷调查结果显示，有一部分学生表示在实习过程中受到工作人员和住院医师的"虐待"（在 2004 年约有 34%），令人感到惊讶。针对这一事件他们采取了一些措施，如建立对在职员工职业素养的评价系统。有两条关于尊重的新内容加入对职工的评价中，这也是对他们评价的部分原因：

（1）这名医生对我很尊重；

（2）他对其他人（学生，住院医师，工作人员，患者）也很尊重。

而反馈结果可以从 1 分的"对我不尊重，和别人同样表现的缺乏职业素养，行为恶劣"到 5 分的"总是对我很尊重"。如果学生感觉到有人对他缺乏尊重，就可以选择下面表格中给出的项目（图 12-2）。

	轻视或羞辱我
	用语言讽刺或侮辱我
	故意无视我或排挤我
	将我说成是性别歧视的人
	将我说成是种族歧视或违反伦理的人
	开我的玩笑，让我很不自在 因为性别原因剥夺我的学习机会
	指使我去做私人事务（如看孩子，购物）
	摔或砸器械，绷带或其他设备
	利用人身攻击威胁我（如打，拍，踢等动作）
	制造不利于学习的氛围
	其他

图 12-2　问卷项目示例

4.3 结论

自 USCF 开展新的评价系统以来，学生的职业素养一直受到关注。学校持续记录过失的数量和类型和相应学生的后续情况。此外 Papadakis 等（2004）进行了重要的纵向实验，证明在医学院期间的职业素养问题和此后执业中的纪律问题息息相关。被认为不负责任、不求上进的学生以后最有可能受到处罚（Papadakis et al，2005）。虽然这些学生在行医过程中大多不会遇到困难，这些报告仍然证明在医学院中指出职业素养问题的重要性。

对于其他人员，报告指出的问题来得正好——引入评价系统当年，学生对于他们的抱怨降低了一半，约有 16%。将功劳全部归于新的表格并不现实，因为美国医学院协会更改了问卷上的相关问题，此后的调查也很难进行下去。但这仍然是一个通过医疗机构的举措产生深远影响的极佳案例。

4.4 重要的经验教训

评价和监控职业素养的复杂系统不仅可操作，也可以改变医学院的文化氛围。USCF 成功的关键在于大量的教学，资源和全体人员的进步。将此项目推广到所有职工，加深了“职业素养是所有医生的发展目标”这一理念。

5. 布朗森卫理会医院追求高质量服务的职业素养理念

5.1 起因

布朗森卫理会医院位于密歇根州卡拉马祖市，是一家拥有 404 张床位的医院，在 1999 年迁入新址。医院管理者将此视为重新发展布朗森医院文化的契机，开展了鼓励领导层，临床人员工作人员，患者及其家属和社区成员相互搭档的重点计划。这是因为受到其他机构管理者的启发，因为这家医院的医疗水平当地领先，得到全国范围的奖项，包括马尔科姆鲍德里奇国家质量奖（National Institute of Standards and Technology，2013），并将目标定为“医疗保健质量全国领先”的单位。（Harrelson et al，2007）。

5.2 采取的措施——重要因素

根据循证的医疗原则，医院、员工和社区成员合力建设了新的设施。这些原则包括各个诊室专用的手盆，减少院内感染（Van Enk，2006）。从 1999 年搬入新院区开始，布朗森医院的管理者开始规划新的发展目标。听取多家医院管理者的意见，采用马尔科姆鲍德里奇国家质量奖标准、在医疗和其他领域表现突出的总统奖标准（National Instiitde of Standards and Techonolgy，2013）和卫生部的六项质量要求（Institute of Medicine，2001）作为参考，以期完成自己的“卓越计划”。“卓越计划”包括 3 个“C”——优秀的临床水平；高质量的患者服务和有效的团队合作——同样也包括优秀的护理要求。计划完成后就分发给所有雇员，并对这个意识定期进行加强。为了进一步完成目标，布朗森的管理者给自己设下目标，争取获得 2010 年的 MalcomBaldrige 奖（Harrelson et al，2007）。

目前该计划指导着这家医院的重大决策，财政问题，重要事项和人事变动问题都为达成目标而共同努力；医疗质量的目标促成了质量评分卡的出现，对“3C”的内容进行评定（Knapp，2006）。机构中许多跨学科质控委员会也为达成目标做出贡献，管理者会对这些委员会定期核查任务进度（Harrelson et al，2007）。

布朗森卫理会医院通过注重企业评价和进步的招聘活动保证了对质控的要求（Cunningham et al，2011）。雇员会收到保证患者满意度和高质量服务的交流技巧培训以及标准化的临床流程（Harrelson et al，2007）。同时保证职员有时间加入提升服务质量的活动，并进行领导力方面的培训，提供职员培训的奖励和认可。此外，通过进行常规的职工调查，对院内气氛和服务质量有所了解，保证服务的质量。调查会让雇员给管理者的集体表现和个人方面评分，用于个人领导力的培训计划（Harrelson et al，2007）。布朗森医院的管理者会通过患者意见指导委员会和当地组织，定期收集患者及家属的反馈（Cunningham et al，2011）。

5.3 结论

新计划在医院许多方面显现出了作用如院内感染的比率。管理者对比了搬迁前后的情况，私人空间新设施和专用手盆的设立产生的改变。发现和其他病房相比，医院内有新设施的私人病房感染率大大降低（Van Enk，2006）。此外作为质量提升计划的一部分，所有相关委员会都有质量评分卡；包括心衰，肺炎，急性心梗在内大量的流程和结果评估。对皮肤破损率，患者摔倒比率和患者满意度进行统计。全国的医院肺炎的生存率为40%，而医院里肺炎的患者生存率达到91.4%，远超全国平均水平。医院五年连续申请了马尔科姆鲍德里奇国家质量奖和组织机构优秀表现的总统荣誉奖评奖资格，其中还包括相关设施场所的评奖。此后，2005年布朗森卫理会医院成为第一家获得Baldrige奖的医疗机构。

对职工的调查中满意度也很高，过失发生率同样远低于国内平均水平。例如，布朗森每年有5%的护士过失概率，这在全国是最低的（Harrelson et al，2007）。

5.4 重要的经验教训

明确的计划，管理者强有力的支持，所有员工的参与和持续的评价机制，是帮助医疗机构达到提升质量目标的关键。更进一步说，志存高远的文化氛围、加上职工强烈的信念、患者的反馈，能够提升医患共同的满意度，降低医护人员的过失。

6. 杜兰大学医学院通过平衡医疗资源达到职业素养要求

6.1 起因

杜兰大学医学院位于新奥尔良州，2005 年的卡特里娜飓风使其受到打击。当时许多州内的管理者建立了急救护理站。在新奥尔良州的恢复计划实施之际，管理者们发现市内的医疗资源不平等问题已经加重。杜兰的管理者们在医生们的支持下，决定扛起消除不平等的责任。飓风之后，他们一直致力于在城市周边建立临时医院，但经常没电没水，缺乏污物处理措施。目睹社区内护理需求的增加，杜兰医院的管理者看到了改变计划的机会（Niyogi et al，2006）。

6.2 采取的措施——重要因素

杜兰大学医学院将他们的计划更改为“教育，科研，为患者服务：以社区为基础”。

医院开设了社区事务和卫生政策办公室（Office of Community Affairs and Health Policy，OCAHP），预期达到“通过改革和社区参与的医疗服务、教育、科研和政策推广，改善人群健康状况，建立服务能力”的目标（杜兰大学医学院，2013）。与此同时，卫生和人力服务局（the Department of Health and Human Services，HHS）通过基础医疗发展和保障津贴，为那些基于“以患者为中心”的理念而建立的，如杜兰的社区诊所和其他 90 个在新奥尔良地区的基础护理机构等提供资金。同时参加了 HHS 资助的支持循证理念和高质量医疗的路易斯安那州健康服务改善协作机构。2006 年，这家机构为卡特里娜飓风灾后的发展提出四条建议：

（1）增加对可支付医疗的保障。

（2）完善家庭医疗系统。

3．利用卫生信息技术帮助医生和患者。

4．建立共享的质控标准和信息（Tulane unviersity of Medicine school，2013）。

在此之后，OCHAP 制定了一系列新的项目，完善健康服务改善协作机构对于社区管理者的指导。包括建立以社区为基础的诊所，成立对儿童的移动护理组织进入偏远地区、加入音乐疗法和建立信念的抑郁治疗小组。此外，杜兰与当地机构、REACH NOLA 精神卫生机构和培训项目联合，如，组织急需的行为治疗服务人员，将其整合至社区内的诊所（Association of American Medical Ceeeges，2010）。

杜兰大学医学院以社区为基础的护理理念延伸到了医学教育和培训项目中。医学院提供了包括服务质量提升，领导力，社会公平，影响社会卫生事业的因素和相关支持的轮转计划（Cunningham et al，2011）。杜兰也有实习护士到社区医疗机构培训的项目和促进并延伸医疗服务的医疗工作者培训基地。此外，杜兰内科住院医师项目非常关注基础护理，住院医师会在杜兰大学社区卫生中心完成轮转任务（Tulane unviersity of Medicine School，2010）。

6.3 结论

基础医疗发展和保障津贴组织（Primary Care Access and Stabilization Grant，PCASG）的评价支持杜兰诊所的做法，发现 PCASG 资助的诊所都在新奥尔良的偏远地区提供了医疗服务，并在此期间获得了医疗质量和安全的进步。此外，（他们提供了两倍于美国非裔住院医师和其他种族在消除医疗资源不平均方面的成果）（Louisianna Department of Health and Hospitals，2010）。PCASG 资助的诊所在受到资助期间在服务的质量和安全方面均有显著提升（Rittenhouse et al，2012）。

杜兰诊所记录的一些评价质量的指标，说明他们达到了国家质量保障委员会提出的以患者为中心方面的要求。以社区为基础的指标包括社区成员对获得服务的评分，对护理的质量和安全的信任程度，以及医疗服务的协作程度；诊所在这些方面得到了肯定。此外，在改变计划，发展社区医疗满足大众需求的策略后，医学院申请者的数量和质量都有了显著进步（Cunningham et al，2011）。美国医学院协会赞同该学校的努力，并给杜兰颁发了 Spencer

Foreman 杰出社区服务奖（Association of American Medical Ceegegs，2010）。

6.4 重要的经验教训

对于杜兰来说，一场天灾转变了发展自己的新思路。自卡特里娜飓风之后的工作证明了医学院通过在社区内提供高质量的以社区为基础的服务能够在当地医疗起到重要作用。但是，发现没有项目中的补充资金来保证对偏远地区的服务是困难重重的，同时也很难保证服务质量的一致性（Rittenhouse et al，2012）。此外，杜兰发现注重社区医疗，消除医疗不平等可以成为招募医学生和住院医生的手段，从而提高学生主体的质量。

7. 结语

医疗机构可以通过常规政策和其他方法影响职业素养的发展。成功达成发展职业素养目标的机构能够明确自身目标，组织内部人员团结一致，实现目标，并建立亲密的关系。支持职业素养的发展需要管理者持续的认同。表12-3 列出了想要培养职业素养的机构可以采用的资源。

表 12-3 医疗机构提升职业素养的工具

机构	描述
美国内科委员会基金会 http://www.abimfoundation.org	美国内科委员会基金会致力于将医学职业素养用于促进医疗服务质量的工作。网站包含医学职业素养宣言的内容，促进职业素养发展相关机构的信息，和医学职业素养书籍、视频和其他工具的资源中心
医疗进步协会（IHI） http://www.ihi.org	IHI 拥有支持质量提升和提高患者安全度的工具，包括： 1. IHI 开放学校是能让学生在医疗保健行业中变成促进者的跨职业的教育社区。资源包括 IHI 开放学校内容的活动，录像，病例学习，和其他关于质量提升，患者安全和错误公开等其他主题的内容。IHI 开放学校同样为学生，职工，管理者和住院医生提供离线的免费课程； 2. IHI Triple Aim 致力于提升人群的健康，加强患者对于服务的体验（服务质量，易获得性和可靠性），并控制甚至减少人均的服务费用。医疗机构可以加入 Triple Aim 的进步团体

续表

机构	描述
患者和家庭医疗协会（IPFCC）http://www.ipfcc.org/advance/index.html	IPFCC 的网站内包括许多帮助患者和家庭医疗机构的信息。IPFCC 同样提供特定工具的免费下载，包括建立医患之间和家属之间的关系，征求他们的建议，并在提高以患者和家庭为中心的医疗方面对医院和急救系统进行评价
医学职业协会（Institute on Medicine as a Profession，IMAP）http://imapny.org	IMAP 的多媒体图书馆包括了演讲，视频，文件，摘要和IMAP 工作相关的数据。访问者可以浏览，筛选并下载这些内容 1. IMAP 的网络课程“推动 AMC 和其他医疗机构的改变”中，提供了关于处理医生和整个产业之间的利益冲突，医疗职业素养和最佳做法的指导 2. IMAP 的研究团队编译了“医疗中的利益冲突解决办法”艺术，包括那些有创新精神，采取有效措施解决利益冲突问题的医疗机构的例子。这些材料能够吸引那些有兴趣了解或者指导医疗中利益冲突的不同受众
马尔科姆鲍德里奇国家质量奖（Malcome Baldrige Quality Award）http://www.nist.gov/baldrige/	Baldrige 奖是鼓励在包括医疗系统在内的诸多领域中，有优秀表现的国家项目。本项目提供给管理者们评价组织的当前表现和提升空间一个机会。Baldrige 项目也支持着一个各州和当地联合的项目，帮助那些新加入 Baldrige 项目的医疗机构
以交流为中心的医疗服务 http://www.relationshipcenteredhc.com/	以交流为中心的医疗服务帮助指导和培训对培养组织内部的交流有意向的管理者。网站的资源页面以交流至上的医疗服务文献著称，并能链接到相关的组织

学习要点

1. 医学中心，急救中心，社区医院和整合性服务中心这样的医疗机构在医生的职业素养培训方面起到重要作用。
2. 医疗机构可以通过成文的规定和其他方式促进医生的职业素养行为的形成。
3. 成功实现职业素养目标的医疗机构通过明确价值标准，团结系统内部结构达成目标，建立组织内部各等级相互信任的关系等方法达到目标。
4. 组织推进职业素养的行为需要管理者持续的认同、需要与组织价值标准一致的雇员和准入标准、需要对职员的继续培训、需要患者和其他利益相关者的反馈等。

参考文献

1. Association of American Medical Colleges. *Spencer Foreman Award for Outstanding Community Service: Tulane University School of Medicine;* 2010. Available at: https://www.aamc.org/initiatives/awards/2010/155710/2010_ocsa_recipient_tulane.html
2. Bronson Methodist Hospital. *Malcolm Baldrige National Quality Award Application Summary;* 2005. Available at: http://www.baldrige.nist.gov/PDF_files/Bronson_Methodist_Hospital_Application_Summary.pdf
3. Bronson Methodist Hospital. *Report on Quality, Safety & Innovation;* 2009. Available at: http://www.bronsonhealth.com/system/media/steep-final/index.html
4. Cottingham AH, Suchman AL, Litzelman DK, Frankel RM, Mossbarger DL, Williamson PR, Baldwin DC Jr, Inui TS. Enhancing the informal curriculum of a medical school: a case study in organizational culture change. *J Gen Intern Med.* 2008 Jun;23(6):715-722.
5. Cunningham AT, Bernabeo EC, Wolfson DB, Lesser CS. Organisational strategies to cultivate professional values and behaviours. *BMJ Qual Saf.* 2011 Apr;20(4):351-358.
6. Egener B, McDonald W, Rosof B, Gullen D. Perspective: Organizational professionalism: relevant competencies and behaviors. *Acad Med.* 2012 May;87(5):668-674.
7. Gottlieb K, Sylvester I, Eby D. Transforming your practice: what matters most. *Fam Pract Manag.* 2008 Jan;15(1):32-38.
8. Harrelson K, McClurkan M, Reinoehl S, Sardone FJ, Serbenski M, Ulshafer SM. Bronson Methodist Hospital, 2005. Malcolm Baldrige National Quality Award Winner (Case Study). *J Innov Manage*. 2007;12(4):6-33.
9. Institute for Healthcare Improvement. *Alaska Native Medical Center: Values-Driven System Design.* 2011. Available at: http://www.ihi.org/knowledge/Pages/ImprovementStories/AlaskaNativeMedicalCenterValuesDrivenSystemDesign.aspx
10. Institute of Medicine. *Crossing the Quality Chasm: A New Health System for the 21st Century.* Washington, DC: National Academies Press; 2001.
11. Knapp C. Bronson Methodist Hospital: journey to excellence in quality and safety. *Jt Comm J Qual Patient Saf.* 2006 Oct;32(10):556-563.

12. Litzelman DK, Cottingham AH. The new formal competency-based curriculum and informal curriculum at Indiana University School of Medicine: overview and five-year analysis. *Acad Med.* 2007 Apr;82(4):410-421.

13. Louisiana Department of Health and Hospitals. *Louisiana's Vision for Access to Primary Care in the New Orleans Region.* 2010. Available at: http://new.dhh.louisiana.gov/assets/oph/pcrh/pcrh/LaVisionNORegionEmail.pdf

14. National Institute of Standards and Technology. *Baldrige Performance Excellence Program;* 2013. Available at: http://www.nist.gov/baldrige/

15. Niyogi A, Price E, Springgate B, Joplin C, Desalvo KB. Restoring and reforming ambulatory services and internal medicine training in the aftermath of hurricane Katrina. *Am J Med Sci.* 2006 Nov;332(5):289-291.

16. Papadakis MA, Hodgson CS, Teherani A, Kohatsu ND. Unprofessional behavior in medical school is associated with subsequent disciplinary action by a state medical board. *Acad Med.* 2004 Mar;79(3):244-249.

17. Papadakis MA, Loeser H, Healy K. Early detection and evaluation of professionalism deficiencies in medical students: one school's approach. *Acad Med.* 2001 Nov;76(11):1100-1106.

18. Papadakis MA, Teherani A, Banach MA, Knettler TR, Rattner SL, Stern DT, Veloski JJ, Hodgson CS. Disciplinary action by medical boards and prior behavior in medical school. *N Engl J Med.* 2005 Dec 22;353(25):2673-2682.

19. Rittenhouse DR, Schmidt LA, Wu KJ, Wiley J. The post-Katrina conversion of clinics in New Orleans to medical homes shows change is possible, but hard to sustain. *Health Aff (Millwood).* 2012 Aug;31(8):1729-1738.

20. Tulane University School of Medicine. *The Tulane Internal Medicine Primary Care Track;* 2010. Available at: http://www.tulanemedicine.com/primary_care_career.html

21. Tulane University School of Medicine. *Office of Community Affairs and Health Policy;* 2013. Available at: http://tulane.edu/som/cahp/

22. Van Enk RA. Modern hospital design for infection control. *Health Des.* 2006;6(5):10-14. Available at: http://www.healthcaredesignmagazine.com/article/modern-hospital-design-infection-control

常用缩略语

英文缩写	英文全称	译文
AAMC	Association of American Medical Colleges	美国医学院联合会（亦译为：美国医学院校联合会教育事务组、美国医学院校协会或美国医学院学会）
ABIM	American Board of Internal Medicine	美国内科学委员会（亦译为：美国内科医学委员会或美国内科医师学会）
ABMS	American Board of Medical specialties	全美医学专家理事会（亦译为：美国医师专业委员会）
ACC	American College of Cardiology	美国心脏病协会
ACCME	Accreditation Council for Continuing Medical Education	继续教育认证委员会
ACGME	Accreditation Council for Graduate Medical Education	毕业后医学教育认证委员会（亦译为：医学研究生教育认证委员会、医学研究生教育鉴定委员会、医学研究生教育评审委员会、住院医生认证行会或研究生医学教育鉴定委员会）
AHRQ	Agency for Healthcare Research and Quality	医疗保健研究和质量机构
AMA	American Medical Association	美国医学会（亦译为：美国医学联合会或美国医药协会）
AMSA	American Medical Student Association	美国医学生协会
CG-CAHPS	Group Consumer Assessment of Healthcare Providers and Systems	医疗保健研究和质量机构
CMS	Centers for Medicare&Medicaid	医疗保险和医疗救助服务中心
GHHS	Gold Humanism Honor Society	黄金人文主义荣誉学会
GMC	General Medical Coucil	医学总会
H2H	Hospital to home	医院——家庭转化促进项目
HCAHPS	Hospital Consumer Assessment of Healthcare Providers and Systems	医院消费者保健体系及服务评估调查

续表

英文缩写	英文全称	译文
IHI	Institute for Healthcare Improvement	医疗质量提高协会
IMAP	Institute on Medicine as a Profession	医学职业协会
IMDF	Informed Medical Decisions Foundation	医学知情决策基金会
IPFCC	Institute for Patientand Family Centered Care	以患者和家庭为中心的医疗保健协会
MKSAP	Medical Knowledge Self-Assessment Program	美国医师医学知识自测项目
MSOP	Medical School Objectives Project	医学院校目标专题研究组（亦译为：医学院校目标制定协作组）
NPSA	National Patient Satety Agency	国家患者安全局
ACS-NSQIP	American College of Surgeons National Surgical Quality Improvement Program	美国外科质量提高项目
OCAHP	Office of Community Affairs and Health Policy	社区事务和卫生政策办公室
OECD	Organisation for Economic Cooperation and development	经济合作发展组织
OSCE	Objective Structured Clinical Examination	客观设计临床考试（亦译为：客观结构化临床考试或目标结构的临床检查）
PAR	Physician Achievement Review	医生成果回顾
PARS	Patient Adovocacy Reporting System	患者支持报告系统
PCASG	Primary Care Access and Stabilization Grant	基础医疗发展和保障津贴组织
P-MEX	professionalism mini-evaluation exercise	小型职业素养评价测试
SP	standard patients	标准化病人
NQF Safe Practices	National Quality Forum Safe Practices	国家品质论坛安全实践

续表

英文缩写	英文全称	译文
ONC for Health Information	Office of the National Coordinator for Health Information	国家医疗信息技术协调办公室
NCQA	National Committee for Quality Assurance	国家质量保障委员会
MBNQA	Malcolm Baldrige National Quality Award	马尔科姆鲍德里奇国家质量奖
ACR	American College of Radiology	美国放射协会
AAFP	American Academy of Family Physicians	美国家庭医生学会
ASCO	American Society of Clinical Oncology	美国临床肿瘤组织
ACP	American College of Physicians	美国内科医师协会
ACS	American College of Surgeons	美国外科医师学会
AAOS	American Academy of Orthopaedic Surgeons	美国骨科医师学会
LCME	Liaison Committee on Medical Education	医学教育联络委员会